Autismo

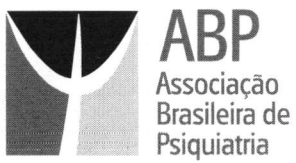

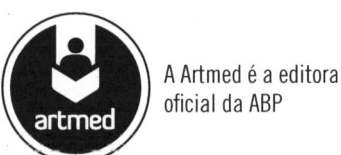

A Artmed é a editora oficial da ABP

FRED R. VOLKMAR, M.D., é professor de Psiquiatria Infantil, Pediatria e Psicologia da Yale University School of Medicine. Principal autor da seção sobre Transtornos Globais do Desenvolvimento do DSM-IV, da American Psychiatric Association, coordenou a pesquisa sobre autismo na Yale University, sendo coautor de diversos livros sobre o tema. Orientador de centenas de estudantes, interessa-se por levar os conhecimentos de pesquisa para profissionais da saúde, pais e professores.

LISA A. WIESNER, M.D., é pediatra em Orange, Connecticut. Graduada pela Harvard College e pela Case Western Reserve School of Medicine, completou sua residência em Pediatria no Yale New Haven Hospital, bem como *fellowship* em Hebiatria. É professora assistente clínica de Pediatria da Yale University School of Medicine.

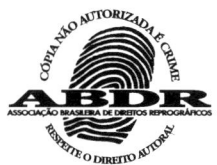

V919a   Volkmar, Fred R.
        Autismo : guia essencial para compreensão e tratamento / Fred R. Volkmar, Lisa A. Wiesner ; tradução: Sandra Maria Mallmann da Rosa ; revisão técnica : Maria Sonia Goergen. – Porto Alegre : Artmed, 2019.
        xiv, 353 p. : il. ; 23 cm.

        ISBN 978-85-8271-521-5

        1. Autismo. 2. Psiquiatria. I. Wiesner, Lisa A. II. Título.

CDU 616.896

Catalogação na publicação Karin Lorien Menoncin – CRB 10/2147

FRED R. **VOLKMAR**

LISA A. **WIESNER**

Autismo

GUIA ESSENCIAL
PARA COMPREENSÃO
E TRATAMENTO

Tradução
Sandra Maria Mallmann da Rosa

Revisão técnica
Maria Sonia Goergen
Neuropediatra. Especialista pelo
Hugh Ellis Paediatric Assessment Centre (HEPAC) –
Churchill Hospital, Oxford, Inglaterra.

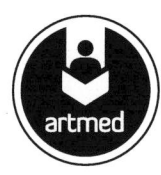

2019

Obra originalmente publicada sob o título
Essential clinical guide to understanding and treating autism, 1st edition
ISBN 9781118586624 / 111858662X

All Rights Reserved. This translation published under license with the original Publisher John Wiley & Sons, Inc.
Copyright © 2017, John Wiley & Sons, Inc.

Gerente editorial: *Letícia Bispo de Lima*

Colaboraram nesta edição:

Coordenadora editorial: *Cláudia Bittencourt*

Capa: *Paola Manica*

Preparação de original: *Antonio Augusto da Roza*

Leitura final: *Camila Wisnieski Heck*

Editoração: *Ledur Serviços Editoriais Ltda.*

Nota: A medicina é uma ciência em constante evolução. À medida que novas pesquisas e a própria experiência clínica ampliam o nosso conhecimento, são necessárias modificações na terapêutica, em que também se insere o uso de medicamentos. Os autores desta obra consultaram as fontes consideradas confiáveis num esforço para oferecer informações completas e, geralmente, de acordo com os padrões aceitos à época da publicação. Entretanto, tendo em vista a possibilidade de falha humana ou de alterações nas ciências médicas, os leitores devem confirmar estas informações com outras fontes. Por exemplo, e em particular, os leitores são aconselhados a conferir a bula completa de qualquer medicamento que pretendam administrar para se certificar de que a informação contida neste livro está correta e de que não houve alteração na dose recomendada nem nas precauções e contraindicações para o seu uso. Essa recomendação é particularmente importante em relação a medicamentos introduzidos recentemente no mercado farmacêutico ou raramente utilizados.

Reservados todos os direitos de publicação, em língua portuguesa, à
ARTMED EDITORA LTDA., uma empresa do GRUPO A EDUCAÇÃO S.A.
Av. Jerônimo de Ornelas, 670 – Santana
90040-340 Porto Alegre RS
Fone: (51) 3027-7000 Fax: (51) 3027-7070

Unidade São Paulo
Rua Doutor Cesário Mota Jr., 63 – Vila Buarque
01221-020 São Paulo SP
Fone: (11) 3221-9033

SAC 0800 703-3444 – www.grupoa.com.br

É proibida a duplicação ou reprodução deste volume, no todo ou em parte, sob quaisquer formas ou por quaisquer meios (eletrônico, mecânico, gravação, fotocópia, distribuição na Web e outros), sem permissão expressa da Editora.

IMPRESSO NO BRASIL
PRINTED IN BRAZIL

Apresentação à edição brasileira

Esta obra integra, de forma brilhante, uma das áreas mais complexas e polêmicas no processo neurodesenvolvimental: o estudo e o atendimento de pacientes com autismo. Nela, os profissionais dedicados ao diagnóstico e ao acompanhamento desses pacientes e de seus familiares encontrarão a referência necessária para conduzir essa que é uma das mais angustiantes situações de interação no âmbito familiar. Em decorrência de disfunções, não completudes ou invasões no processo neurodesenvolvimental, e devido a sua miríade sintomatológica, essa condição leva a disrupções em funções essenciais para o estabelecimento de integração do sujeito no âmbito social – ou seja, empatia e comunicação –, ocasionando uma fragmentação na dinâmica familiar.

Fred R. Volkmar e Lisa A. Wiesner reúnem aqui um conjunto informativo ímpar, abordando a história da compreensão diagnóstica do autismo, desde as primeiras publicações a respeito dessa condição até os mais recentes achados na área. Também salientam a importância de não se rotular transtornos de forma reducionista – uma vez que há diagnósticos diferenciais e comorbidades que podem ser decorrentes ou mesmo causadores de poda precipitada de funções emergentes e diferenciadas do sujeito com suspeita diagnóstica. Por se tratar de um transtorno em que várias apresentações clínicas demandarão um mesmo tipo de intervenção, recomenda-se o atendimento interdisciplinar, com reavaliações sistemáticas e discussões por parte da equipe especializada em desenvolvimento neurológico.

O alicerce neuroevolutivo desde muito cedo implica sincronia e sintonia, devendo haver, durante as janelas do amadurecimento pré-programado em nossa rede neural, estímulos adequados do meio ambiente. Somente dessa forma o registro desses estímulos na rede neural pré-suscetibilizada pelos genes designados para tal poderá ocorrer. O rearranjo e o acúmulo de informações sensoriais advindas do meio ambiente precisam ser aprimorados (modulados) constantemente, de forma que, ao ser processado/significado/armazenado, esse aprendizado possa servir de base para aprendizados subsequentes. Esse processo se integrará ao aprendizado motor por repetição/imitação, em que os reflexos primitivos serão inibidos, e a ação motora, associada ao sistema afetivo, será o manifesto intencional na troca com o meio ambiente. Somos seres em constante aprendizado, mas há que se ter ajustes adequados ao que o meio ambiente oferece. Assim, o papel da equipe de atendimento está em não sobrecarregar o bebê com estímulos além de sua capacidade, permitindo a emergência da criatividade individual da criança e auxiliando-a no nível de desenvolvimento funcional correto. Os pais também precisam ser capacitados nesse sentido. A linguagem, nossa principal ferramenta de comunicação, só poderá emergir com intencionalidade quando a base neuronal sensório-motora estiver integrada e modulada. O aprendido inibe (*top down*) o imaturo (*botton up*) – essa dinâmica pode ser compreendida de forma simples a partir da referência às "bonequinhas russas" feita por Jaak Panksepp (1998; Panksepp & Biven, 2012) e auxilia quando temos diversas áreas da saúde e da educação buscando estabelecer pontes consilientes (Wilson, 1998), em que olhares de disciplinas diferentes precisam convergir para o crescimento da criança.

Neste livro, não apenas temos esse processo evidenciado, mas também servindo de guia para as equipes de atendimento, bem como para os serviços de saúde que precisam autorizar sua cobertura financeira.

Os níveis de desenvolvimento funcional de Greenspan (Miller, Anzalone, Cermak, Lane, Osten, Wieder, & Greenspan, 2005) são uma das formas a partir das quais podemos compreender e intervir nesse processo neurodesenvolvimental chamado *transtornos do espectro autista*. Em tal processo, a formação de lacunas pode fragmentar e erroneamente ser interpretada como uma deficiência. Assim, a correta intervenção no processo neuroevolutivo/maturativo, de forma precoce e especializada, traz mudanças e capacita o sistema neural para apoiar-se no alicerce reconfigurado a partir dos potenciais individuais do sujeito acometido pela pervasão em seu neurodesenvolvimento.

A neurodiversidade ainda é uma área pouco conhecida para muitos profissionais da saúde e da educação, e este livro contém informações essenciais para o aprimoramento de conceitos e condutas relacionados, tornando-se leitura obrigatória a todo profissional de áreas primárias da saúde, assim como para a convergência referencial teórica da equipe de especialistas no atendimento interdisciplinar.

Maria Sonia Goergen
Neuropediatra. Especialista pelo
Hugh Ellis Paediatric Assessment Centre (HEPAC) –
Churchill Hospital, Oxford, Inglaterra.

REFERÊNCIAS

Miller, L., Anzalone, M., Cermak, S., Lane, S., Osten, B., Wieder, S. & Greenspan, S. I. (2005). *Diagnostic manual for infancy and early childhood.* Bethesda: Interdisciplinary Council on Developmental and Learning Disorders.

Panksepp, J. (1998). *Affective neuroscience: the foundations of human and animal emotions.* New York: Oxford University.

Panksepp, J., & Biven, L. (2012). *The archaeology of mind: neuroevolutionary origins of human emotion.* New York: W. W. Norton.

Wilson, E. O. (1998). *Consilience: the unity of knowledge.* 18th ed. New York: Knopf.

Prefácio

Os últimos anos testemunharam importantes mudanças no sistema de assistência à saúde. Cada vez mais os prestadores de cuidados primários estão sendo chamados a maior participação no gerenciamento de cuidados médicos para indivíduos com problemas desenvolvimentais e comportamentais. Essas responsabilidades podem variar desde a detecção precoce e abordagem dos casos até a assistência a adultos com dificuldades permanentes. Para complicar ainda mais as coisas, o sistema para a cobertura de saúde mental varia de modo considerável (e selvagem), com muitos especialistas não atendendo nenhum seguro. De forma paradoxal, pelo menos nos Estados Unidos (e até certo ponto em outros países), existe uma abordagem estruturada em três níveis: a atenção básica coberta por programas de seguro-saúde, como o Medicaid, para indivíduos que se qualificam para tal; cobertura com reembolso de atendimento particular para aqueles que podem pagar (frequentemente, mas nem sempre, o mais alto padrão de serviços); e, para boa parte da classe média, uma cobertura de seguro consideravelmente deficiente – com alguns profissionais expostos com frequência a grande pressão e fiscalização. Além disso, surge ainda outro conjunto de problemas para indivíduos que são atendidos por vários prestadores e agências, como psiquiatras infantis, assistentes sociais, educadores, psicólogos, fonoaudiólogos, especialistas em comportamento, entre outros. Nesse cenário, o prestador de cuidados primários tem papel cada vez mais importante na coordenação da assistência e na oferta de um "ambiente médico" (Hyman & Johnson, 2012; Knapp et al., 2013). Este livro foi escrito para tratar das necessidades dos prestadores de cuidados primários, e esperamos que seja um guia acessível e objetivo para a assistência médica a indivíduos com autismo, síndrome de Asperger e o grupo mais amplo de condições do espectro do autismo.

Somos, respectivamente, um psiquiatra infantil acadêmico (pesquisador clínico) e uma prestadora de cuidados primários pediátricos. Esperamos que nossas bagagens diferentes tenham nos ajudado a focar no que é mais importante que os prestadores de cuidados primários saibam sobre o autismo e condições relacionadas. Procuramos ser concisos, mas consideravelmente abrangentes. Você verá que os capítulos apresentam referências e, com frequência, listas de recursos para leitura adicional. Um dos desafios ao elaborar um livro deste tipo é o tremendo aumento da literatura científica e leiga sobre o tema. Existem, atualmente, perto de 30.000 trabalhos científicos sobre o assunto, sem mencionar os muitos livros e capítulos; uma rápida busca no Google apresentará um conjunto inicial de mais de 25.000 resultados. Assim, tentamos identificar os recursos mais relevantes e acessíveis para aqueles que desejam informações adicionais ou querem ler as fontes primárias.

Há muitas referências excelentes que não estão incluídas aqui, embora tenhamos buscado oferecer uma amostra considerável das melhores publicações que se encontram disponíveis. Procuramos combinar uma abordagem que abrangesse todo o período de vida, com um foco, em alguns capítulos, em faixas etárias específicas. Observamos que, infelizmente, a literatura é mais limitada quando se trata de adultos com transtorno do espectro autista (TEA) (uma população crescente e importante, nem sempre bem atendida pelo sistema de saúde). Você notará que também incluímos um capítulo sobre tratamentos alternativos – obviamente não estamos, aqui, recomendando terapias, mas fornecendo informações relevantes para os prestadores de assistência primária. Segundo nossa experiência, a maioria dos pais de crianças com autismo se engajará em pelo menos um desses tratamentos, e é importante que eles possam discuti-los com os profissionais que atendem seus filhos. Também incluímos um capítulo sobre questões relativas ao manejo do comportamento e outro sobre medicações – enfatizamos que os médicos de cuidados primários que estão menos familiarizados com esses medicamentos devem usar os recursos e consultas locais, tendo sempre em mente que pesquisas estão em andamento e poderão ocorrer mudanças em indicações, doses, etc.

Com diagnóstico e intervenção precoces, cada vez mais crianças com autismo e condições relacionadas estão se tornando adultos autossuficientes – com frequência com alguma vulnerabilidade permanente, mas capazes de viver de forma independente e ter vidas produtivas e gratificantes. Para outros, infelizmente, é necessário o envolvimento de mais longo prazo dos pais e familiares, e esses indivíduos também precisam de profissionais que tenham conhecimento sobre autismo.

Como você verá a partir da leitura deste livro, muitos profissionais estão envolvidos durante toda a vida do paciente. Os médicos de cuidados primários têm o importante papel de auxiliar esses especialistas a se comunicarem entre si, com o indivíduo e com sua família. Como costumava dizer um de nossos professores: "Se você encontrar uma pessoa com autismo, terá conhecido uma pessoa com autismo". Conforme for aumentando sua experiência de trabalho com esse grupo de pacientes, você provavelmente irá concordar com esse ponto de vista.

Somos gratos a inúmeros colegas que revisaram partes deste livro em nossos esforços para torná-lo útil a prestadores de atenção primária que lidam com indivíduos autistas e seus familiares. Beneficiamo-nos muito com seus conhecimentos e comentários. Entre eles estão Karen Bailey, MSW; Leah Booth, CC-SPL; Kasia Chawarska, PhD; Michelle Goyette-Ewing, PhD; Roger Jou, MD, PhD; Kathy Koening, MSN, APRN; James McPartland, PhD; e Nancy Moss, PhD. Também devemos um agradecimento especial a Ellen Keene, JD, por sua revisão extremamente útil do capítulo sobre aspectos legais. Somos gratos, ainda, a nossa editora, Patricia Rossi, e à equipe da editora Wiley por seu apoio incansável e ajuda para tornar a obra o mais inteligível possível. Agradecemos a Lori Klein e Evelyn Pomichetr por sua assistência em secretariado e a Logan Hart por nos ajudar na pesquisa dos recursos citados. Por fim, agradecemos a nossos filhos, que nos ensinaram muito sobre o desenvolvimento infantil, e, é claro, a nossos pacientes e suas famílias, que nos ensinaram muito sobre o autismo.

REFERÊNCIAS

Hyman, S. L., & Johnson, J. K. (2012). Autism and pediatric practice: Toward a medical home. *Journal of Autism and Developmental Disorders, 42*(6), 1156–1164.

Knapp, C., Woodworth, L., Fernandez-Baca, D., Baron-Lee, J., Thompson, L., & Hinojosa, M. (2013). Factors associated with a patient-centered medical home among children with behavioral health conditions. *Maternal and Child Health Journal, 17*(9), 1658–1664.

Sumário

APRESENTAÇÃO À EDIÇÃO BRASILEIRA v
Maria Sonia Goergen

CAPÍTULO 1   O que é autismo? Conceitos de diagnóstico, causas e pesquisas atuais 1

CAPÍTULO 2   Avaliação diagnóstica e perfil de investigação 25

CAPÍTULO 3   Abordagens para prestação de assistência médica 49

CAPÍTULO 4   Condições e problemas médicos frequentes 66

CAPÍTULO 5   Visão geral dos programas e intervenções educacionais 92

CAPÍTULO 6   Assegurando os serviços de atendimento 118

CAPÍTULO 7   Autismo em bebês e crianças pré-escolares 143

CAPÍTULO 8   Crianças em idade escolar 169

CAPÍTULO 9   Adolescentes e adultos 197

CAPÍTULO 10   Problemas comportamentais e psiquiátricos: Dificuldades e intervenções 216

CAPÍTULO 11	Considerando medicamentos para problemas de comportamento e saúde mental	242
CAPÍTULO 12	Considerando tratamentos complementares e alternativos	270
CAPÍTULO 13	Apoio às famílias	289
APÊNDICE 1	Descrições diagnósticas e critérios para autismo e transtornos pervasivos do desenvolvimento relacionados	304
APÊNDICE 2	Entendendo a avaliação da escola e dos especialistas	310
GLOSSÁRIO		326
ÍNDICE		336

1

O que é autismo?
Conceitos de diagnóstico, causas e pesquisas atuais

Autismo e condições relacionadas (agora amplamente conhecidos como ***transtornos do espectro autista***, ou **TEAs**) são transtornos que compartilham déficits significativos na interação social como sua principal característica definidora. Esse déficit social é bastante severo, e sua gravidade e seu início precoce levam a mais problemas gerais e disseminados tanto na aprendizagem como na adaptação. Ao longo dos anos, ocorreram inúmeras mudanças na classificação, e, para uma visão mais completa, apresentaremos aqui um breve resumo dessas condições. Em seguida, passaremos a uma breve revisão do que sabemos acerca de suas causas, bem como examinaremos algumas pesquisas atuais sobre essa doença. Para os prestadores de cuidados primários, será útil entender como nosso conhecimento do autismo se modificou com o tempo e como ele se manifesta clinicamente. Os capítulos posteriores irão examinar em maior profundidade aspectos do transtorno e condições relacionadas. Este capítulo apresenta uma visão geral dos conceitos diagnósticos, causas da condição e pesquisas atuais.

A DESCOBERTA DO AUTISMO

A condição conhecida como ***transtorno autista, autismo na infância*** ou ***autismo infantil*** (todos os três nomes significam a mesma coisa) foi inicialmente descrita pelo Dr. Leo Kanner, em 1943 (embora provavelmente já tivessem sido observados casos antes disso). O médico fez relatos de 11 crianças portadoras do que denominou "um distúrbio inato do contato afetivo"; ou seja, essas crianças vinham ao mundo sem o interesse habitual nas outras pessoas e no contato com o ambiente social. (Para um conjunto de visões interessantes e um tanto divergentes sobre o desenvolvimento do autismo como conceito, veja os livros de Donvan e Zuker [2016] e Silberman [2015] na lista de leituras no final deste capítulo.) O Dr. Kanner fez uma descrição cuidadosa e detalhada dos comportamentos incomuns que esses casos exibiam. Mencionou que essas crianças exibiam "resistência à mudança" e as identificou como portadoras de uma "insistência nas mesmas coisas". Por exemplo, elas podiam exigir que seus pais fizessem o mesmo caminho até a escola ou a igreja e ficavam muito perturbadas se ocorresse qualquer desvio dessa rotina; podiam entrar em pânico se qualquer coisa em sua sala de estar estivesse fora do lugar; podiam ser muito rígidas quanto aos tipos de roupas que vestiam ou alimentos que comiam. O termo *resistência à mudança* também foi utilizado para se referir a alguns dos comportamentos típicos vistos com frequência em crianças com autismo, como, por exemplo, comportamentos motores aparentemente sem propósito (**estereotipias**), tais como balanço do corpo, andar na ponta dos pés e sacudir as mãos. Kanner acreditava que esses comportamentos poderiam estar ajudando a criança a "manter as mesmas coisas".

Kanner mencionou que, quando a linguagem se desenvolvia por completo, era anormal. Por exemplo, a criança com autismo podia não conseguir dar entonação adequada a sua fala (i.e., podia falar como um robô), apresentar eco na linguagem (ecolalia) ou confundir os pronomes pessoais (inversão dos pronomes) – ou, ainda, quando questionada se queria um biscoito, ela podia responder: "Quer biscoito, quer biscoito, quer biscoito". Algumas vezes, o eco na linguagem provinha do passado distante (ecolalia tardia); em outras, acontecia imediatamente (ecolalia imediata); em outras, ainda, parte da linguagem apresentava eco, mas parte havia sido modificada (ecolalia mitigada).

Em seu relato original, Kanner considerava que havia duas coisas essenciais para um diagnóstico de autismo – primeiro, o isolamento social e, segundo, os comportamentos anormais e a insistência nas mesmas coisas (veja o Quadro 1.1).

Ao final da década de 1970, houve consenso de que o autismo era caracterizado por (1) déficit no desenvolvimento social de um tipo muito diferente em comparação ao das crianças sadias; (2) déficit na linguagem e

> **QUADRO 1.1** Descrição de autismo de Kanner
>
> O transtorno fundamental, proeminente e "patognomônico" está na *incapacidade das crianças de se relacionarem* da maneira normal com as pessoas e situações desde o começo da vida. Seus pais se referiam a elas como tendo sido sempre "autossuficientes"; "como dentro de um casulo"; "mais felizes quando deixadas sozinhas"; "agem como se as pessoas não estivessem ali"; "completamente alheias a tudo a sua volta"; "dão a impressão de sabedoria silenciosa"; "não conseguem desenvolver a quantidade típica de consciência social"; "agem quase como se estivessem hipnotizadas". Não se trata, como nas crianças ou adultos com esquizofrenia, de desvio de uma relação inicialmente presente; não é um "afastamento" de uma participação que antes existia. Desde o início ocorre uma *solidão autista extrema*, que, sempre que possível, desconsidera, ignora, se fecha para tudo o que provém de fora da criança. O contato físico direto ou um movimento ou ruído que ameace perturbar essa solidão são tratados "como se não estivessem ali" ou, se isso já não for suficiente, são sentidos dolorosamente como uma interferência angustiante.
>
> ...Essa insistência nas mesmas coisas levou várias crianças a ficarem imensamente perturbadas ante a visão de alguma coisa quebrada ou incompleta. Uma grande parte do dia era passada demandando não só a mesmice da formulação de uma solicitação, mas também a mesmice da sequência dos eventos.
>
> ...O pavor à mudança e à incompletude parece ser um fator importante na explicação da repetitividade monótona e na resultante *limitação na variedade da atividade espontânea*. Uma situação, uma realização, uma sentença não são consideradas completas se não forem compostas exatamente pelos mesmos elementos que estavam presentes no momento em que a criança se defrontou com elas pela primeira vez. Se um mínimo ingrediente é alterado ou removido, a situação total já não é mais a mesma e não é aceita como tal, ou é experimentada com impaciência "ou até mesmo com uma reação de profunda frustração".
>
> *Fonte:* Kanner (1943, p. 242, 245, 246).

em habilidades de comunicação – novamente de um tipo distinto; (3) resistência à mudança ou insistência nas mesmas coisas, conforme refletido na adesão inflexível a rotinas, maneirismos motores, estereotipias e outras excentricidades comportamentais; e (4) início nos primeiros anos de vida. Desde aquela época, ocorreram algumas mudanças em como o autismo é diagnosticado, e as discutiremos de forma breve a seguir, mas também devemos registrar algumas incorreções importantes (e persistentes) sobre o transtorno.

ALGUMAS INCORREÇÕES INICIAIS SOBRE O AUTISMO

Embora a descrição de Kanner permaneça "clássica", ela não foi, é claro, a última palavra sobre o assunto. Alguns aspectos de seu relato inicial induziram os primeiros clínicos e investigadores ao erro.

Autismo e inteligência

Kanner, a princípio, achava que as crianças com autismo provavelmente tinham inteligência normal. Ele pensava assim porque elas se saíam muito bem em algumas partes dos testes de inteligência (QI). Em outras, no entanto, seu desempenho era muito fraco ou elas se recusavam a cooperar. Kanner presumiu que, se elas fossem tão bem em todas as partes do teste de QI quanto iam em uma ou duas, não seriam retardadas. Infelizmente, acontece que, com frequência, habilidades cognitivas ou intelectuais são difíceis de avaliar, em grande parte porque elas costumam ser muito difusas. Em outras palavras, crianças com autismo frequentemente fazem algumas coisas bem, como resolver enigmas, mas podem ter uma tremenda dificuldade com tarefas mais relacionadas à linguagem. O grau de discrepância entre as diferentes áreas de habilidades é muito incomum na população tipicamente em desenvolvimento, mas muito frequente em crianças com autismo.

Com o passar do tempo ficou claro que, de modo geral, muitas crianças com autismo têm **deficiência intelectual** (QI abaixo de 70). No passado, isso era válido para a maioria dos casos, mas, felizmente, com o diagnóstico mais precoce e intervenções mais efetivas, esse número baixou de tal forma que, hoje, é provável que apenas uma minoria dos casos se enquadre nessa categoria. No entanto, o padrão de desempenho no autismo costuma ser diferente daquele observado no retardo mental sem autismo, frequentemente com escores muito discrepantes em várias partes do teste de QI – por exemplo, pontos fortes em habilidades não verbais, mas grande debilidade em tarefas verbais ou mais relacionadas à sociabilidade. Ocasionalmente (talvez 10% das vezes), crianças com autismo têm alguma habilidade incomum, como desenhar, tocar um instrumento, memorizar coisas ou, algumas vezes, calcular os dias da semana para eventos no passado ou no futuro (cálculos de calendário). Essas habilidades costumam ser isoladas (a versão do transtorno no filme *Rain Man*, em outros aspectos maravilhosa, é equivocada neste).

É comum referir-se a esses indivíduos como **sábios autistas** (em inglês, *autistic savants*). As habilidades dos *savants* tipicamente se enquadram em um conjunto de categorias específicas: cálculo de calendário, habilidade artística, habilidades com cálculos matemáticos, música e habilidades visuoespaciais. Stephen Wiltshire, por exemplo, é um artista extraordinariamente produtivo que captura incríveis detalhes arquitetônicos de uma cidade depois de vê-la uma única vez (busque em www.stephenwiltshire.co.uk). Algumas vezes, as habilidades dos *savants* diminuem com a idade; por exemplo, Nadia (Selfe, 1979), quando criança, tinha habilidades verdadeiramente incríveis para desenhar, mas as perdeu à medida que foi ficando mais velha. Entretanto, um jovem que conhecemos tinha habilidades permanentes para fazer cálculos de calendário de pelo menos 10 mil anos antes e depois da data atual e não as perdeu conforme envelheceu (Thioux, Stark, Klaiman, & Schultz, 2006). O Quadro 1.2 apresenta o exemplo de uma criança com habilidade incomum para desenhar. Tenha em mente que, mesmo quando essas habilidades estão presentes (no máximo 10% dos casos), são geralmente áreas de capacidade

QUADRO 1.2 Um exemplo de habilidade incomum para desenhar em um menino com autismo

"Bim toma o café da manhã na cozinha do amor". Desenhado por uma criança com autismo; Bim é o personagem inventado pela criança.

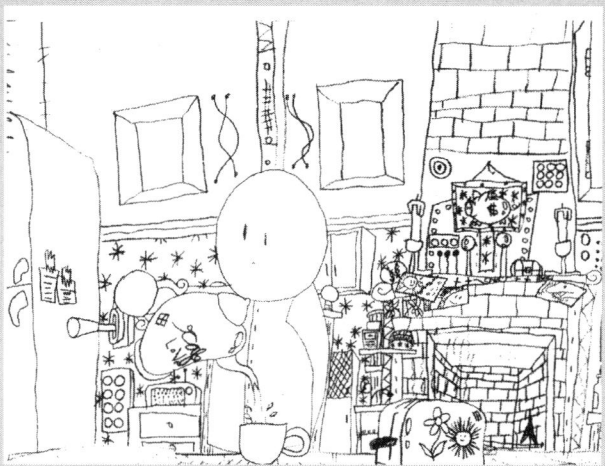

Fonte: Reproduzido com permissão de Volkmar e Pauls (2003, p. 1134).

isoladas e não devem levar professores, pais e prestadores de cuidados a superestimar outros níveis de habilidade!

Essas habilidades isoladas costumam ser notadas na presença de deficiência intelectual em geral. Durante as décadas de 1970 e 1980, a maioria das crianças com autismo exibia deficiência intelectual; como discutiremos em outros capítulos deste livro, hoje isso é muito menos verdadeiro.

Autismo e parentalidade

O relato de Kanner (1943) também menciona que, com frequência, os casos provinham de famílias nas quais um dos pais era extremamente bem-sucedido; nos primeiros 11 casos, ele descreveu um pai que fazia parte do *Quem é Quem da América* ou *Homens e Mulheres de Ciência Americanos*. Isso levou à ideia, na década de 1950, de que talvez o sucesso tivesse feito os pais negligenciarem seus filhos de alguma maneira, de modo que conceitos como "mãe-geladeira" foram invocados para explicar o autismo. Como você verá no restante deste capítulo, não há evidências que apoiem essa hipótese, e evidências consideráveis mostram que o autismo é um transtorno com elevada base genética e de alterações na estruturação cerebral. Porém, esse mito do baixo vínculo parental traumatizou uma geração inteira de pais e levou a tratamentos inapropriados e ineficazes para as crianças. Felizmente, foi esclarecido, durante a década de 1970, que o autismo tinha forte base genética e cerebral, bem como ficou claro que intervenções educacionais e comportamentais estruturadas podiam ajudar essas crianças a aprender (National Research Council, 2001; Reichow, Doehring, Cicchetti, & Volkmar, 2011).

OUTRAS CONDIÇÕES NO ESPECTRO AUTISTA E ALTERAÇÕES NO DSM-5

Em fins da década de 1970, emergiu um consenso sobre a **validade** do autismo como conceito, e em 1980 o transtorno foi incluído na histórica terceira edição das diretrizes diagnósticas oficiais da American Psychiatric Association (um livro intitulado *Manual diagnóstico e estatístico de transtornos mentais*; DSM-III [APA, 1980]). O DSM-III precisava ter uma classe de transtornos à qual o autismo pudesse pertencer, e foi escolhida a designação ***transtorno pervasivo do desenvolvimento*** (TPD). Em retrospectiva, uma designação como *autismo e condições relacionadas* ou *transtornos do* *espectro autista* teria sido melhor. Durante a década seguinte, foram feitas algumas revisões à medida que novas pesquisas eram disponibilizadas, e, em 1994, a quarta edição do livro (DSM-IV, 1994) reconheceu inúmeras condições além do autismo dentro da classe mais ampla do TPD. Esses conceitos têm sua própria história, e foi feita uma tentativa de ampliar o espectro das condições no DSM-IV (e seu correlato, a CID-10 [OMS, 1993]). Para o autismo e condições relacionadas, o DSM norte-americano e a CID-10 internacional eram essencialmente iguais ao DSM-IV, e, mesmo no novo DSM-5, indivíduos com diagnósticos "bem estabelecidos" dentro do DSM--IV são salvaguardados (APA, 2013), portanto o DSM-IV efetivamente permanece vigente. As "novas" condições identificadas na quarta edição do DSM e na CID-10 são descritas nas próximas seções.

Transtorno de Asperger

Hans Asperger, um estudante de medicina que trabalhava na Universidade de Viena durante a Segunda Guerra Mundial, escreveu um trabalho (1944) sobre meninos que tinham acentuados problemas sociais, mas boa linguagem (em alguns aspectos) (veja o Quadro 1.3). Também tinham interesses

---

QUADRO 1.3 Transtorno de Asperger (TA)

Hans Asperger, estudante de medicina na Universidade de Viena, escreveu sua tese sobre meninos que não eram capazes de formar grupos – ele usou o termo *transtorno da personalidade autista* na descrição desses garotos.

Áreas problemáticas
- Problemas sociais e motores acentuados
- Interesses circunscritos incomuns (que interferiam na aprendizagem)

Áreas vantajosas
- Vocabulário e fala com boa linguagem, mas problemas com a linguagem social
- Habilidades cognitivas aparentemente boas

A história familiar era geralmente positiva para problemas similares no pai. Com o tempo, foram feitas diversas modificações à medida que novos casos eram identificados – por exemplo, em meninas, em indivíduos com QI mais baixo e em algumas pessoas com problemas de linguagem.

especiais abrangentes (ele os descreveu como "pequenos professores"), e o autor deixou claro o ponto importante de que os interesses especiais da criança na verdade interferiam em outros aspectos de sua aprendizagem (e frequentemente dominavam a vida familiar). Esses meninos também tendiam a ter problemas motores significativos, e, em diversos casos, aparentemente outros membros da família, em particular o pai, tinham problemas similares. Os interesses especiais podem focar em qualquer um de diversos temas – já encontramos crianças com interesses que iam desde dinossauros e cobras até mercado de ações, soletração, óperas de Wagner e tempo, para citar apenas alguns exemplos. O Quadro 1.4 apresenta um exemplo de tais interesses.

Asperger pensava na condição mais como um traço de personalidade do que como um transtorno do desenvolvimento. Ele especulou que em geral ela não era reconhecida antes dos 3 anos de idade. Sua denominação original para a condição foi *autistic psychopathy* (provavelmente mais bem traduzida como *transtorno da personalidade autista*); assim, ele usou a palavra *autismo* (como Kanner havia feito), mas não tinha conhecimento do relato feito por Kanner nos Estados Unidos no ano anterior. Asperger, que ainda viveu muitos anos depois de ter descrito essa condição, viu diversos casos ao longo de sua existência. Mesmo no final da vida, ele acreditava que essa patologia era diferente do autismo infantil. Ela começou a receber atenção com a publicação de uma grande série de casos em 1980, embora, com o tempo, o conceito de Asperger tenha passado a ser usado

---

QUADRO 1.4 Interesses circunscritos no transtorno de Asperger

Em contraste com as habilidades incomuns, interesses circunscritos são mais típicos de indivíduos com transtorno de Asperger. Nessa descrição inicial da condição, Asperger (1944) mencionou vários desses interesses (p. ex., horários de trens, dinossauros, gângsteres norte-americanos) e observou que, devido a sua intensidade, tais interesses interferiam em outras áreas de aprendizagem da criança e tinham um impacto negativo na vida familiar. Entre os indivíduos mais capazes cognitivamente incluídos no espectro autista, esse fascínio é comum. Em vez de serem mais mecânicos do que as habilidades *savant*, tais interesses têm a ver com a aquisição de conhecimentos e a intensa fixação em um tema. A figura mostra um exemplo, e, embora um desenho esteja envolvido na apresentação da criança, ele não é por si só extraordinário em comparação a seu interesse antigo e intenso pelo tempo (Volkmar, Klin, Schultz, Rubin, & Bronen, 2000).

(Continua)

(Continuação)

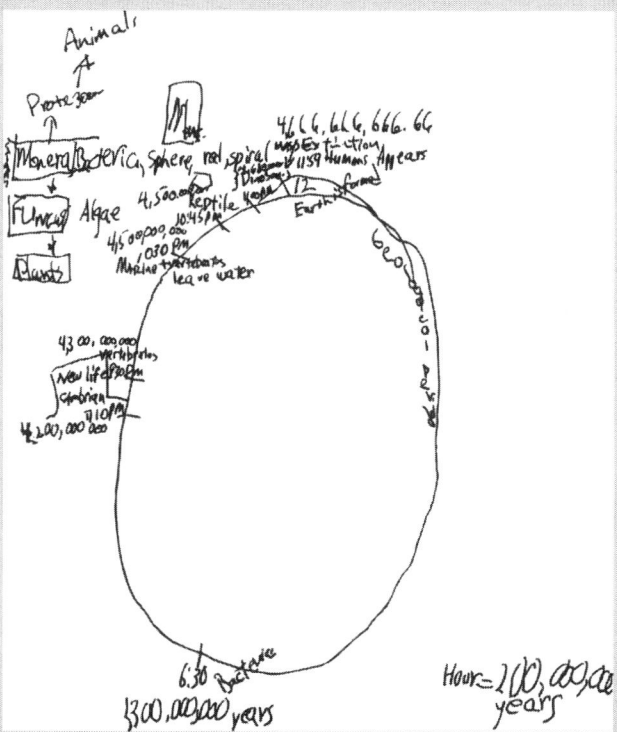

Desenho feito por um menino com transtorno de Asperger, ilustrando seu interesse pelo tempo. Seu depoimento autobiográfico feito na mesma oportunidade indicava a que o desenho se referia:

> Meu nome é... Sou uma pessoa inteligente, não sociável, mas adaptável, que gostaria de dissipar qualquer boato falso sobre mim. Eu não sei voar. Não sei usar telecinese. Minha mente não é suficientemente grande para destruir o mundo inteiro quando desvendada. Eu não ensinei meu porquinho-da-índia de pelo longo, Chronos, a comer tudo o que vê pela frente. Essa é a natureza do porquinho-da-índia de pelo longo.

Fonte: Reproduzido com permissão de Volkmar e colaboradores (2000, p. 263).

O desenho ilustra a história do universo desde o momento de sua criação (à meia-noite), passando pela Era Geológica, por exemplo, e pelo surgimento das bactérias (6h30min da manhã). Isso ilustra o profundo interesse (e conhecimento) do paciente em relação ao tema, que tendia a ser totalmente abrangente, além de suas habilidades de motricidade fina menos desenvolvidas.

de diferentes maneiras. Essa inconsistência tem sido uma complicação na forma como se utiliza o termo. A categoria do transtorno de Asperger foi oficialmente reconhecida no DSM-IV, mas, no DSM-5, tomou-se a decisão de retirá-lo. Entretanto, é claro, o conceito com frequência se refere a indivíduos que têm o que parecem ser boas habilidades verbais, bem como déficit social grave. É interessante observar que, antes do surgimento do DSM-IV, diversos termos foram propostos (a partir de uma gama de disciplinas) para explicar padrões similares de déficit social. Esses termos provinham de diferentes disciplinas – por exemplo: da neurologia pediátrica, síndrome do déficit de aprendizagem do hemisfério direito; da fonoaudiologia, transtorno do processamento semântico-pragmático; da psiquiatria, transtorno da personalidade esquizoide; e da psicologia, um perfil da denominada incapacidade de aprendizagem não verbal. Este último termo refere-se a um perfil na testagem psicológica em que os pontos fortes no início da vida se encontram no domínio verbal, e os pontos fracos, no domínio não verbal. Esse perfil está associado a uma gama de condições, mas não parece estar mais comumente associado ao TA do que ao autismo. Isso tem implicações específicas para o tratamento (p. ex., enfatizando abordagens verbais).

Como uma questão prática, crianças com TA têm melhores habilidades verbais, e podemos, algumas vezes, utilizar tratamentos baseados na linguagem, como psicoterapia e orientação comportamental focal ao problema específico. Essas terapias podem não funcionar para muitas crianças autistas típicas. As habilidades motoras pobres em TA também podem ter implicações importantes para o treinamento profissional. Uma revisão abrangente do trabalho com Asperger se encontra disponível (McPartland, Klin, & Volkmar, 2014).

Transtorno desintegrativo da infância (TDI)

Embora, felizmente, seja muito raro, o **transtorno desintegrativo da infância**, ou **TDI**, é de interesse por várias razões. Foi descrito pela primeira vez há quase 100 anos, por um especialista em educação especial que observou o início daquilo que hoje descreveríamos como autismo, mas somente depois de um período de vários anos de desenvolvimento normal. O termo *psicose desintegrativa* foi utilizado para se referir à patologia, porém mais recentemente tem sido usado o termo *TDI*. Essa condição claramente é muito rara, embora também haja a probabilidade de que, muitas vezes, crianças com esse problema não tenham sido diagnosticadas ou estudadas de modo adequado. Crianças com TDI se desenvolvem de modo normal por vários anos. Em geral, falam, andam, adquirem a capacidade de falar frases na época adequada, relacionam-se socialmente com normalidade e desenvolvem treinamento esfincteriano; porém, por volta dos 3 a 4 anos de idade, a criança costuma experimentar uma **regressão** acentuada e duradoura nas habilidades. Desenvolvem-se muitos comportamentos que se parecem com aqueles vistos no autismo, como maneirismos motores (estereotipias) e a profunda falta de interesse nas outras pessoas. Uma das questões interessantes para a pesquisa atual é se crianças com autismo que têm regressão importante em seu desenvolvimento estão exibindo algo como essa condição (Volkmar, Koenig, & State, 2005).

Transtorno de Rett

Em 1966, Andreas Rett descreveu um grupo de meninas com história e características clínicas incomuns. Eram aparentemente normais no nascimento e se desenvolveram com normalidade nos primeiros meses de vida. Entretanto, em geral por volta do primeiro ano, seu crescimento craniano começava a diminuir. Além disso, elas começavam a perder as habilidades desenvolvimentais que já haviam adquirido. À medida que o tempo passava, perdiam movimentos intencionais das mãos, e vários sintomas incomuns começavam a se desenvolver. Elas perdiam o interesse em outras pessoas nos anos da pré-escola – sendo, por isso, erroneamente diagnosticadas com autismo. Conforme essas crianças ficavam um pouco mais velhas, as perdas desenvolvimentais se tornavam mais progressivas e bem diferentes das que ocorrem no autismo, sendo observadas estereotipias incomuns de lavar ou contorcer as mãos (veja a Fig. 1.1).

As meninas desenvolveram outros sintomas respiratórios incomuns, como reter a respiração ou engolir ar (aerofagia). Algumas vezes, desenvolviam-se transtornos convulsivos. Problemas para andar e posturais também eram vistos, e, com o tempo, o desenvolvimento de escoliose era frequente. Ao chegar à idade adulta, as garotas se tornaram mulheres com retardo grave. No entanto, seu curso era diferente daquele visto no autismo. O grau de problemas na respiração, a perda dos movimentos das mãos e outras dificuldades motoras, escoliose, etc., sugeriam que essa era uma condição muito distinta. E, de fato, a condição atualmente foi relacionada a um defeito em um gene (Rutter & Thapar, 2014).

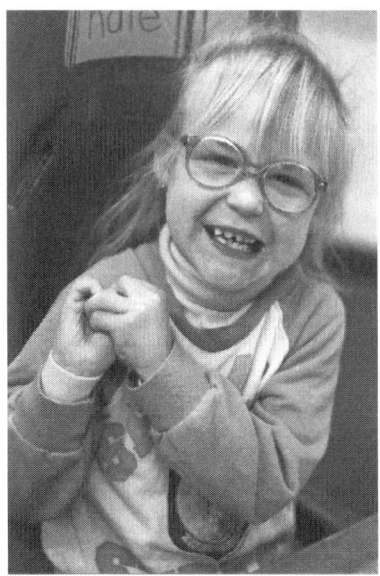

FIGURA 1.1 Lavagem das mãos: movimentos estereotipados das mãos no transtorno de Rett.
Fonte: Reproduzida de Van Acker, Loncola e Van Acker (2005, p. 127).

Transtorno pervasivo do desenvolvimento não especificado de outra forma (autismo atípico, o fenótipo "mais amplo" do autismo)

Começando com o DSM-III (1980), foi reconhecido um grupo de pacientes que apresentava algumas características de autismo, mas não a condição completa. Este passou a ser um grupo relativamente grande de indivíduos. Vários termos foram utilizados na descrição desses casos: *autismo atípico, transtorno pervasivo do desenvolvimento não especificado de outra forma, espectro mais amplo de autismo*, etc. Dada sua própria natureza de não ser exatamente autismo, mas assemelhar-se ao conceito, é um pouco complicado pensar a seu respeito. Com o tempo, no entanto, à medida que tomamos conhecimento da complexa genética do autismo e da manifestação clínica desse grupo, fica evidente que esses casos são relativamente frequentes e de considerável interesse tanto para a clínica como para a pesquisa (Ingersoll & Wainer, 2014; Rutter & Thapar, 2014). Na verdade, esses casos ultrapassam o número de casos autistas mais "clássicos" e provavelmente representam boa parte do aparente crescimento nos índices de autismo e condições relacionadas (Presmanes Hill, Zuckerman, & Fombonne, 2014). Os clínicos devem levar em consideração que com frequência esses termos são usados de forma um tanto livre, e alguém pode lhes falar sobre uma criança com algumas esquisitices e excentricidades e equiparar isso a autismo.

ALTERAÇÕES NO DSM-5

A versão mais recente do DSM, o **DSM-5** (APA, 2013), introduziu inúmeras mudanças baseadas em uma revisão das duas décadas de trabalho que se seguiram ao DSM-IV. O termo "transtorno pervasivo do desenvolvimento", um tanto esquisito, que havia sido empregado por muitos anos, foi suprimido como denominação geral para a categoria e substituído por "transtorno do espectro autista". Essa foi uma mudança bem recebida.

A nova definição de transtorno do espectro autista é mais simples do que a utilizada no DSM-IV, com menos critérios para o diagnóstico, mas provavelmente foca de modo excessivo no autismo mais "clássico", porque inúmeros estudos vieram a demonstrar que vários grupos, inclusive os adolescentes e adultos mais capazes do ponto de vista cognitivo, bem como bebês, "perderiam" seu diagnóstico no DSM-5 (Smith, Reichow, & Volkmar, 2015). Em consequência dessas preocupações, a definição da versão atual do manual permite que casos com diagnósticos "bem estabelecidos" no DSM-IV mantenham o diagnóstico. O DSM-5 também inclui uma nova categoria – **transtorno da comunicação social** – para indivíduos com problemas principalmente na área da linguagem pragmática. A fundamentação para essa nova categoria foi malfeita, e está bem claro que esse novo termo não substitui o mais antigo TPD-NES.

EPIDEMIOLOGIA DO AUTISMO E CONDIÇÕES RELACIONADAS

Inúmeros estudos epidemiológicos do autismo já foram conduzidos. Sua interpretação é complicada devido às diferenças nos resultados de estudos, aos critérios diagnósticos utilizados e a outros fatores. Tem havido muito interesse em saber se a incidência do transtorno está aumentando, com mensagens do serviço público na mídia sugerindo que ele é muito comum. No entanto, muitas dessas alegações se baseiam em registros escolares ou em diagnósticos atribuídos na escola para fins educacionais, e bem sabemos que frequentemente um diagnóstico de autismo é desejável para que possam ser obtidos mais serviços (um problema referido como *substituição diagnóstica*). Além do mais, crianças diagnosticadas pelas escolas ou por clínicos inexperientes têm maior probabilidade de superar ou "perder" seu diagnóstico com o passar do tempo (Blumberg, Zablotsky, Avila, Colpe, Pringle, & Kogan, 2016). Uma recente revisão abrangente (Presmanes Hill, Zuckerman, & Fombonne, 2014) observou que a prevalência de autismo (examinando os estudos mais atuais) é de cerca de 1 em cada 152 crianças. Os autores dessa revisão não encontraram evidências que apoiem um crescimento importante na ocorrência da condição. Obviamente, quanto mais rígidos forem os critérios empregados, mais baixos serão os índices observados, sobretudo se os dados estiverem baseados no exame direto, e não no registro escolar.

Os TEAs são claramente de 3 a 5 vezes mais comuns em homens. Em grupos com QI mais baixo, isso é muito menos pronunciado, mas, naqueles com maior capacidade intelectual, a predominância aumenta. Há algumas sugestões de que índices mais altos de deficiência (em geral) em mulheres podem refletir um risco genético ainda mais forte (veja Rutter & Thapar, 2014). Estudos que relacionam classe social e autismo nos Estados Unidos costumam observar índices de prevalência mais baixos em crianças negras e hispânicas, uma diferença que não é observada de forma tão consistente em outros países com abordagens mais uniformes de avaliação e assistência médica.

O QUE CAUSA O AUTISMO?

Houve muita confusão quanto às causas do autismo nas primeiras duas décadas seguintes a sua primeira descrição. A especulação começou na década de 1950, concentrando-se nos fatores psicossociais. Entretanto, durante as décadas de 1960 e 1970, começaram a se acumular as evidências mostrando que o transtorno era uma condição com base cerebral e fortemente genética.

Aspectos neurobiológicos do autismo

Foram necessárias várias décadas para que se tornasse claro que o autismo era um transtorno com forte base cerebral. Em seu relato original, Kanner (1943) enfatizou que a condição era congênita (ou seja, presente desde o nascimento, se não antes), mas também observou que as crianças de sua amostra eram atraentes (ou seja, não dismórficas) e que seus pais eram notavelmente bem-sucedidos. Essas observações, combinadas com a considerável confusão diagnóstica sobre a psicose infantil e com a forte abordagem psicossocial que costumava ser utilizada na compreensão da doença mental, levaram os primeiros profissionais a sugerir psicoterapia para "remediar" as dificuldades no vínculo parental que presumivelmente causava autismo. Com o passar do tempo, no entanto, tornou-se claro que havia fortes evidências de que o autismo tinha base cerebral, devido ao frequente desenvolvimento de transtorno convulsivo durante a infância – um tema que discutiremos mais detalhadamente em capítulos posteriores. Os pesquisadores começaram a olhar com convicção para a base cerebral do transtorno.

Inúmeras teorias especulam sobre qual região ou quais regiões do cérebro podem estar envolvidas, embora, com o tempo, os modelos tenham-se tornado mais sofisticados, acompanhando nosso crescente conhecimento sobre a complexidade do "cérebro social" (Pelphrey, Shultz, Hudac, & Vander Wyk, 2011; Volkmar, 2011). A importância e a gravidade das dificuldades no processamento social e de outras informações nas várias áreas de desenvolvimento são, agora, consideradas para sugerir a implicação de um conjunto de sistemas neurais muito diverso e amplamente distribuído. Ao mesmo tempo, está claro que alguns aspectos do funcionamento neurocognitivo estão poupados e podem até mesmo, em alguns casos, ser muito superiores, por exemplo, com a presença eventual de habilidades *savant*.

Cientistas realizaram estudos de neuroimagem da estrutura e da função do cérebro. Parece haver diferenças na amígdala e no tamanho total do cérebro. Este parece aumentar entre 2 e 4 anos, com o crescimento desacelerando após esse período, de modo que, no fim da adolescência, o tamanho do cérebro é apenas um pouco maior. A natureza dessa diferença permanece foco de pesquisa e especulação, e as teorias têm-se concentrado na conectividade anormal dos indivíduos com autismo, com mais conexões "próximas" e menos conexões "distantes". Um dos achados de ressonância nuclear magnética funcional (RNMf) mais bem replicados provém do nosso grupo (Schultz et al., 2000), quando observamos que uma parte da superfície ventral do lobo temporal (o giro fusiforme) era hipoativa durante a tarefa de percepção de rostos. Essa área, em indivíduos neurotípicos, parece ter alta especificidade para processamento de rostos.

De modo geral, a literatura sobre neuroimagem sugere diferenças de volume em regiões cerebrais específicas, com o crescimento exagerado do cérebro sendo o achado mais replicado em um subgrupo de casos, além de conectividade estrutural e funcional atípica com algumas alterações observadas com a idade (Anagnostou & Taylor, 2011). Esses estudos foram complementados por outras abordagens. Por exemplo, estudos de autópsias são relativamente incomuns, mas os trabalhos disponíveis sugeriram diferenças na estrutura cortical, sobretudo naquelas regiões do cérebro envolvidas no processamento socioafetivo – de modo específico, a amígdala, o hipocampo, o septo, o giro do cíngulo anterior e os corpos mamários; regiões fortemente interconectadas que compreendem o sistema límbico. Um trabalho mais recente utilizou a tecnologia de células-tronco para replicar o desenvolvimento cerebral precoce.

Novos métodos também foram aplicados para compreender o processamento das informações sociais. Por exemplo, métodos que utilizam o acompanhamento do olhar (câmeras infravermelhas são capazes de acompanhar o ponto exato de interesse enquanto um indivíduo observa a situação social) identificam diferenças importantes na forma como as cenas sociais são vistas. A figura a seguir mostra o foco de interesse para uma pessoa com autismo e um adulto com desenvolvimento típico durante a exibição de um videoclipe curto do clássico filme *Quem tem medo de Virgínia Wolf?*. A pessoa com autismo que tem alto funcionamento cognitivo acompanha a região da boca durante a exibição do videoclipe, enquanto o adulto com desenvolvimento típico se concentra na região dos olhos (veja a Fig. 1.2), a qual oferece muito mais informação social e afetiva do que a primeira.

Como seria de se esperar, foram feitas tentativas para produzir modelos animais de autismo. Os primeiros trabalhos focaram em estudos de lesões ou na exposição a vários teratógenos *in utero*. A interpretação das alterações comportamentais foi desafiadora. Além do mais, os aspectos desenvolvimentais do autismo simplesmente não pareciam ser observados. Entretanto, com a descoberta de transtornos de único gene, como a síndrome do X frágil e a síndrome de Rett, agora é possível produzir modelos animais geneticamente modificados, e trabalhos estimulantes sobre os mecanismos genéticos básicos estão em andamento e podem inclusive conduzir a tratamentos.

Fatores genéticos

No primeiro estudo do autismo em gêmeos (Folstein & Rutter, 1977), ficou evidenciado o forte papel dos fatores genéticos na etiologia do transtorno. Estudos posteriores com gêmeos confirmaram esses achados com

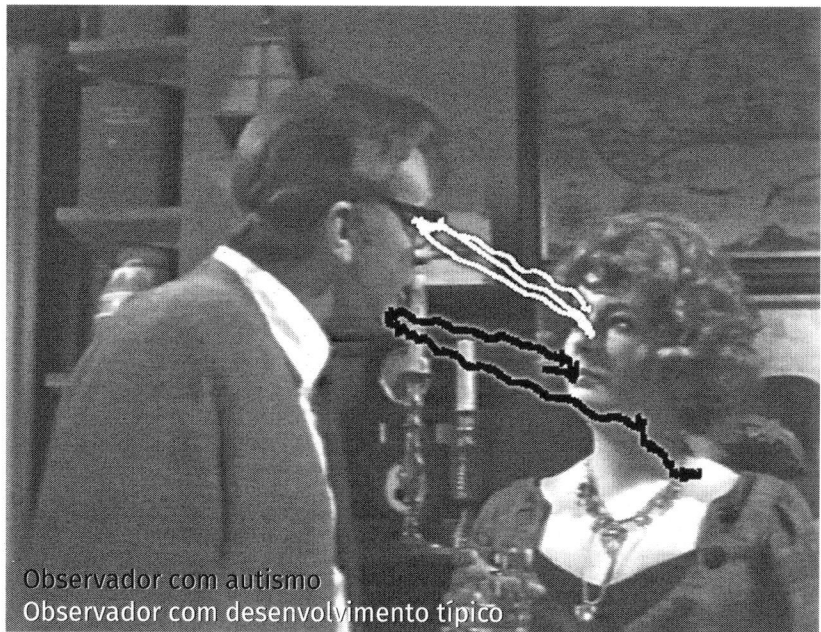

FIGURA 1.2 Foco visual de um adulto com desenvolvimento típico (linha superior) e de um homem com autismo com alto nível de funcionamento (linha inferior) durante a exibição de um videoclipe curto do clássico filme *Quem tem medo de Virgínia Wolf?*. O indivíduo com desenvolvimento típico foca na porção superior do rosto enquanto observa a interação; o indivíduo com autismo foca na região da boca (perdendo boa parte da informação socioemocional).
Fonte: Reproduzida com permissão de Klin, Jones, Schultz, Volkmar e Cohen (2002, p. 899).

estimativas de hereditariedade na faixa de 60 a 90%. Essa linha de pesquisa também sugeriu vulnerabilidade nos familiares para uma ampla gama de transtornos neuropsiquiátricos, inclusive transtorno de déficit de atenção/hiperatividade (TDAH), ansiedade e problemas de aprendizagem e de linguagem. Na última década, ocorreu uma explosão de trabalhos nessa área, sobretudo nos últimos anos, quando métodos e técnicas genéticas se tornaram muito mais sofisticados (e relativamente mais acessíveis do ponto de vista econômico!). Evoluímos da década de 1980, quando estávamos examinando os cariótipos, para a possibilidade de sequenciamento genético. Vários achados essenciais emergiram durante a última década (Rutter & Thapar, 2014).

Está claro que as influências genéticas são muito importantes no autismo e que, em um pequeno grupo de casos (nitidamente menos de 10%), são identificadas associações com condições como X frágil e esclerose tuberosa. Tais associações são importantes em termos do trabalho inicial; por exemplo, o rastreio para essas condições e sua presença têm implicações no aconselhamento genético de pais e familiares. Tornou-se evidente que existe uma ampla gama de variabilidade nos fenótipos do autismo e que inúmeros genes e mecanismos criam considerável heterogeneidade genética. Mais comumente, parecem ser vários os genes envolvidos no transtorno, os quais também estariam envolvidos na expressão potencial de uma vasta gama de condições (o "fenótipo mais amplo"). O envolvimento de muitos dos genes identificados faz sentido, uma vez que parecem estar implicados em aspectos do desenvolvimento do cérebro ou na conectividade neural.

Risco obstétrico e fatores ambientais em TEA

Considerando-se que a taxa de concordância em gêmeos idênticos é de menos de 100%, alguma importância potencial pode ser atribuída a questões relacionadas ao risco obstétrico ou a fatores ambientais – talvez interagindo com a vulnerabilidade genética (Lyall, Schmidt, & Hertz-Picciotto, 2014). Pesquisas abordaram a relevância de possíveis fatores ambientais ou toxinas específicas, mas seus resultados não foram conclusivos para comprovar fortes conexões ambientais. Do mesmo modo, uma metanálise recente de mais de 40 estudos que examinavam fatores pré-natais no autismo avaliou 50 fatores de risco potenciais. Os aspectos observados incluíam, entre outros, idade parental avançada, uso de medicação pela mãe, crianças nascidas antes ou depois do tempo e diabetes gestacional, embora, é claro, uma das dificuldades aqui seja que problemas no feto podem, por si só, criar risco obstétrico. O estudo concluiu que não havia evidências suficientes para implicar algum fator pré-natal na patogênese do autismo (Gardener, Spiegelman, & Buka, 2009). Em um grande estudo na Finlândia (que incluiu uma ampla abordagem diagnóstica, abrangendo casos com autismo **abaixo do limiar**), Apgar baixo no nascimento foi observado como um risco (Polo-Kantola, Lampi, Salomaki, Gissler et al., 2014).

ATENDIMENTO PARA CRIANÇAS COM AUTISMO

As primeiras abordagens de tratamento nas décadas de 1950 e 1960 frequentemente focavam na correção de um suposto problema relacionado à privação emocional. Na década de 1960, isso começou a mudar, conforme as pesquisas sugeriam uma forte base cerebral para o transtorno (Rimland, 1964). Durante a década de 1970, surgiu outro trabalho que mostrou que intervenções estruturadas com fortes componentes comportamentais e de educação especial eram mais efetivas do que psicoterapia não estruturada (Bartak & Rutter, 1973). Mais importante, o crescente interesse legislativo em crianças com deficiências de todos os tipos resultou, nos Estados Unidos, na aprovação da lei *Education for All Handicapped Children Act*, em 1975. Antes disso, com frequência as escolas diziam aos pais que não havia como fornecer educação a seus filhos. Os pais eram aconselhados a colocar seus filhos em uma instituição residencial ou em uma grande instituição do Estado, onde a criança recebia pouca intervenção.

Atualmente as escolas norte-americanas são obrigadas a oferecer **educação pública gratuita e apropriada** (FAPE – em inglês, *free and appropriate public education*) para todos os indivíduos com deficiência. Essa é uma abordagem radicalmente diferente. À medida que os programas se tornaram mais sofisticados, as escolas foram melhorando cada vez mais seu trabalho de educação para crianças com autismo (NRC, 2001). Isso significa que, agora, são essas instituições que fornecem o foco principal de intervenção para tal população. Em consequência, parece que mais crianças estão sendo identificadas nas escolas e recebendo atendimento e, o que é mais importante, também parece que, como grupo, as crianças com autismo estão apresentando progressos à medida que o atendimento é prestado. A cada dia surgem mais trabalhos de pesquisa sobre tratamentos baseados em evidências (Reichow, Doehring, Cicchetti, & Volkmar, 2011).

As práticas de diagnóstico e de intervenção são muito semelhantes nos Estados Unidos e na maior parte dos países de língua inglesa, bem como no norte da Europa e no Japão. Em outras partes do mundo, o interesse é crescente. Embora o autismo seja encontrado em todas as culturas, existem apenas alguns poucos estudos sobre questões culturais nesse transtorno (Freeth, Milne, Sheppard, & Ramachandran, 2014). Dentro dos Estados Unidos, famílias com alto *status* socioeconômico (SES) e de alta renda têm maior probabilidade de buscar um diagnóstico e ter acesso a serviços; em contrapartida, famílias na pobreza têm menos noção da condição e menos probabilidade de receber um diagnóstico ou acesso a serviços (Palmer, Walker, Mandell, Bayles, & Miller, 2010). Infelizmente, foram feitas poucas tentativas para examinar as diferenças na prática nos diversos Estados do país norte-americano (Doehring, 2014).

PESQUISA ATUAL

Nos Estados Unidos, as pesquisas sobre autismo se expandiram muito nas últimas décadas, como resultado do crescente apoio federal e privado, bem como do maior potencial dos investigadores para saber mais sobre o que nos torna únicos – o cérebro social. O trabalho evoluiu utilizando uma variedade de técnicas, as quais examinam os processos cerebrais de várias maneiras – por exemplo, RNMf, eletrencefalograma (EEG) e novos métodos, como acompanhamento visual, têm sido utilizados para esclarecer algumas das formas básicas pelas quais o engajamento social difere em indivíduos com TEA. O trabalho sobre os mecanismos genéticos está agora começando a ser ligado a outras áreas, entre elas o desenvolvimento e a conectividade do cérebro.

O trabalho também evoluiu na avaliação dos tratamentos, com uma visão voltada para o estabelecimento de terapias baseadas em evidências – algo que discutiremos no Capítulo 12, quando falarmos sobre tratamentos alternativos (veja o Quadro 1.5). Infelizmente, a obtenção de custeio federal para estudos sobre tratamentos está entre os mais difíceis, tanto para a pesquisa psicossocial quanto para a farmacológica. Além do mais, a base de conhecimento entre as várias disciplinas envolvidas no atendimento dos indivíduos com autismo varia muito, e, de modo trágico e evidente, o trabalho envolvendo adultos mais velhos é de fato muito limitado. Isso está relacionado, em parte, ao entusiasmo pelo potencial para diagnóstico e tratamento precoces, bem como à expectativa de melhores resultados. Porém, isso reflete a lamentável tendência a negligenciar necessidades muito significativas dos adolescentes e adultos. Inúmeras orientações práticas e livros sobre tratamentos baseados em evidências para o autismo estão atualmente disponíveis (McClure, 2014; Volkmar et al., 2014).

RESUMO

Este capítulo apresentou algumas informações históricas sobre conceitos relacionados ao autismo que se enquadram no termo mais amplo *transtorno do espectro autista*. Todos eles compartilham, como característica básica e essencial, problemas importantes na interação social. Esses transtornos da aprendizagem social têm importantes ramificações para as formas como as crianças aprendem com o mundo social e não

> **QUADRO 1.5** Medicina baseada em evidências e prática baseada em evidências
>
> A medicina baseada em evidências aborda a tomada de decisão inicial baseada em pesquisas bem conduzidas. No desenvolvimento de recomendações como orientações práticas, vários níveis de apoio costumam ser identificados (os procedimentos variam um pouco), em geral dando maior credibilidade aos tipos mais fortes de apoio (metanálises de diversos estudos, revisões sistemáticas e ensaios controlados randomizados bem conduzidos). Em geral, os níveis intermediários de apoio derivam de estudos de caso controlados, particularmente se estes forem bem conduzidos e livres de confusões e potenciais vieses. Os níveis de evidência mais fracos são os relatos de caso ou, em última análise, a opinião clínica. É importante notar que alguns procedimentos são de uso comum, mas jamais foram submetidos a um ensaio randomizado (p. ex., saltar de aviões com e sem paraquedas!). Para a pesquisa psicológica, podem surgir questões relativas aos tipos de estudos que podem ser concebidos e conduzidos, por exemplo, no transcorrer de um programa em centros de tratamento (acadêmicos) especializados para contextos mais reais. Diretrizes da prática oficial tipicamente tentam resumir a força das evidências disponíveis ao fazerem recomendações sobre tratamentos potenciais.
>
> A prática baseada em evidências tem suas origens na medicina baseada em evidências, mas se expandiu para uma gama de outros campos, inclusive psicologia, fala-comunicação, educação e outros. Ela se esforça para usar as melhores evidências de pesquisa disponíveis na seleção do tratamento no contexto das necessidades individuais e das preferências terapêuticas.

social. O autismo e as condições relacionadas têm forte base genética e cerebral. Podem estar associados a eventual deficiência intelectual, porém, felizmente, cada vez mais, com o diagnóstico e a intervenção precoces, os resultados podem ser melhorados de forma substancial. Várias condições médicas estão associadas ao autismo, inclusive, de modo mais frequente, os transtornos convulsivos (epilepsia) e, de maneira menos comum, as condições genéticas específicas, notadamente síndrome do X frágil e esclerose tuberosa.

REFERÊNCIAS

American Psychiatric Association. (1980). *Diagnostic and statistical manual of mental disorders (DSM-III;* 3rd. ed.). Arlington, VA: American Psychiatric Press.

American Psychiatric Association. (1994). *Diagnostic and statistical manual of mental disorders (DSM-IV;* 4th ed.). Arlington, VA: American Psychiatric Press.

American Psychiatric Association. (2013). *Diagnostic and statistical manual (DSM-5;* 5th ed.). Arlington, VA: American Psychiatric Association.

Anagnostou, E., & Taylor, M. D. (2011). Review of neuroimaging in autism spectrum disorders: What we have learned and where we go from here. *Molecular Autism, 2*(4), 1–9.

Asperger, H. (1944). Die "autistichen psychopathen" im kindersalter. *Archive fur Psychiatrie und Nervenkrankheiten, 117,* 76–136. Reprinted [in part] in Frith, U. (Ed.). (1991). *Autism and Asperger syndrome.* Cambridge, UK: Cambridge University Press.

Bartak, L., & Rutter, M. (1973). Special educational treatment of autistic children: A comparative study. 1. Design of study and characteristics of units. *Journal of Child Psychology and Psychiatry and Allied Disciplines, 14*(3), 161–179.

Blumberg, S., Zablotsky, B., Avila, R., Colpe, L., Pringle, B. A., & Kogan, M. (2016). Diagnosis lost: Differences between children who had and who currently have an autism spectrum disorder diagnosis. *Autism, 20*(7), 783–795. doi:10.1177/1362361315607724

Doehring, P. (2014). Translating research into effective social policy. In F. R. Volkmar, S. J. Rogers, R. Paul, & K. A. Pelphrey (Eds.), *Handbook of autism and pervasive developmental disorders* (4th ed., Vol. 2, pp. 1107–1126). Hoboken, NJ: Wiley.

Folstein, S., & Rutter, M. (1977). Genetic influences and infantile autism. *Nature, 265*(5596), 726–728.

Freeth, M., Milne, E., Sheppard, E., & Ramachandran, R. (2014). Autism across cultures: Perspectives from non-western cultures and implications for research. In F. R. Volkmar, S. J. Rogers, R. Paul, & K. A. Pelphrey (Eds.), *Handbook of autism and pervasive developmental disorders* (4th ed., Vol. 2, pp. 997–1013). Hoboken, NJ: Wiley.

Gardener, H., Spiegelman, D., & Buka, S. L. (2009). Prenatal risk factors for autism: Comprehensive meta-analysis. *British Journal of Psychiatry, 195*(1), 7–14.

Ingersoll, B., & Wainer, A. (2014). The broader autism phenotype. In F. R. Volkmar, S. J. Rogers, R. Paul, & K. A. Pelphrey (Eds.), *Handbook of autism and pervasive developmental disorders* (4th ed., Vol. *1,* pp. 28–56). Hoboken, NJ: Wiley.

Klin, A., Jones, W., Schultz, R., Volkmar, F. R., & Cohen, D. J. (2002). Defining and qualifying the social phenotype in autism. *American Journal of Psychiatry, 159,* 895–908.

Lyall, K., Schmidt, R. J., & Hertz-Picciotto, I. (2014). Environmental factors in the preconception and prenatal periods in relation to risk for ASD. In F. R. Volkmar, S. J. Rogers, R. Paul, & K. A. Pelphrey (Eds.), *Handbook of autism and pervasive developmental disorders* (4th ed., Vol. *1,* pp. 424–456). Hoboken, NJ: Wiley.

McClure, I. (2014). Developing and implementing practice guidelines. In F. R. Volkmar, S. J. Rogers, R. Paul, & K. A. Pelphrey (Eds.), *Handbook of autism and pervasive developmental disorders* (4th ed., Vol. 2, pp. 1014–1035). Hoboken, NJ: Wiley.

McPartland, J. C., Klin, A., & Volkmar, F. R. (2014). Asperger syndrome: Assessing and treating high-functioning autism spectrum disorders. *Asperger syndrome: Assessing and treating high-functioning autism spectrum disorders* (2nd ed.) New York, NY: Guilford Press.

National Research Council. (2001). *Educating young children with autism.* Washington, DC: National Academy Press.

Palmer, R. F., Walker, T., Mandell, D., Bayles, B., & Miller, C. S. (2010). Explaining low rates of autism among Hispanic schoolchildren in Texas. *American Journal of Public Health, 100*(2), 270–272.

Pelphrey, K. A., Shultz, S., Hudac, C. M., & Vander Wyk, B. C. (2011). Research review: Constraining heterogeneity; The social brain and its development in autism spectrum disorder. *Journal of Child Psychology and Psychiatry and Allied Disciplines, 52*(6), 631–644.

Polo-Kantola, P., Lampi, K. M., Salomaki, S. Gissler, M., et al. (2014). Obstetric risk factors and autism spectrum disorders in Finland. *Journal of Pediatrics, 164*(2), 358–365.

Presmanes Hill, A., Zuckerman, K., & Fombonne, E. (2014). Epidemiology of autism spectrum disorders. In F. R. Volkmar, S. J. Rogers, R. Paul, & K. A. Pelphrey (Eds.), *Handbook of autism and pervasive developmental disorders* (4th ed., Vol. 1, pp. 57–96). Hoboken, NJ: Wiley.

Reichow, B., Doehring, P., Cicchetti, D. V., & Volkmar, F. (2011). *Evidence-based practices and treatments for children with autism.* New York, NY: Springer.

Rimland, B. (1964). *Infantile autism: The syndrome and its implications for a neural theory of behavior.* New York, NY: Appleton-Century-Crofts.

Rutter, M., & Thapar, A. (2014). Genetics of autism spectrum disorders. In F. R. Volkmar, S. J. Rogers, R. Paul, & K. A. Pelphrey (Eds.), *Handbook of autism and pervasive developmental disorders* (4th ed., Vol. 1, pp. 411–423). Hoboken, NJ: Wiley.

Schultz, R. T., Gauthier, I., Klin, A., Fulbright, R. K., Anderson, A. W., Volkmar, F., Skudlarski, P., Lacadie, C., Cohen, D. J., & Gore, J. C. (2000). Abnormal ventral temporal cortical activity during face discrimination among individuals with autism and Asperger syndrome. *Archives of General Psychiatry, 57*(4), 331–340.

Selfe, L. (1979). *Nadia: A case of extraordinary drawing ability in an autistic child.* New York, NY: Harcourt.

Smith, I. C., Reichow, B., & Volkmar, F. R. (2015). The effects of *DSM-5* criteria on number of individuals diagnosed with autism spectrum disorder: A systematic review. *Journal of Autism and Developmental Disorders, 45*(8), 2541–2552.

Thioux, M., Stark, D. E., Klaiman, C., & Schultz, R. T. (2006). The day of the week when you were born in 700 ms: Calendar computation in an autistic savant. *Journal of Experimental Psychology: Human Perception & Performance, 32*(5), 1155–1168.

Van Acker, R., Loncola, J. A., & Van Acker, E. Y. (2005). Rett syndrome: A pervasive developmental disorder. In F. Volkmar, A. Klin, R. Paul, & D. J. Cohen (Eds.), *Handbook of autism and pervasive developmental disorders* (3rd ed., Vol. 1, pp. 126–164). New York: Wiley.

Volkmar, F. R. (2011). Understanding the social brain in autism. *Developmental Psychobiology, 53*(5), 428–434.

Volkmar, F. R., Klin, A., Schultz, R. T., Rubin, E., & Bronen, R. (2000). Asperger's disorder. *American Journal of Psychiatry, 157*(2), 262–267.

Volkmar, F. R., Koenig, K., & State, M. (2005). Childhood disintegrative disorder. In F. Volkmar, A. Klin, R. Paul, & D. J. Cohen (Eds.), *Handbook of autism and pervasive developmental disorders* (3rd ed., Vol. 1, pp. 70–86). New York: Wiley.

Volkmar, F., & Pauls, D. (2003). Autism. *The Lancet, 2362,* 1134.

Volkmar, F., Siegel, M., Woodbury-Smith, M., King, B., McCracken, J., State, M., & the American Academy of and Child and Adolescent Psychiatry (AACAP) Committee on Quality Issues (CQI). (2014). Practice parameter for the assessment and treatment of children and adolescents with autism spectrum disorder. *Journal of the American Academy of Child and Adolescent Psychiatry, 53*(2), 237–257.

World Health Organization (WHO). (1993). *International classification of diseases (ICD-10;* 10th ed.). Geneva, Switzerland: Author.

LEITURAS SUGERIDAS

Attwood, T. (2006). *The complete guide to Asperger's syndrome.* Philadelphia, PA: Jessica Kingsley.

Baron-Cohen, S. (2004). *The essential difference: Male and female brains and the truth about autism.* New York, NY: Basic Books.

Donvan, J., & Zuker, C. (2016). *In a different key: The story of autism.* New York, NY: Penguin Random House.

Hermelin, B. (2001). Bright splinters of the mind: A personal story of research with autistic savants. London, UK: Jessica Kingsley.

Frith, U., & Hill, E. (Eds.). (2004). *Autism: Mind and brain*. New York, NY: Oxford University Press.

Grinker, R. R. (2007). *Unstrange minds: Remapping the world of autism*. New York, NY: Basic Books.

Romanowski-Bashe, P., Kirby, B. L., Baron-Cohen, S., & Attwood, T. (2005). *The OASIS guide to Asperger syndrome: Completely revised and updated; Advice, support, insight, and inspiration*. New York, NY: Crown.

Silberman, S. (2015). *Neurotribes: The legacy of autism and the future of neurodiversity*. New York, NY: Penguin Books.

2

Avaliação diagnóstica e perfil de investigação

O conhecimento de cuidados primários por parte dos provedores é essencial para proporcionar oportunidades precoces de rastreamento e diagnóstico do TEA. O diagnóstico precoce e a oferta de tratamentos efetivos nos ajudam a otimizar, na medida do possível, os resultados finais da criança.

O PAPEL DO DIAGNÓSTICO

O diagnóstico de autismo é importante para ajudar a criança e a família a garantirem os serviços necessários. Dados de boa qualidade sugerem que, com diagnóstico e intervenção precoces, as crianças com autismo (como grupo) estão tendo resultados cada vez melhores. Questões relativas ao rastreamento costumam ser mais relevantes para os provedores de cuidados primários de saúde, com o diagnóstico definitivo sendo, com frequência, estabelecido por especialistas. É importante saber que, pelo menos nos Estados Unidos, essa elegibilidade para os serviços pode ser concedida a crianças pequenas (com menos de 3 anos) mesmo antes do estabelecimento de um diagnóstico definitivo e que, para aquelas com mais de 3 anos, as escolas são obrigadas a oferecer atendimento. Conforme discutimos no Capítulo 1, o autismo é um transtorno significativamente genético, associado a inúmeras condições que (em geral) também apresentam características genéticas. Embora nosso conhecimento dos possíveis mecanismos genéticos tenha aumentado muito, mesmo com a nossa compreensão de alguns dos fatores específicos de risco genético, a avaliação diagnóstica permanece sendo um diagnóstico clínico mais bem feito por profissionais experientes do que por um teste genético ou por um único instrumento de avaliação. Outras condições podem coexistir com o autismo ou ser confundidas com ele e serão examinadas posteriormente neste capítulo; voltaremos a falar nisso quando discutirmos tratamentos.

Os prestadores de assistência primária têm um papel importante no rastreamento para autismo porque veem as crianças muitas vezes durante os primeiros anos de vida. Como discutiremos neste capítulo, inúmeros sinais de alerta são frequentes, e foram desenvolvidos alguns **testes de rastreamento** que os utilizam. Embora a demora na detecção seja menos frequente do que no passado, ela ainda ocorre. A oferta precoce de serviços parece ser muito importante na determinação dos desfechos, e, para algumas crianças, a diferença está entre crescer e se tornar independente e autossuficiente ou depender de **serviços residenciais**.

O diagnóstico de autismo, como todos os outros, tem limitações potenciais. Ele nos dá uma noção geral das necessidades da criança, mas não nos diz muito sobre suas especificidades. Conforme mencionado, particularmente nos Estados Unidos, o rótulo "autismo" pode ter implicações importantes para a elegibilidade para serviços. Os clínicos se baseiam na observação e na história para formular o diagnóstico. Foram desenvolvidas várias diretrizes, escalas de classificação e *checklists* que podem auxiliar no processo, mas eles não substituem o pensamento clínico reflexivo, apenas se somam a ele.

Conforme discutimos no Capítulo 1, as diretrizes para o diagnóstico categórico de autismo evoluíram com o tempo; isso foi reflexo de mudanças em nosso entendimento da condição. A mudança para transtorno do espectro autista no DSM-5 (APA, 2013) é, em muitos aspectos, muito boa, embora alguns aspectos do sistema dessa versão do manual sejam problemáticos, uma vez que a real definição é um tanto limitada e muitos indivíduos com diagnósticos prévios agora podem perder seu diagnóstico oficial e, assim, pelo menos nos Estados Unidos, sua elegibilidade para serviços educacionais (Smith, Reichow, & Volkmar, 2015). Parecia que os casos com funcionamento cognitivo superior (que no DSM-IV eram denominados *transtorno de Asperger* ou TPD-NES) estavam em risco de perder seu diagnóstico (e, por conseguinte, seu acesso aos serviços), assim como crianças muito pequenas. Em decorrência dessas inquietações, foi tomada uma decisão para a versão final do DSM-5 de ter o papel de salvaguarda para diagnósticos prévios bem estabelecidos, isto é, efetivamente criar um novo sistema e, pelo menos para aqueles já diagnosticados, manter também o mais antigo. Considerando todo esse contexto, as questões de diagnóstico estão menos claras do que no passado. Dito isso, e conforme discutiremos posteriormente, inúmeros instrumentos bem projetados de rastreamento e diagnóstico continuam a ser utilizados, podendo facilitar o processo diagnóstico independentemente da abordagem categórica específica que se quiser utilizar. É importante perceber que esses instrumentos com frequência se baseiam em avaliações dimensionais em vez de categóricas simples; por exemplo, múltiplos itens podem ser avaliados com base em um exame atual ou na história passada e classificados com base na gravidade, com um escore total sugerindo a probabilidade ou a gravidade do autismo. Frequentemente essas avaliações requerem treinamento, algumas vezes prolongado, na sua administração e interpretação. Do mesmo modo, conforme discutiremos em seguida, a utilização de instrumentos dimensionais, como testes de inteligência, linguagem, comunicação e **comportamento adaptativo (funcionamento)**, permanece parte importante do processo avaliativo (veja o Apêndice 2: "Entendendo a Avaliação da Escola e dos Especialistas", para uma revisão desses instrumentos). Como uma questão prática no mundo real, nossa abordagem do paciente individual tende a ser ideográfica, isto é, queremos ver a pessoa por inteiro, com seu padrão integral de pontos fortes e pontos fracos.

SINAIS DE ALERTA EM CRIANÇAS PEQUENAS

Embora a preocupação dos pais surja predominantemente no primeiro ano de vida, a de alguns aumenta quando a linguagem não se desenvolve depois do primeiro aniversário; 90% deles estão preocupados por volta dos 2 anos. Nos demais 10% dos casos, a criança é relativamente capaz do ponto de vista cognitivo (isso pode retardar a questão diagnóstica) ou, às vezes, se desenvolve com normalidade e, depois, apresenta regressão do desenvolvimento (veja o Capítulo 7). É mais provável que as inquietações surjam de modo mais precoce quando os pais têm bom nível de instrução, podendo demorar a ocorrer em famílias de nível socioeconômico mais baixo. Algumas vezes, sobretudo para indivíduos com funcionamento cognitivo superior, as preocupações podem ser suscitadas apenas muito mais tarde. As inquietações também podem ser maiores para crianças com irmãos que sabidamente têm autismo, em particular para pais de primeira viagem, quando avós ou tias e tios (ou o provedor de cuidados primários) levantam a suspeita. Temos cada vez mais consciência de que as antigas estimativas do risco recorrente em irmãos (2% ou mais) são significativamente menores do que as que observamos agora (10 a 20%) (Schaefer, Mendelsohn, & Professional and Clinical Guidelines Committee, 2013).

As primeiras preocupações podem surgir quando os pais notam diferenças no desenvolvimento. Por exemplo, a mãe, em retrospectiva, pode relatar que o bebê era difícil de segurar, parecia distante ou menos interessado nos outros. Algumas vezes, a criança pode não responder à voz humana, mas ser excessivamente sensível ao som do aspirador de pó, e os pais podem ficar preocupados com a possibilidade de um problema auditivo. O bebê pode não participar de jogos sociais ou em rotinas da infância e ficar feliz quando deixado sozinho. Mesmo antes de se desenvolver a linguagem, podem ser observados problemas potenciais na comunicação, com limitada resposta à linguagem (inclusive seu próprio nome). Podem se desenvolver interesses (movendo coisas como ventiladores) e apegos incomuns (a objetos duros em vez de macios). Falaremos em mais detalhes sobre esses sinais de alerta no Capítulo 7, que foca nos bebês e crianças pequenas. Às vezes, uma criança parece se desenvolver com normalidade, o que é, então, interrompido (em geral isso é relatado após o primeiro aniversário), embora, em alguns casos, possa ser difícil separar uma regressão real de uma falta de progresso (essencialmente estagnação no progresso).

Os pais podem relatar que, quando os bebês ficam um pouco mais velhos, eles respondem de maneira idiossincrásica a alguns sons ou comunicam seus desejos de maneira estranha, como levar a mão do pai até um objeto desejado sem fazer nenhum contato visual (i.e., utilizando a mão como um instrumento, como se não houvesse uma pessoa conectada a ela) ou apresentar falhas na **atenção compartilhada** (p. ex., raramente apontando para mostrar coisas para os pais).

É importante levar a sério a preocupação dos pais. No passado, era frequente tranquilizá-los dizendo que a criança tinha apenas um "atraso na linguagem". Porém, crianças que apresentam apenas atraso na linguagem em geral têm relações sociais e não apresentam os comportamentos incomuns que vemos no autismo. Uma história ou observação de regressão – particularmente se isso for acentuado (p. ex., uma criança que já forma frases e, então, para de falar) – também deve suscitar preocupação clínica significativa. Discutiremos melhor neste capítulo as questões que surgem em relação à regressão, e os primeiros sinais de alerta serão discutidos em mais detalhes no Capítulo 7.

Depois que surge a suspeita, o que pode ser feito? Felizmente, inúmeras ferramentas estão disponíveis para os provedores de atenção primária. Tais ferramentas incluem instrumentos de avaliação de desenvolvimento geral (instrumentos de avaliação de nível 1), que podem ser usados para avaliar o desenvolvimento global e determinar se é necessária uma avaliação mais específica. Em geral, os provedores de cuidados primários já terão tido alguma experiência com um ou mais desses instrumentos durante seu treinamento. Além disso, foram desenvolvidas outras ferramentas (instrumentos de avaliação de nível 2) que são específicas para autismo (veja o Quadro 2.1). As características de alguns desses instrumentos de avaliação são apresentadas na Tabela 2.1.

A American Academy of Pediatrics recomendou rastreamento aos 18 e 24 meses de idade. As preocupações podem surgir, e de fato surgem, mesmo antes dos 18 meses, e sinais de alerta ou características sugestivas nos relatos ou a partir de exames também podem levar ao encaminhamento para serviços de intervenção precoce. Muitos dos instrumentos de avaliação atualmente disponíveis são concebidos como rastreios de nível 1 – ou seja, usados para rastreamento geral para autismo pelos provedores de cuidados primários –, e outros (instrumentos de avaliação de nível 2) são mais focados em um diagnóstico de autismo, por exemplo, em populações em risco. Instrumentos de avaliação de nível 1 costumam requerer relativamente pouco treinamento. Alguns instrumentos são compostos de itens de aspectos mais gerais (nível 1) e específicos do autismo (nível 2). Como regra, aqueles de nível 1 são um pouco mais preocupados com sensibilidade,

---

QUADRO 2.1 Perfil de avaliação inicial para autismo utilizando-se instrumentos de avaliação de nível 1 e nível 2

Nível 1: Acompanhamento de rotina do desenvolvimento
- Realizado em todas as crianças nas visitas ao serviço de puericultura
- Identifica crianças com risco para desenvolvimento atípico
- Sinais de alerta indicam a necessidade de rastreamento adicional

Nível 2: Diagnóstico e avaliação de autismo
- Avaliação em profundidade de crianças identificadas como em risco
- Diferenciar autismo de outros transtornos do desenvolvimento
- Pode ajudar no diagnóstico (mas *não* deve ser a única determinação do diagnóstico)

isto é, identificam corretamente uma alta proporção de crianças em risco para possível autismo (ou, no caso dos instrumentos de avaliação gerais, crianças com algum risco no desenvolvimento). No entanto, os de nível 2 focam no transtorno e geralmente tentam ser eficientes e identificar apenas aquelas crianças com a doença (i.e., minimizando falsos positivos para o diagnóstico). Como ocorre com todos os instrumentos de avaliação, exis-

TABELA 2.1 Instrumentos de rastreio selecionados para autismo

Nome da escala (abreviação)	Faixa etária; tipo de instrumento de avaliação	Administração	Comentários
Modified Checklist for Autism in Toddlers (M-CHAT)	16-30 meses Nível 1	Primeiro estágio, 23 itens do tipo sim-não (pais), com *follow-up* para rastreios positivos	Utilizado de modo fácil e frequente Tende a sobreidentificar
Early Screening of Autistic Traits Questionnaire (ESAT)	14 meses Nível 1	14 itens do tipo sim-não	Boa Se*, mas Sp** mais baixa
Social Communication Questionnaire (SCQ)	4 anos+ Nível 2	Escala de 40 itens	Examina comportamentos atuais e de toda a vida
Gilliam Autism Rating Scale, 2ª ed. (GARS-2)	3-22 anos Nível 2	42 itens	Pode subdiagnosticar
Childhood Autism Rating Scale, 2ª ed. (CARS-2)	2 anos até adulto Nível 2	Escala de 4 pontos com 15 itens (0 = normal até 4 = muito autista)	Pode ser utilizada para diagnóstico; requer algum treinamento (mínimo)
Screening Tool for Autism in Two-Year-Olds (STAT)	24-35 meses Nível 2	Escala de 12 itens administrada à criança	Bom equilíbrio entre Se* e Sp**

(Continua)

(Continuação)

Nome da escala (abreviação)	Faixa etária; tipo de instrumento de avaliação	Administração	Comentários
Social Responsiveness Scale, 2ª ed. (SRS-2)	>2,5 anos Nível 2	Fácil administração, diferentes formas para diferentes idades	Relato do cuidador (ou autorrelato) com um escore global total que reflete a gravidade e escores em 5 subescalas; diferentes formas para diferentes faixas etárias (adultos podem fazer autorrelato); facilmente administrada e pontuada; auxilia no diagnóstico clínico
Autism Behavior Checklist (ABC)	5-22 anos Nível 2	47 itens do tipo sim-não, professor ou pais	Facilmente utilizada em ambientes escolares

*Sensibilidade
**Especificidade

te um compromisso entre essas duas tensões. Esses instrumentos tendem a identificar crianças em risco para autismo *e* para outros problemas do desenvolvimento. Entre os vários instrumentos de avaliação resumidos na Tabela 2.1, o M-CHAT é o mais utilizado. A lista de leituras sugeridas no final do capítulo fornece informações sobre outros instrumentos, que serão discutidos em menos detalhes (veja Ibanez, Stone, & Coonrod, 2014, para uma revisão bem detalhada).

O M-CHAT auxilia na identificação de crianças em risco – assim, muitas daquelas que pontuam positivo no final não recebem um diagnóstico de autismo. A escala pode ser utilizada para crianças entre 16 e 30 meses de idade. Os pais devem responder a uma série de perguntas do tipo sim-não acerca do desenvolvimento e do comportamento de seu filho. O rastreio será positivo se três características de autismo estiverem presentes segundo o relato dos cuidadores ou se a criança fracassar em dois dos seis itens identificados pelos autores como mais centrais para o transtorno. Esses itens essenciais focam no interesse em outras crianças, na resposta quando chamada pelo nome, no apontamento (depois que um dos pais ou a criança apontar para mostrar) e na **imitação**. Foi desenvolvida uma entrevista de *follow-up* (M-CHAT FUI) como extensão de um instrumento britânico mais antigo, modificado para se basear no relato dos pais. O M-CHAT já foi amplamente traduzido e está disponível. O instrumento demonstrou um equilíbrio razoável entre sensibilidade e especificidade; porém, como seria de se esperar, rastreios falsos positivos são bastante comuns.

Dadas algumas preocupações sobre o M-CHAT, foi desenvolvida uma versão revisada (Robins, Casagrande, Barton, Chen, Dumont-Mathieu, & Fein, 2014). O M-CHAT-R requer pouco ou nenhum treinamento dos profissionais de cuidados primários e está prontamente disponível (www.mchatscreen.com). No primeiro estágio, os pais respondem a 20 perguntas do tipo sim-não (isso leva apenas alguns minutos). Se as crianças rastreiam positivamente para risco de autismo, é feita aos pais uma série de perguntas de *follow-up* mais estruturadas para obter informações adicionais (tempo estimado de 5 a 10 minutos). A nova versão foi modificada em vários aspectos, entre eles a retirada de vários itens que não pareciam funcionar bem na versão inicial. A linguagem foi simplificada para os pais, e foram dados exemplos para clarificar os itens. Crianças com escore total >3 no rastreio inicial e >2 na entrevista de *follow-up* tinham 48% de risco de ser diagnosticadas com TEA e 95% de risco de apresentar algumas preocupações quanto ao desenvolvimento.

Com vários instrumentos de triagem disponíveis atualmente, fica evidente que, dada a importância do diagnóstico precoce e o importante papel que os prestadores de assistência primária têm no monitoramento do desenvolvimento inicial, algum trabalho de rastreamento deve ser realizado.

Algumas vezes, surgem problemas para o rastreamento de crianças mais velhas (já em idade escolar). Isso pode acontecer em várias situações, como, por exemplo, no caso de uma criança de 4 anos de uma família que não fala a língua local, ou uma criança em idade escolar que tem mais habilidades cognitivas e cujas vulnerabilidades sociais só se tornam aparentes quando da exposição a grupos de pares. Além disso, algumas vezes, o diagnóstico é tardio se a família é economicamente desfavorecida e não tem acesso a assistência de saúde regular ou recebe assistência de saúde em clínicas ou serviços de emergência nos quais é dada pouca atenção a aspectos do desenvolvimento. Os prestadores de cuidados devem se manter alertas a um possível diagnóstico do espectro autista que não foi fechado ou que foi feito tardiamente em indivíduos de todas as idades.

RASTREAMENTO EM CRIANÇAS MAIORES, ADOLESCENTES E ADULTOS

Embora tipicamente o autismo, ou TEA, seja reconhecido em crianças pequenas, o diagnóstico algumas vezes não é feito. Isso pode ocorrer por diferentes motivos. É provável que o mais comum seja a maior capacidade cognitiva da criança e a menor gravidade (pelo menos aparente) de seu comprometimento social. Asperger sugeriu isso em 1944 devido a questões que surgiram em relação aos meninos que descreveu no momento em que ingressaram na pré-escola, quando interações sociais incomuns e falta de sensibilidade social levaram a preocupações iniciais por parte dos professores. De fato, muitas dessas crianças, sobretudo se forem um pouco menos comprometidas, podem se sair bem e, a seu modo, ser relativamente bem-sucedidas, em geral em uma área especializada. Por exemplo, em um estudo recente com uma grande amostra de estudantes universitários (White, Ollendick, & Bray, 2011), entre 1 e 2% tiveram rastreio positivo para sintomas de autismo, nenhum dos quais havia sido diagnosticado previamente. Em algumas ocasiões, um de nós encontrou indivíduos já na idade adulta sobre os quais se questionou (ou cujos cônjuges questionaram) se não seriam portadores de autismo, transtorno de Asperger ou TEA!

Como já observamos, pobreza e falta de escolarização dos pais, em particular em sistemas educacionais desgastados, também podem levar a sérios subdiagnósticos de autismo e a diagnósticos incorretos de outros problemas, o que pode dificultar a detecção do transtorno e o atendimento no sistema escolar. Esse pode ser um problema importante e um desafio para os prestadores de cuidados primários, que poderão ter de orientar os educadores sobre o autismo! Particularmente para adultos, questões de comorbidade (ter sobreposição de transtornos) podem complicar o diagnóstico e o rastreamento. Por exemplo, um adulto também pode ter depressão ou ansiedade como queixa inicial. Alguns dos instrumentos de rastreio mencionados anteriormente serão eficazes com crianças em idade escolar e adolescentes.

Para adultos, podem ser utilizados muitos dos instrumentos diagnósticos que examinaremos adiante neste capítulo.

O QUE FAZER SE O RASTREIO FOR POSITIVO

Se o rastreio for positivo, se surgir preocupação entre os pais por qualquer razão (p. ex., por causa de um parente) ou se você estiver preocupado com base em sua observação da criança ou no relato dos cuidadores, é imperativo colher a história e realizar exame cuidadoso. Isso deve incluir a história da gravidez, do nascimento e do parto, além da história familiar (sobretudo com relação a casos de autismo ou problemas do desenvolvimento recorrentes). Se você não conhecia a criança previamente, examine com os pais como foi o desenvolvimento inicial dela – os marcos desenvolvimentais ocorreram na época esperada ou atrasaram? O bebê era extremamente difícil ou "muito fácil"? Ele respondia aos cuidadores (e a você) de modo adequado? Para pais menos sofisticados e aqueles com muitos filhos, lembrar datas pode ser mais fácil se você pedir que recordem de uma época específica (primeiro aniversário ou Natal) e descrevam o comportamento da criança. Existe algum sintoma sugestivo de convulsões? Ou de perda auditiva? A criança tem infecções frequentes no ouvido? Esteja alerta a fatores que podem justificar um atraso na linguagem (p. ex., uma criança que ouve duas línguas diferentes faladas em casa) – porém, mesmo nesses casos, procure sinais de possível autismo (no ano passado um de nós examinou duas crianças que durante um ano estiveram no limiar entre a preocupação dos pais e um diagnóstico devido ao bilinguismo em casa). A criança já passou por outras avaliações antes? Os pais estão informados dos serviços disponibilizados pelo Birth To Three, Child Find ou agências similares, ou seja, avaliação apenas, serviços de avaliação e tratamento ou auxílio para garantir o tratamento?* É importante que os prestadores de atenção primária colo-

---

*N. de R.T.: Em dezembro de 2012, alguns dos direitos dos autistas passaram a ser assegurados pela Lei 12.764, chamada de "Política Nacional de Proteção dos Direitos da Pessoa com Transtorno do Espectro Autista". Programas de alerta vêm sendo instituídos, mas ainda não foram sistematizados. A Lei nº 13.438/2017, que obriga o Sistema Único de Saúde (SUS) a adotar protocolos padronizados para a avaliação de riscos de autismo de crianças de até 18 meses de idade cria, a partir da triagem precoce para TEA, caminhos para intervenção que ainda estão sendo implantados no Brasil.

quem os cuidadores em contato com agências estaduais relevantes (como Birth To Three, Child Find ou outras) e os acompanhem para assegurar que uma avaliação seja realizada. O acompanhamento é essencial por várias razões. Algumas vezes, os pais querem minimizar os problemas ou encontram obstáculos (devido a pobreza, barreiras da língua, etc.) no acesso ao serviço ou com as intervenções, e, infelizmente, muitas crianças com rastreio positivo não recebem uma avaliação adicional. Pelo menos um estudo sugere que, mesmo com a realização do rastreamento, são muitos os obstáculos para conseguir que a criança seja avaliada e depois venha a ingressar em um programa de intervenção. Em 2010, King e colaboradores examinaram os fatores que contribuíam para o sucesso e o fracasso no rastreamento. Nesse projeto, 17 práticas diferentes tentaram implantar as recomendações da American Academy of Pediatrics sobre rastreio. Foram usados dados quantitativos (baseados em revisões de prontuários) e qualitativos obtidos por meio de entrevistas por telefone. Quase todas as práticas implantaram instrumentos de rastreio preenchidos pelos pais, e um grande número de casos (85%) foi detectado, embora isso tenha sido um desafio. Apenas cerca de 60% das crianças que fracassaram no rastreio (i.e., eram positivas) foram de fato encaminhadas, e suas famílias com frequência não seguiam os encaminhamentos. Isso chama a atenção para a necessidade de que as práticas tenham implantado um sistema sólido que garanta o rastreamento, o encaminhamento e o acompanhamento sistemático (King et al., 2010).

AVALIAÇÕES DIAGNÓSTICAS AMPLIADAS

Em geral, nos Estados Unidos, os prestadores de intervenção no início da infância, designados pelo Estado, irão realizar uma avaliação inicial, ainda que, com frequência, um tanto limitada. As práticas variam de um Estado para outro e, não raro, dentro de um mesmo Estado. Essas avaliações iniciais frequentemente servem para definir a elegibilidade para o serviço e para direcionar aspectos de intervenção precoce. O diagnóstico definitivo em geral é feito quando a criança tem entre 3 e 5 anos de idade. Isso reflete o fato de que os instrumentos de avaliação se tornam mais elaborados (com frequência evoluem do rastreio ou relato dos pais para testes mais tradicionais de desenvolvimento, inteligência ou comunicação – veja o Apêndice 2). É também em torno dos 3 anos de idade que podemos ter mais certeza de um diagnóstico de autismo (Lord, 1995). Como as crianças se tornam elegíveis para programas com base na escola aos 3 anos, as escolas podem realizar avaliações mais abrangentes ou encaminhar os pais a especialistas ou centros onde as pessoas são conhecedoras da área. Algumas vezes, é claro, os pais desejam obter avaliações mais detalhadas ou uma segunda opinião e serviços adicionais.

Vários especialistas e organizações dos Estados Unidos realizam avaliações diagnósticas abrangentes para crianças com risco de autismo. Algumas vezes, essas avaliações mais detalhadas são feitas por especialistas que trabalham individualmente (os quais podem ou não estar em colaboração com profissionais de outras disciplinas), e, de vez em quando, grupos de profissionais podem trabalhar em equipe (Volkmar, Booth, McPartand, & Wiesner, 2014). Os Estados norte-americanos variam muito em termos do que disponibilizam: em alguns, existem centros diagnósticos que atendem essa necessidade como parte de um pacote mais abrangente de intervenções relacionadas ao autismo. Alguns dos excelentes centros estadunidenses (existem outros também) são citados na lista de recursos ao final deste capítulo. Com frequência, faculdades de medicina, clínicas ou hospitais infantis terão programas como esses, e algumas organizações de pais, como Autism Speaks (www.autismspeaks.org) e Center for Disease Control (https://www.cdc.gov/ncbddd/autism/index.html), American Academy of Pediatrics (https://www.aap.org/en-us/about-the-aap/Committees-Councils-Sections/Council-on-Children-with-Disabilities/Pages/Autism.aspx), American Academy of Child and Adolescent Psychiatry (https://www.aacap.org/AACAP/Families_and_Youth/Facts_for_Families/FFF-Guide/The-Child-With-Autism-011.aspx) e *sites* de universidades, como a de Yale (www.autism.fm), fornecem *links* para informações e recursos úteis (em inglês).

Uma avaliação ampliada em geral incluirá inúmeros elementos, variando um pouco dependendo da idade e do nível do funcionamento atual da criança. Tipicamente, estarão presentes uma história detalhada (importante para o estabelecimento do diagnóstico e para identificar estudos adicionais que podem ser necessários) e testes psicológicos, inclusive avaliações de desenvolvimento, inteligência e do funcionamento adaptativo (mundo real). Os resultados da avaliação psicológica costumam servir como linha de base (em comparação com a qual o progresso posterior pode ser avaliado) e como auxílio no planejamento do tratamento. Em geral, a observação e os resultados dos testes podem ajudar a clarificar as áreas com pontos fortes e pontos fracos importantes para a programação, bem como auxiliam no diagnóstico diferencial. Com frequência, um fonoaudiólogo fará uma avaliação da linguagem e das habilidades de comunicação; nos Estados Unidos, essa costuma ser uma área delegada à escola. Se o profissional da instituição de ensino for experiente, ótimo, mas, se não for, é importante que um indivíduo experiente faça essa avaliação. A testagem não está apenas limitada ao vocabulário. Algumas crianças com autismo podem ter um vocabulário grande, às vezes como resultado de ensino exaustivo, mas nem sempre o utilizam para se comunicar. O fonoaudiólogo irá avaliar os níveis de linguagem e ajudar a desenvolver um plano para intervenção com um amplo foco no incentivo das habilidades de comunicação. As avaliações ocupacional e fisioterápica focam em aspectos sensoriais e nas habilidades motoras grossa e fina. Dependendo da história e do exame, outros profissionais também podem estar envolvidos, como, por exemplo, audiologista, oftalmologista, neurologista ou geneticista. O Apêndice 2 fornece um resumo de alguns aspectos das avaliações e sobre como entender relatórios de especialistas e das escolas.

Da mesma forma que para os instrumentos de rastreamento, inúmeras medidas foram desenvolvidas para o diagnóstico – algumas delas se baseiam no relato dos pais, outras em observações; algumas requerem treinamento muito extenso e outras relativamente pouco. Esses instrumentos são concebidos para auxiliar (mas não substituir) o bom trabalho clínico (veja Lord, Corsello, & Grzadzinski, 2014, para um resumo abrangente dos instrumentos diagnósticos). Desconfie se um clínico ou equipe experiente fizer um diagnóstico definitivo com base em um único instrumento.

Muitas questões diferentes estão envolvidas no uso desses instrumentos (mais uma vez, ressalta-se que pouco conhecimento pode ser uma coisa perigosa), e algumas vezes as pessoas os utilizarão de formas para as quais não são destinados. Por exemplo, encontramos uma administradora de escola bem-intencionada que teve acesso a uma escala de classificação, sem nenhum treinamento sobre como utilizá-la e pouquíssima experiência com autismo, e que havia decidido que uma criança "não podia ter autismo com base em seu preenchimento [incorreto] da escala" (para piorar as coisas, seu escore, que foi feito sem nenhum treinamento, ficou meio ponto abaixo do ponto de corte típico para autismo). O preenchimento de algumas das escalas requer treinamento muito específico e, por vezes, extenso. Nenhuma delas substitui uma avaliação cuidadosa e criteriosa feita por um clínico experiente. Muitos desses instrumentos (mas nem todos) estão listados na Tabela 2.2.

TABELA 2.2 Instrumentos selecionados de avaliação diagnóstica para autismo

Nome	Formato e comentários
Autism Diagnostic Interview-Revised (ADI-R) (Lord, Rutter, & Le Courteur, 1994)	Entrevista com os pais para verificar o diagnóstico de autismo com base na história da criança (requer treinamento substancial). Teste muito bem feito e usado também para pesquisa. Itens ligados a critérios categóricos (DSM/CID). Tipicamente, demanda 90 minutos ou mais. Utilizado para crianças com idade cronológica e mental acima de 2 anos. Problemas com casos limítrofes.
Autism Diagnostic Observation Schedule (ADOS) (Lord et al., 2000)	Avaliação da criança, abrangendo um amplo espectro em níveis de habilidade; avalia comportamentos e características relevantes para o diagnóstico de autismo. Instrumento que acompanha o ADI-R, também muito bem feito. Requer treinamento significativo. Itens concebidos para provocar comportamentos do tipo visto em autismo. Quatro módulos baseados em níveis de linguagem do indivíduo. Menos útil para adultos ou adolescentes não verbais. Versões para diferentes níveis de habilidade de linguagem.
Childhood Autism Rating Scale, 2ª ed. (CARS-2) (Schopler & Van Bourgondian, 2010)	Revisão de um instrumento mais antigo utilizado com frequência em escolas norte-americanas. Pode ser aprendido muito facilmente. Quinze itens classificados em uma escala de 4 pontos (normal a muito autista). Escores >30 sugerem autismo. Examina a gravidade do autismo.
Gilliam Autism Rating Scales, 3ª ed. (GARS-3) (Gilliam, 2014)	**Teste referenciado em normas:** foco dos 3 aos 22 anos. Demanda de 5 a 10 minutos. Quarenta e dois itens agrupados em três categorias. Cinquenta e seis itens agrupados em seis subescalas. Rapidamente administrado.
Social Responsiveness Scale, 2ª ed. (SRS-2) (Constantino & Gruber, 2012)	Relato do cuidador (ou autorrelato) com um escore global total que reflete a gravidade e cinco escores de subescala. Diferentes formas para diferentes faixas etárias (adultos podem fazer autorrelato). Facilmente administrado e pontuado.

Provavelmente os dois instrumentos mais utilizados no presente são o **Autism Diagnostic Interview-Revised (ADI-R)** e o **Autism Diagnostic Observation Schedule (ADOS)**. O ADI-R é uma entrevista feita com os pais que foca nas habilidades sociais e de comunicação da criança, além de outros comportamentos. Esse teste, cuja conclusão pode levar algum tempo, foi originalmente concebido para pesquisa (a fim de assegurar que pesquisadores em diferentes partes do mundo estivessem diagnosticando autismo da mesma maneira). Ele tem a vantagem considerável de ser explicitamente ligado aos critérios diagnósticos para autismo do DSM-IV e do novo DSM-5. Já o ADOS é um instrumento que acompanha o ADI-R; ele foca na avaliação da criança utilizando várias atividades. Outros instrumentos que costumam ser usados hoje incluem o **Childhood Autism Rating Scale, 2ª ed. (CARS-2)**, além de vários outros. Essas escalas medem a gravidade do autismo com base no relato dos pais ou professores ou na observação da criança. Também foram desenvolvidos instrumentos para avaliação de possível transtorno de Asperger (veja Volkmar & Wiesner, 2009, p. 71, para um breve resumo deles; veja também Lord et al., 2014, para uma discussão detalhada das ferramentas diagnósticas).

Vários outros instrumentos estão disponíveis para a avaliação de indivíduos com transtorno de Asperger. Considerando que, pelo menos como diagnóstico oficial, esse transtorno está presente há muito menos tempo se comparado ao autismo, provavelmente não causa surpresa que haja menos concordância sobre quais dessas escalas é melhor utilizar.

EXAMES MÉDICOS E AVALIAÇÃO

A avaliação deve incluir exame da gravidez, do trabalho de parto e do parto, análise do desenvolvimento inicial e dos marcos do desenvolvimento, além da natureza das primeiras preocupações. Dependendo da idade da criança, os pais podem ser auxiliados pelo uso de álbuns do bebê, vídeos, etc. (isso se torna mais importante à medida que as crianças crescem, pois **efeitos de telescopagem** são observados algumas vezes). A exposição da mãe a fatores ambientais incomuns (doença viral, toxinas conhecidas, inclusive álcool e cigarros) deve ser observada, assim como os resultados de um rastreamento anterior de outras avaliações do desenvolvimento. Como já mencionamos algumas vezes, esses instrumentos irão captar problemas do desenvolvimento diferentes de autismo, portanto o provedor de cuidados primários também precisa ser capaz de fazer acompanhamento com testes e encaminhamento apropriados. Mais uma vez, diretrizes e parâmetros para a prática estão disponíveis (McClure, 2014; Volkmar, Siegel et al., 2014; Wilson, Robert, Gillian, Ohlsen, Robertson, & Zinkstok, 2014).

O diagnóstico diferencial de autismo inclui outros transtornos do desenvolvimento (transtorno da linguagem, deficiência intelectual e retardo mental), deficiência sensorial, além de inúmeras condições médicas potencialmente associadas (transtornos convulsivos, síndrome do X frágil e esclerose tuberosa). Para crianças mais velhas, com maior capacidade cognitiva (que podem receber o diagnóstico um pouco mais tarde), outros problemas podem incluir transtornos de ansiedade. Algumas daquelas que foram criadas em situações de privação profunda podem exibir sintomas semelhantes a autismo, mas estes em geral têm remissão com cuidados adequados (isso pode ser um problema para crianças adotadas de orfanatos em outros países). Para complicar as coisas ainda mais, algumas dessas condições (notadamente a deficiência intelectual) podem coexistir com o autismo, e, quando ficam mais velhas, muitas dessas crianças também exibem problemas de ansiedade além do transtorno. Às vezes, transtornos do desenvolvimento da linguagem parecem sugerir possível autismo, mas crianças com problemas de linguagem em geral farão uso normal de gestos convencionais (diferentemente daquelas com autismo) e apontarão para coisas de interesse (para mostrá-las aos pais). A diferenciação de deficiência intelectual sem autismo pode ser particularmente difícil porque muitas crianças com deficiência intelectual também têm associado atraso social e exibem movimentos estereotipados repetitivos (os últimos são o sinal menos confiável de autismo por essa razão). Os problemas sociais no autismo costumam ser muito mais graves do que seria esperado dado o nível de desenvolvimento global da criança, mas a diferenciação pode ser difícil em crianças mais jovens e mais prejudicadas do ponto de vista cognitivo. Para crianças com autismo mais clássico, existe concordância razoavelmente boa e estabilidade do diagnóstico depois dos 3 anos de idade. O início da intervenção não deve ser adiado em função de questões de diagnóstico não estarem claras.

Para crianças com autismo, problemas de atenção são frequentes – um diagnóstico adicional de TDAH não costuma ser feito a menos que essas dificuldades sejam mais substanciais do que o esperado considerando-se o nível desenvolvimental da criança. A questão dos problemas associados no autismo é complexa por várias razões. De modo típico, as crianças terão problemas importantes na comunicação (ou podem inicialmente ser caladas) e deficiências cognitivas, mas podem ser difíceis de avaliar. Além do mais, existem diferenças nas abordagens da comorbidade nos Estados Unidos (DSM) e nos sistemas internacionais (CID), com a primeira geralmente mais tolerante a múltiplos diagnósticos e a última desencorajando-os. Tendo em conta as diversas áreas que o autismo afeta, muitos problemas de comportamento podem ser vistos, desde hiperatividade, agressão e autoagressão até sintomas aparentemente obsessivo-compulsivos e problemas de humor-ansiedade.

As avaliações médicas podem ser conduzidas mesmo quando encaminhamento para intervenção precoce ou avaliações diagnósticas mais abrangentes estão em andamento. Tipicamente, isso inclui o seguinte: exame físico, rastreio auditivo (no mínimo) e avaliação audiológica completa se a linguagem estiver atrasada, além de rastreio para síndrome do X frágil e avaliação para esclerose tuberosa. Têm ocorrido mudanças significativas em nosso conhecimento da base genética do autismo durante as últimas décadas e nas recomendações para testes genéticos.

A testagem genética para o transtorno está em fase de evolução. Avançamos da simples análise do cariótipo para avaliações muito mais sofisticadas, que procuram variações na estrutura cromossômica, duplicações e deleções, bem como outras manifestações (nem sempre associadas a problemas conhecidos). De fato, essa é uma área em que o conhecimento aumentou de modo drástico e os custos diminuíram de forma marcante. A American College of Human Genetics atualizou suas recomendações (Schaefer et al., 2013), indicando que é importante que os clínicos estejam a par das orientações atuais e das novas pesquisas e que documentem cuidadosamente o raciocínio clínico a fim de buscar (ou não) testes mais avançados; por exemplo, a observação da presença de características dismórficas infere investigação adicional. Essas novas diretrizes sugerem dois níveis de avaliação. Espera-se que o primeiro tenha o rendimento mais alto, recomendando *microarray* cromossômico (CMA) e teste para síndrome do X frágil (o rendimento esperado é de aproximadamente 10 a 15% dos casos). O segundo nível de testes (com rendimento diagnóstico mais baixo) é sugerido se os testes de primeiro nível forem negativos; isso incluiria testagem para o gene MPEC-2 associado à síndrome de Rett (pode ser considerado tanto em mulheres quanto em homens – especialmente se os últimos têm algumas características clínicas sugestivas de síndrome de Rett).

Um resultado anormal ou questionável com frequência sugere a necessidade de avaliação genética adicional e aconselhamento; isso é verdadeiro sobretudo para pais mais jovens que podem estar considerando ter mais filhos. Durante os últimos anos, os resultados positivos da testagem genética (se suspeitas clínicas estiverem presentes) aumentaram. Em um estudo recente, CMA e sequenciamento exômico completo (WES) foram comparados em uma grande amostra de crianças com TEA que foram agrupadas com base na gravidade da dismorfologia física associada. Os dois métodos produziram resultados um pouco diferentes baseados no grupo morfológico. Nas crianças submetidas a ambas as formas de testagem, a taxa de etiologia genética identificável estava próxima de 16% (Tammimies et al., 2015).

Na ausência de achados significativos no exame ou na história (como convulsões), IRM estrutural não é indicada. Ela pode ser recomendada na presença de convulsões, regressão, microcefalia ou outros achados relevantes na história ou no exame (o uso rotineiro não costuma ser indicado).

É sensato perguntar qual o resultado real de avaliações médicas mais complexas e sofisticadas. Em um estudo feito alguns anos atrás (Majnemer & Shevell, 1995), foram identificadas várias crianças pequenas com suspeita de atraso no desenvolvimento, e 50 crianças com um TEA foram avaliadas. A história ou o exame físico foram sugestivos de condições associadas em uma minoria dos casos; nem todos os casos passaram por todos os testes, mas foi identificada apenas uma criança com possível variante de Landau-Kleffner (em um EEG em sono).

Particularmente, história de perda de habilidades deve motivar uma avaliação médica detalhada. Em uma grande amostra de crianças com autismo, os pais relataram algum aspecto de regressão em cerca de 20% dos casos – embora, com frequência, aconteça que algum grau de retardo já estivesse presente. Essa é uma complicação para a interpretação de boa parte do trabalho feito sobre o tema (quando às vezes o relato de um dos pais é associado com uma verdadeira regressão). Ao pensar sobre isso, claro, é compreensível que algumas vezes os pais se preocupem somente quando as habilidades não se desenvolvem.

PRESTAÇÃO DE SERVIÇOS

Depois de um rastreamento positivo, ou se estiverem presentes preocupações significativas independentemente do rastreio, a pergunta óbvia é o que fazer a seguir. Discutiremos essas questões em detalhes nos Capítulos 5 e 6. Para crianças menores, podem ser utilizados intervenção precoce e serviços do Birth to Three e, depois dos 3 anos, as escolas (nos Estados Unidos) assumem a responsabilidade. Como já observamos, existe a possibilidade de que as crianças caiam no esquecimento, portanto é importante ter certeza de que o trabalho teve continuidade e de que o paciente e a família estão conectados com os serviços.

RESUMO

Neste capítulo, examinamos questões relativas ao rastreio e ao diagnóstico precoce:

- O rastreio deve ser realizado em todas as crianças pequenas. Deve incluir o exame de possíveis sinais de alerta para um diagnóstico de autismo (dificuldades nas relações sociais, desenvolvimento da linguagem e comportamento incomum). Foram desenvolvidos instrumentos de rastreio com base na observação clínica e no relato dos pais. Algumas crianças, particularmente aquelas com maior capacidade cognitiva, podem receber o diagnóstico um pouco mais tarde do que nos anos pré-escolares.
- Um rastreio positivo ou a presença de sinais de alerta de autismo devem motivar uma avaliação diagnóstica minuciosa e, conforme o caso, o encaminhamento para avaliação da elegibilidade para serviços de intervenção precoce. Áreas relevantes para um diagnóstico diferencial (história familiar positiva, possível deficiência auditiva ou visual, movimentos incomuns ou possíveis convulsões) devem informar a avaliação. A observação da criança deve focar em problemas na interação social e na comunicação, além de respostas incomuns ao ambiente.
- Os procedimentos de rastreio devem levar em conta a idade e o nível de desenvolvimento da criança.
- É indicada sensibilidade clínica a quaisquer fatores étnicos, culturais ou socioeconômicos.
- Para crianças com rastreio positivo, poderá ser necessária uma avaliação diagnóstica mais abrangente, além de qualquer tipo de avaliação adicional por parte dos serviços de intervenção precoce.

O provedor de atenção primária tem papel importante no rastreamento, na coordenação dos resultados da avaliação e do atendimento e, com o tempo, no auxílio à família com relação à obtenção dos serviços apropriados baseados em evidências. Os prestadores de atenção primária também devem estar informados sobre os recursos locais e regionais disponíveis para os pais, devendo estar aptos para encaminhá-los a grupos de apoio aos pais e programas de defesa. O Quadro 2.2, do *website* do CDC, apresenta um resumo útil do fluxograma do rastreamento (veja a ilustração) e enfatiza a importância do acompanhamento de todos os estágios do processo. Também são essenciais o conhecimento das leis estaduais e federais e a realização de intervenções baseadas na escola (depois de 3 anos de idade).

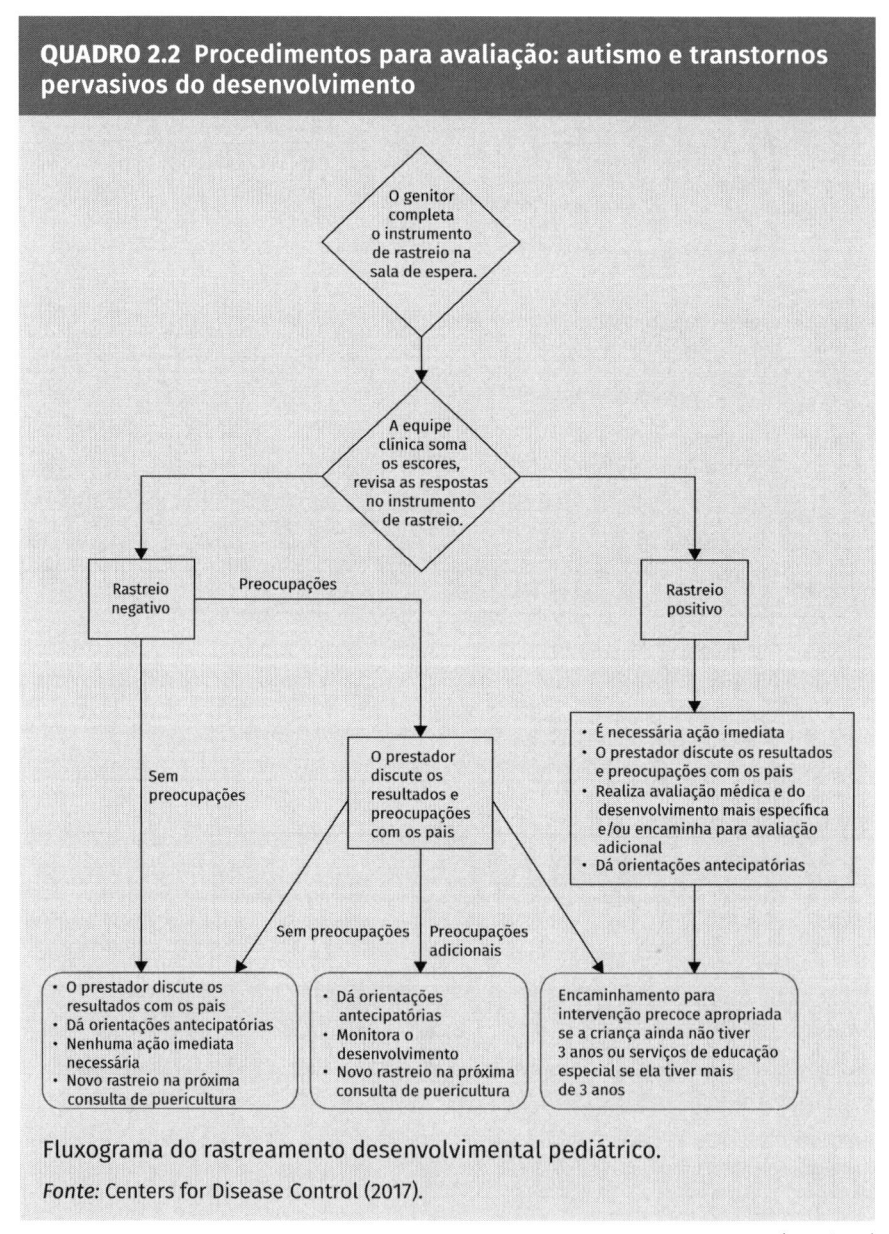

QUADRO 2.2 Procedimentos para avaliação: autismo e transtornos pervasivos do desenvolvimento

```
                    ┌─────────────────┐
                    │  O genitor      │
                    │  completa       │
                    │  o instrumento  │
                    │  de rastreio na │
                    │  sala de espera.│
                    └────────┬────────┘
                             │
                             ▼
                    ┌─────────────────┐
                    │  A equipe       │
                    │  clínica soma   │
                    │  os escores,    │
                    │  revisa as respostas│
                    │  no instrumento │
                    │  de rastreio.   │
                    └─────────────────┘
```

- Rastreio negativo
- Preocupações
- Rastreio positivo

Rastreio positivo:
- É necessária ação imediata
- O prestador discute os resultados e preocupações com os pais
- Realiza avaliação médica e do desenvolvimento mais específica e/ou encaminha para avaliação adicional
- Dá orientações antecipatórias

O prestador discute os resultados e preocupações com os pais

Sem preocupações (Rastreio negativo):
- O prestador discute os resultados com os pais
- Dá orientações antecipatórias
- Nenhuma ação imediata necessária
- Novo rastreio na próxima consulta de puericultura

Sem preocupações:
- Dá orientações antecipatórias
- Monitora o desenvolvimento
- Novo rastreio na próxima consulta de puericultura

Preocupações adicionais:
- Encaminhamento para intervenção precoce apropriada se a criança ainda não tiver 3 anos ou serviços de educação especial se ela tiver mais de 3 anos

Fluxograma do rastreamento desenvolvimental pediátrico.
Fonte: Centers for Disease Control (2017).

(Continua)

(Continuação)

1. Informações históricas
   a. Desenvolvimento inicial e características do desenvolvimento
   b. Idade e natureza do início (p. ex., gradual ou drástico)
   c. História médica e familiar (sobretudo para autismo, mas também para outras condições)
2. Exame psicológico e da comunicação
   a. Estimativa(s) do nível intelectual (em particular QI não verbal) dependendo da idade e do nível de funcionamento, testagem do desenvolvimento ou teste de QI
   b. Avaliação da comunicação (linguagem expressiva e comunicativa, uso de comunicação não verbal, uso pragmático da linguagem)
   c. Comportamento adaptativo (como a criança lida com o mundo real e generaliza as habilidades?)
   d. Avaliação das habilidades sociais e de comunicação em relação a habilidades intelectuais não verbais (há discrepância acentuada?)
3. Exame psiquiátrico
   a. Natureza das relações sociais (contato visual, atenção compartilhada, imitação, comportamentos de apego)
   b. Características comportamentais (estereotipia ou autoestimulação, resistência à mudança, sensibilidade incomum ao ambiente, comportamentos autoagressivos, etc.)
   c. Habilidades lúdicas (uso não funcional de materiais de jogo, nível desenvolvimental de atividades lúdicas) e comunicação, habilidade de jogar com os pares
   d. Podem ser utilizadas várias escalas de classificação, *checklists* e instrumentos específicos para autismo
4. Avaliação médica
   a. Busca de condições médicas associadas (fatores genéticos, infecciosos, pré e perinatais, etc.)
   b. Testagem genética (primeiro nível incluindo *microarray* cromossômico e X frágil) com testes mais especializados se estes forem negativos (veja American College of Human Genetics [Schaefer et al., 2013] para as recomendações atuais)
   c. Teste auditivo (sempre indicado e não limitado ao rastreio simples de três tons)
   d. Rastreamento da visão
   e. Outros testes e consultas conforme indicado pela história e exame atual (p. ex., EEG, TC, IRM) se estiverem presentes características incomuns (convulsões, anomalias físicas, microcefalia, regressão)
5. Consultas adicionais
   a. Fisioterapia ou terapia ocupacional, quando necessário
   b. Terapia respiratória ou especialistas ortopédicos (síndrome de Rett)

Fonte: Adaptado de Volkmar, Cook e Lord (2002).

REFERÊNCIAS

American Psychiatric Association. (2013). *Diagnostic and statistical manual of mental disorders* (5th ed.). Washington, DC: Author.

Centers for Disease Control. (2017). Pediatric developmental screening flowchart. Child Development. Retrieved from www.cdc.gov/ncbddd/childdevelopment/ documents/screening-chart.pdf

Constantino, J. N., & Gruber, C. P. (2012). *Social responsiveness scale* (2nd ed.). Los Angeles, CA: Western Psychological Services.

Gilliam, J. E. (2014). *Gilliam Autism Rating Scale* (3rd ed.). Austin, TX: PRO-ED. Huerta, M., Bishop, S. L., Duncan, A., Hus, V., & Lord, C. (2012). Application of DSM-5 criteria for autism spectrum disorder to three samples of children with DSM-IV diagnoses of pervasive developmental disorders. *American Journal of Psychiatry, 169*(10), 1056–1064. doi:10.1176/appi.ajp.2012.12020276

Ibanez, L. V., Stone, W. L., & Coonrod, E. E. (2014). Screening for autism in young children. In F. R. Volkmar, S. J. Rogers, R. Paul, & K. A. Pelphrey (Eds.), *Handbook of autism and pervasive developmental disorders* (4th ed., Vol. 2, pp. 585–604). Hoboken, NJ: Wiley.

Kanner, L. (1943). Autistic disturbances of affective contact. *Nervous Child (2)*, 217–250.

King, T. M., Tandon, S. D., Macias, M. M., Healy, J. A., Duncan, P. M., Swigonski, N. L., Skipper, S. M., & Lipkin, P. H. (2010). Implementing developmental screening and referrals: Lessons learned from a national project. *Pediatrics, 125*(2), 350–360.

Krug, D. A., Arick, J. R., & Almond, P. J. (1980). *Autism screening instrument for educational planning*. Portland, OR: ASIEP Educational.

Lord, C. (1995). Follow-up of two-year-olds referred for possible autism. *Journal of Child Psychology & Psychiatry & Allied Disciplines, 36*(8), 1365–1382

Lord, C., Corsello, C., & Grzadzinski, R. (2014). Diagnostic instruments in autistic spectrum disorders. In F. R. Volkmar, S. J. Rogers, R. Paul, & K. A. Pelphrey (Eds.), *Handbook of autism and pervasive developmental disorders* (4th ed., Vol. 2, pp. 610–650). Hoboken, NJ: Wiley.

Lord, C., Risi, S., Lambrecht, L., Cook, E. H., Leventhal, B. L., DiLavore, P. C., … Rutter, M. (2000). The Autism Diagnostic Observation Schedule—Generic: A standard measure of social and communication deficits associated with the spectrum of autism. *Journal of Autism & Developmental Disorders, 30*(3), 205–223.

Lord, C., Rutter, M., & Le Couteur, A. (1994). Autism Diagnostic Interview—Revised: A revised version of a diagnostic interview for caregivers of individuals with possible pervasive developmental disorders. *Journal of Autism & Developmental Disorders, 24*(5), 659–685.

Lord, C., Wagner, A., Rogers, S., Szatmari, P., Aman, M., Charman, T., & Yoder, P. (2005). Challenges in evaluating psychosocial interventions for autistic spectrum disorders. *Journal of Autism & Developmental Disorders, 35*(6), 695–708; discussion 709–611.

Majnemer, A., & Shevell, M. I. (1995). Diagnostic yield of the neurologic assessment of the developmentally delayed child. *Journal of Pediatrics, 127*(2), 193–199. [See comments.]

McClure, I. (2014). Developing and implementing practice guidelines. In F. R. Volkmar, S. J. Rogers, R. Paul, & K. A. Pelphrey (Eds.), *Handbook of autism and pervasive developmental disorders* (4th ed., Vol. 2, pp. 1014–1035). Hoboken, NJ: Wiley.

Robins, D. L., Casagrande, K., Barton, M., Chen, C.-M. A., Dumont-Mathieu, T., & Fein, D. (2014). Validation of the Modified Checklist for Autism in Toddlers, Revised with Follow-up (M-CHAT-R/F). *Pediatrics, 133*(1), 37–45. doi:https://dx.doi.org/10.1542/peds.2013-1813

Schaefer, G. B., Mendelsohn, N. J., & Professional and Clinical Guidelines Committee. (2013). Clinical genetics evaluation in identifying the etiology of autism spectrum disorders: 2013 guideline revisions. Genetics in Medicine, 15(5), 399–407. [Erratum appears in (2013). *Genetics in Medicine, 15*(8), 669.]

Schopler, E., & Van Bourgondian, M. (2010). *Childhood Autism Rating Scale* (2nd. ed., CARS-2). Los Angeles, CA: Western Psychological.

Smith, I. C., Reichow, B., & Volkmar, F. R. (2015). The effects of *DSM-5* criteria on number of individuals diagnosed with autism spectrum disorder: A systematic review. *Journal of Autism and Developmental Disorders, 45*(8), 2541–2552.

Tammimies, K., Marshall, C. R., Walker, S., Kaur, G., Thiruvahindrapuram, B., Lionel, A. C., Yuen, R. K., Uddin, M., Roberts, W., Weksberg, R., Woodbury-Smith, M., Zwaigenbaum, L., Anagnostou, E., Wang, Z., Wei, J., Howe, J. L., Gazzellone, M. J., Lau, L., Sung, W. W., Whitten, K., Vardy, C., Crosbie, V., Tsang, B., D'Abate, L., Tong, W. W., Luscombe, S., Doyle, T., Carter, M. T., Szatmari, P., Stuckless, S., Merico, D., Stavropoulos, D. J., Scherer, S. W., & Fernandez, B. A. (2015). Molecular diagnostic yield of chromosomal microarray analysis and whole-exome sequencing in children with autism spectrum disorder. *JAMA, 314*(9), 895–903.

Volkmar, F. R., Booth, L. L., McPartland, J. C., & Wiesner, L. A. (2014). Clinical evaluation in multidisciplinary settings. In F. R. Volkmar, S. J. Rogers, R. Paul, & K. A. Pelphrey (Eds.), *Handbook of autism and pervasive developmental disorders* (4th ed., Vol. 2, pp. 661–672). Hoboken, NJ: Wiley.

Volkmar, F., Cook, E., & Lord, C. (2002). Autism and pervasive developmental disorders. In M. Lewis (Ed.), *Child and adolescent psychiatry: A comprehensive textbook*. Baltimore, MD: Williams & Wilkins.

Volkmar, F. R., Klin, A., Siegel, B., Szatmari, P., et al. (1994). Field trial for autistic disorder in *DSM-IV*. *The American Journal of Psychiatry, 151*(9), 1361–1367.

Volkmar, F., Siegel, M., Woodbury-Smith, M., King, B., McCracken, J., State, M., & the American Academy of and Child and Adolescent Psychiatry (AACAP) Committee on Quality Issues (CQI). (2014). Practice parameter for the assessment and treatment of children and adolescents with autism spectrum disorder. *Journal of the American Academy of Child & Adolescent Psychiatry, 53*(2), 237–257.

Volkmar, F., & Wiesner, L. (2009). *A practical guide to autism*. Hoboken, NJ: Wiley.

White, S. W., Ollendick, T. H., & Bray, B. C. (2011). College students on the autism spectrum: Prevalence and associated problems. *Autism, 15*(6), 683–701. doi: https://dx.doi.org/10.1177/1362361310393363

World Health Organization (WHO). (1993). *International classification of diseases* (*ICD-10*; 10th ed.). Geneva, Switzerland: Author.

Wilson, C., Roberts, G., Gillan, N., Ohlsen, C., Robertson, D., & Zinkstok, J. (2014). The NICE guideline on recognition, referral, diagnosis and management of adults on the autism spectrum. *Advances in Mental Health and Intellectual Disabilities, 8*(1), 3–14.

LEITURAS SUGERIDAS

Autism Genome Project Consortium, Szatmari, P., Paterson, A. D., Zwaigenbaum, L., Roberts, W., Brian, J., & Shih, A. (2007). Mapping autism risk loci using genetic linkage and chromosomal rearrangements. *Nature Genetics, 39*(3), 319–328.

Bolton, P. F., Carcani-Rathwell, I., Hutton, J., Goode, S., Howlin, P., & Rutter, M. (2011). Epilepsy in autism: Features and correlates. *British Journal of Psychiatry, 198,* 289–294.

Coonrod, E. E., & Stone, W. L. (2005). Screening for autism in young children. In F. Volkmar, A. Klin, R. Paul, & D. J. Cohen (Eds.), *Handbook of autism and pervasive developmental disorders* (3rd ed., Vol. 2, pp. 707–729). New York: Wiley.

Gardener, H., Spiegelman, D., & Buka, S. L. (2009). Prenatal risk factors for autism: Comprehensive meta-analysis. *British Journal of Psychiatry, 195*(1), 7–14.

Geschwind, D. H. (2009). Advances in autism. *Annual Review of Medicine, 60,* 367–380.

Mandell, D. S., Ittenbach, R. F., Levy, S. E., & Pinto-Martin, J. A. (2007). Disparities in diagnoses received prior to a diagnosis of autism spectrum disorder. *Journal of Autism & Developmental Disorders, 37*(9), 1795–1802.

McClure, I., & Melville, C. A. (2007). Early identification key in autism spectrum disorders. *Practitioner, 251*(1697), 31.

Palmer, R. F., Blanchard, S., Jean, C. R., & Mandell, D. S. (2005). School district resources and identification of children with autistic disorder. *American Journal of Public Health, 95*(1), 125–130.

Rutter, M. (2006). Autism: Its recognition, early diagnosis, and service implications. *Journal of Developmental & Behavioral Pediatrics, 27*(2 Suppl), S54–S58.

State, M. W. (2010). Another piece of the autism puzzle. *Nature Genetics, 42*(6), 478–479.

Volkmar, F. R., & McPartland, J. C. (2014). From Kanner to DSM-5: Autism as an evolving diagnostic concept. *Annual Review of Clinical Psychology, 10,* 193–212. doi:https://dx.doi.org/10.1146/annurev-clinpsy-032813-153710

Zwaigenbaum, L. (2010). Advances in the early detection of autism. *Current Opinion in Neurology,* 23(2), 97–102.

3

Abordagens para prestação de assistência médica

Não é de surpreender que dois dos principais desafios no autismo – dificuldades com a comunicação e a interação social – representem desafios significativos para a prestação de assistência médica. Uma doença aguda pode se apresentar de várias maneiras em uma pessoa com habilidade verbal limitada, como, por exemplo, irritabilidade, diminuição do apetite ou recusa à alimentação, perda de peso aguda ou, ainda, alterações comportamentais, como bater com a cabeça ou **autoagressão**. Dificuldades com interação social e sensibilidade à mudança podem significar que uma criança não gosta de ser tocada ou não irá cooperar quando estiver sendo examinada, e até os procedimentos mais simples podem representar desafios. O ritmo rápido dos cuidados médicos pode exacerbar ainda mais essas dificuldades, assim como o volume de pacientes que precisam de atendimento. Isso é muito desafiador quando o provedor de cuidados não está familiarizado com o indivíduo ou quando o ambiente é estranho e hiperestimulante (p. ex., o serviço de emergência). Para pessoas com autismo, o objetivo de longo prazo é ajudá-las a participar o máximo possível do processo de obtenção de bons cuidados à saúde, levando a um estilo de vida saudável (Volkmar & Wiesner, 2009).

O cuidado preventivo é particularmente importante. O rastreamento de rotina por meio de exame físico e testes laboratoriais pode detectar problemas de modo precoce – quando os tratamentos podem prevenir condições mais graves ou permanentes. Sempre é importante enfatizar que as consultas regulares de puericultura são de crucial importância. A participação nessas consultas ajuda o médico e o paciente a se conhecerem melhor. Isso facilita o atendimento quando o indivíduo está doente. Além disso, o rastreio regular para problemas de saúde comuns e imunizações também faz parte desse processo. Conforme discutiremos mais adiante neste capítulo, a adoção de um sistema de atendimento residencial facilita a coordenação do atendimento e ajuda a fazer o melhor uso dos recursos.

Nos Estados Unidos, devido ao complexo sistema de saúde, surgem outros desafios. Essas questões podem decorrer de dificuldades referentes ao seguro-saúde, por exemplo: encontrar profissionais que aceitem certos tipos de plano de saúde ou, para adultos, encontrar uma operadora de seguros. Geralmente, a assistência de saúde é realizada por diferentes profissionais – por exemplo, podem estar envolvidos especialistas como psiquiatras, neurologistas, psicólogos ou fonoaudiólogos. Uma forma importante de prevenir esses problemas, como discutiremos posteriormente, é ter um sistema de atendimento residencial com um profissional ou grupo de profissionais que assume um papel de liderança na integração do atendimento e dos serviços. Muitos outros recursos gerais e específicos estão disponíveis (p. ex., Durand, 2014).

Neste capítulo, discutiremos algumas das questões envolvidas na prestação de assistência médica de qualidade a indivíduos no espectro autista. Examinaremos algumas abordagens práticas para tornar as consultas mais úteis, como lidar com o serviço de emergência e hospitalização, a coordenação de assuntos de assistência e o sistema de atendimento residencial para indivíduos com TEA. Alguns recursos excelentes estão disponíveis para as famílias, e os incluímos na lista de referências ou nas leituras sugeridas no final deste capítulo. Infelizmente, também é importante observar que existem pouquíssimos trabalhos acadêmicos e muito menos estudos relevantes para cuidados à saúde para adultos com TEA (Piven, Rabins, & Autism-in--Older Adults Working Group, 2011; veja também Howlin, 2014). Concluímos o capítulo com uma discussão das orientações práticas e dos tratamentos baseados em evidências.

AJUDANDO NO SUCESSO DAS CONSULTAS MÉDICAS

Os pais, o médico e sua equipe podem adotar medidas para tornar as visitas ao consultório bem-sucedidas (veja o Quadro 3.1). Isso começa por fazer as consultas regulares andarem bem. As consultas de rotina são importantes por muitas razões. Fazer a criança se familiarizar com o consultório e os

> **QUADRO 3.1 Tornando as consultas médicas bem-sucedidas**
>
> **Prepare a criança para a consulta**
> - Livros com figuras, agendas visuais ou até mesmo aplicativos de computador disponíveis para crianças com autismo (p. ex., mostrando uma agenda, o consultório físico, fotografias da equipe e do médico) podem ser úteis.
> - Para as crianças que têm interesse, pode-se fornecer equipamento médico lúdico.
> - Para os pais, existem vários livros (inclusive *board books* para a criança) para minimizar a novidade dos procedimentos.
>
> **Agenda**
> - Marcação de consultas no início da manhã ou da tarde – minimizam o tempo de espera.
> - Se possível, ter uma área de espera silenciosa (separada).
> - Se possível, ter membros da equipe que conhecem (ou passam a conhecer) bem a criança.
>
> **Atividades**
> - Disponibilizar, se possível, as atividades favoritas da criança.
> - Usar telefone ou iPad para mantê-la ocupada – mostrando informações para ajudá-la a se familiarizar com o que irá acontecer.
>
> **Na realização do exame físico**
> - Seja deliberado, previsível, consistente e atencioso – faça coisas mais intrusivas no final do exame.
> - Dê à criança um tempo extra para processamento.
> - Use linguagem simples.
> - Encoraje (reforce) a cooperação e a adesão.
> - Tente terminar em um tom positivo (para os pais e a criança).

procedimentos do médico quando ela está bem torna a cooperação muito mais provável durante um período de doença. As consultas de rotina também oferecem a oportunidade de cuidados preventivos. Várias medidas podem ser tomadas para facilitar o sucesso das consultas médicas: (1) preparar a criança para a consulta, (2) ser sensível quanto aos horários de consulta e tempo de espera, (3) planejar atividades para ajudar a manter a criança ocupada e (4) dar um tempo extra para o exame a fim de possibilitar que a criança fique mais à vontade com os procedimentos e com o examinador (Volkmar et al., 2014; Volkmar & Wiesner, 2009).

ATENDIMENTO ODONTOLÓGICO

A prevenção é um aspecto essencialmente importante do atendimento odontológico e é com frequência negligenciada ou evitada devido às inúmeras dificuldades de uma criança com TEA (Lai, Milano, Roberts, & Hooper, 2012). As crianças que têm prevenção inadequada estão em risco para problemas maiores quando crescem; por exemplo, dor de dente pode causar comportamento autoagressivo, e problemas dentários não tratados podem levar a outras condições médicas – algumas vezes graves. Um corpo crescente de trabalhos sobre atendimento odontológico para crianças com autismo está disponível (veja a lista de leituras sugeridas ao final do capítulo). Um grande levantamento (Kopycka-Kedzierawski, Auinger, Kopycka-Kedzierawski, & Auinger, 2008) avaliou o estado dental e as necessidades de uma grande amostra representativa de crianças e adolescentes norte-americanos com e sem autismo. Foi relatado que cerca de metade daqueles com autismo tinha excelente ou bom estado dental (quando comparados a quase 70% das crianças com desenvolvimento típico). Dadas as taxas aumentadas de acidente e lesão, não causa surpresa que lesões dentárias traumáticas possam ser ainda mais prováveis em crianças com TEA (Altun, Guven, Yorbik, & Acikel, 2010).

Orientações sobre o atendimento a indivíduos com autismo para profissionais encontram-se disponíveis (p. ex., Green & Flanagan, 2008), bem como orientações e sugestões para os pais sobre como encorajar consultas dentárias de sucesso (Marshall, Sheller, Williams, Mancl, & Cowan, 2007; Volkmar & Wiesner, 2009). Como acontece com as consultas com o médico de família ou pediatra, uma variedade de procedimentos pode ser utilizada para preparar a criança. Envolvê-la na escovação dos dentes e no atendimento dentário facilitará a cooperação com o dentista (outros preditores do sucesso da consulta dentária incluem habilidade cognitiva e comunicativa global e capacidade de ficar sentado para cortar o cabelo). O Quadro 3.2 apresenta algumas sugestões para assegurar uma boa higiene dental.

SITUAÇÕES ESPECIAIS NA ASSISTÊNCIA À SAÚDE: PRONTO-SOCORRO E HOSPITALIZAÇÕES

O ritmo acelerado da assistência médica, particularmente em ambientes como o pronto-socorro (PS), pode apresentar desafios para a criança com TEA. A falta de familiaridade com TEA por parte da equipe do PS também

QUADRO 3.2 Medidas para os pais assegurarem bons cuidados dentários

- Inicie cedo. A escovação dos dentes deve ser iniciada assim que eles começam a surgir. Os pais devem tentar fazer disso um jogo agradável ou realizar uma atividade especial (favorita) em seguida.
- Experimente diferentes cremes dentais. Vários sabores estão disponíveis. Escovar sem creme dental é melhor do que não escovar!
- Fale com o dentista (talvez também com o farmacêutico) sobre formas de dar à escova de dente um gosto que seja interessante.
- Para crianças que não toleram a escova de dente, trabalhe em um plano para ajudar a introduzi-la.
- Experimente escovar os dentes em frente a um espelho. Algumas vezes, as crianças estão interessadas em observar a si mesmas. Você também pode experimentar a escovação dos dentes como uma atividade da família (ocasionalmente as crianças com autismo entrarão no espírito da atividade).
- Se a criança não quiser escovar os dentes, incentive-a a beber água imediatamente após as refeições (para tentar remover o alimento da melhor forma possível e dar às bactérias que causam cáries menos alimento para se desenvolverem). Você pode fazer isso com uma garrafa, no caso de crianças muito pequenas, ou com um canudo ou garrafa de apertar para as maiores.
- Pense em outras abordagens. Algumas crianças gostam de coisas mecânicas e podem se dispor a experimentar uma escova de dentes elétrica ou um dos irrigadores de água.
- Evite alimentos que sabidamente causam cáries. Isso significa limitar os doces, sobretudo os grudentos. Alguns alimentos têm particular probabilidade de grudar nos dentes das crianças, como rolinhos doces com sabor de frutas e frutas secas, como passas. Tenha em mente que muitas bebidas também têm grandes quantidades de açúcar. Procure encorajar o consumo de outros alimentos (que não contêm açúcar) como petiscos. Para crianças que recebem alimentos como reforçadores, tente encorajar uma variedade de alimentos.
- Se a criança tiver dificuldades motoras, converse com o terapeuta ocupacional ou fisioterapeuta sobre escovas de dente adaptadas que possam dar à criança mais estabilidade e controle.
- Para crianças mais hábeis cognitivamente (que conseguem seguir orientações verbais), pastilhas com corantes (que mostram as áreas onde é mais necessária a escovação) podem ser úteis e instrutivas ao darem *feedback* visual tanto para a criança como para o cuidador.

pode complicar a situação, algumas vezes piorando ainda mais a ansiedade ou o comportamento da criança. Os pais podem ser defensores efetivos, bem como uma presença confortadora. O prestador de atenção primária, se possível, certamente deve ser incluído em qualquer acompanhamento.

Embora haja alguma literatura sobre crianças com deficiências em geral para a equipe do PS (p. ex., Grossman, Richards, Anglin, & Hutson, 2000), as informações específicas sobre autismo para esses profissionais têm sido mínimas. Essa falta de informação (e treinamento) também pode ser um problema para os atendentes na emergência. As escolas devem ter as informações básicas necessárias para situações de emergência, e o uso de uma pulseira de alerta médico pode ser útil na indicação de alergias, medicações, condições, etc. Por parte do PS, é importante evitar a superestimulação do indivíduo, manter o ritmo da interação um pouco mais lento do que o normal e ouvir os relatos dos pais ou dos funcionários da escola que conhecem melhor a criança. Obviamente, em algumas situações de fato urgentes, isso não é possível, e o estritamente necessário talvez seja tudo o que se pode informar. Orientações para os pacientes estão disponíveis (p. ex., Volkmar & Wiesner, 2009). O indivíduo mais capaz cognitivamente pode apresentar fontes especiais de preocupação para os membros da equipe do PS, que devem ser ajudados a compreender a natureza da inaptidão social presente (Raja & Azzoni, 2001). A educação dos membros da equipe também é útil (Nadler, 2014).

Diferentemente das consultas no PS, as hospitalizações costumam ser planejadas de forma antecipada. Isso dá a oportunidade de preparação com uma visita prévia ao local e o envolvimento de paciente, enfermagem e os membros da equipe pediátrica (se estiverem disponíveis). Em alguns casos, os procedimentos podem ser realizados de modo que a criança receba alta no mesmo dia. O prestador de cuidados primários pode facilitar o processo de hospitalização. Várias medidas podem ser tomadas para minimizar a ansiedade do indivíduo e tornar a hospitalização tão agradável (e curta) quanto possível. Atividades familiares, vídeos, materiais, etc., podem ajudar a diminuir a ansiedade da criança, assim como a presença de membros da família. Dentro do possível, as rotinas devem ser mantidas – inclusive o trabalho escolar, se possível e relevante. Os membros da equipe do hospital devem ter conhecimento das dificuldades da criança e adotar precauções adicionais sobre questões de segurança.

Para procedimentos cirúrgicos e outros, devem ser dadas explicações detalhadas, quando possível. Para cirurgia eletiva, geralmente existe oportunidade para o paciente e os pais conhecerem os membros da equipe, a sala de recuperação, etc. (Volkmar & Wiesner, 2009). Se necessário, podem ser utilizadas medicações para reduzir a dor e a ansiedade.

As questões de coordenação dos cuidados para indivíduos com autismo são complexas. Essa complexidade reflete vários fatores:

- O autismo está associado a uma ampla gama de expressões clínicas e a risco de outros problemas médicos.
- Muitos serviços são prestados em ambientes escolares.
- Muitas disciplinas podem estar envolvidas no atendimento aos indivíduos.
- Os padrões de tratamento e a elegibilidade para os serviços disponíveis variam consideravelmente com a idade e o nível de desenvolvimento da pessoa (Lokhandwala, Khanna, & West-Strum, 2012).

Infelizmente, os pais de crianças com TEA relatam três vezes mais probabilidade de ter dificuldades na obtenção dos serviços necessários do que os de outras crianças com necessidades especiais (Montes, Halterman, & Magyar, 2009). Lamentavelmente, essas necessidades não atendidas resultam em qualidade mais baixa na assistência à saúde, bem como em impacto mais adverso na família (Zuckerman, Lindly, Bethell, & Kuhlthau, 2014). Mesmo se considerarmos apenas os possíveis especialistas médicos, muitos profissionais podem estar envolvidos, como, por exemplo, neurologista, geneticista, consultor em saúde mental, dentista, gastrenterologista e especialista em sono. Dentro das escolas, psicólogo escolar, assistente social, fonoaudiólogo, terapeuta ocupacional, fisioterapeuta e educadores especiais estão com frequência envolvidos. Intervenções comportamentais podem ser feitas na escola ou em casa e também precisam ser bem coordenadas. Uma função importante do prestador de cuidados primários, particularmente no contexto da oferta de sistema de atendimento residencial para o indivíduo, é assegurar que todos os especialistas envolvidos tenham conhecimento do trabalho uns dos outros e, na medida do possível, estejam coordenados em relação ao plano de atendimento global.

Um possível importante aliado nesse esforço é o enfermeiro escolar ou, em alguns casos, a clínica de saúde baseada na escola (Bellando & Lopez, 2009; Minchella & Preti, 2011). Embora algumas vezes precise de informações e recursos adicionais (Staines, 2010), o enfermeiro escolar está em uma posição incomum para preencher a lacuna existente entre os membros da equipe escolar e os profissionais médicos, tendo uma função de crucial importância na coordenação da comunicação e da discussão entre todos os profissionais envolvidos na assistência aos indivíduos com TEA que têm problemas médicos concomitantes.

Os prestadores de cuidados primários podem adotar várias medidas para melhorar a coordenação do atendimento. Primeiramente, eles podem assegurar que todos os vários profissionais envolvidos, sobretudo aqueles que prescrevem medicações ou realizam tratamentos, conheçam uns aos outros e o trabalho de todos. O cuidador primário está na importante posição de fazer o monitoramento geral e garantir que os membros da equipe não trabalhem de forma desordenada nem ignorem os esforços uns dos outros. Às vezes, particularmente ao trabalhar com membros de múltiplas disciplinas, isso pode ser um desafio, mas é importante que as necessidades sejam atendidas. O assistente social ou o psicólogo escolar podem ser aliados importantes nesse sentido, sobretudo quando se trata de encontrar serviços complementares.

INTERAÇÕES MEDICAMENTOSAS E EFEITOS COLATERAIS

Não é raro que a criança, adolescente ou adulto com TEA esteja recebendo múltiplas medicações. Algumas vezes, medicamentos são acrescentados para problemas novos ou emergentes. Em outras ocasiões, uma segunda medicação pode ser dada para controlar os efeitos colaterais de uma primeira. É importante que o provedor de cuidados primários se mantenha informado quanto à adição de medicamentos ao programa de tratamento. Essas novas medicações podem ser prescritas em virtude de problemas neurológicos (convulsões) ou comportamentais (agitação, ansiedade, irritabilidade, humor ou problemas para dormir). Elas podem ser prescritas por neurologistas ou psiquiatras que nem sempre têm conhecimento de outros problemas médicos relevantes ou interações medicamentosas concomitantes. Esses problemas tendem a surgir quando as crianças entram na adolescência ou na idade adulta, mas há outros problemas que podem ocorrer, e é essencial que o cuidador primário esteja sempre envolvido e informado quanto a mudanças nos programas de tratamento.

IMUNIZAÇÕES E AUTISMO

A prevenção de doenças transmissíveis por meio de imunização foi um feito importante na medicina durante o último século. Infelizmente, um único trabalho publicado alguns anos atrás no *Lancet* (Wakefield et al., 1998) levou a preocupações importantes de que imunização com vacina tríplice poderia aumentar o risco de autismo. Outras preocupações foram expressas acerca do uso de timerosal (um conservante que contém mercúrio) em algumas vacinas. Ambas as preocupações criaram pânico entre os pais e levaram à redução nos índices de vacinação. Um forte corpo de pesquisa atual não conseguiu mostrar nenhuma conexão entre autismo e imunização. Essas preocupações foram exacerbadas pela ampla cobertura na mídia, mas as questões foram examinadas profundamente, e a ligação entre imunização e autismo foi descartada (Offit, 2008). Os prestadores de cuidados primários devem continuar a encorajar os pais a se engajar em programas de imunização criteriosos. Obviamente, se mais crianças ficarem sem imunização, aumentará a ameaça do retorno de doenças como sarampo, caxumba e rubéola.

RISCOS ASSOCIADOS AO USO DE MEDICAÇÃO

À medida que a idade avança, o uso de medicação para modificação do comportamento se torna mais comum. Discutiremos esses agentes em mais detalhes nos próximos capítulos deste livro, mas enfatizamos que o cuidador primário sempre deve ser criterioso ao revisar as medicações atuais, inclusive as psicotrópicas, e os eventuais tratamentos alternativos complementares. Há inúmeras razões possíveis para que o uso de medicamentos aumente com a idade. Medicações modificadoras do comportamento são com frequência iniciadas na infância, pelo menos como ensaios, e aumentam com a idade. Para crianças em idade escolar, pode ser usado um estimulante para problemas de atenção, e alguns neurolépticos atípicos podem ser empregados para irritabilidade e agitação. Na adolescência, sobretudo para indivíduos mais capazes cognitivamente e mais verbais, problemas com ansiedade ou depressão podem motivar ensaios de inibidores seletivos da recaptação de serotonina (ISRSs). Na idade adulta, a pressão para efeitos rápidos do tratamento e as crescentes dificuldades comportamentais, em particular na ausência de bons programas, com frequência levam ao uso de múltiplos agentes (em nossa experiência, o maior número de medicações que já vimos sendo utilizadas – todas elas para problemas comportamentais ou psiquiátricos – é 10!). Em uma amostra de quase 500 adolescentes e adultos com TEA, o número médio de agentes usados era 1,6, com mais de 60% da amostra tomando pelo menos um medicamento (Stoddart et al., 2013). Cobertura de seguro restrita, envolvimento de múltiplos profissionais e fraco monitoramento contribuem para o uso excessivo de medicação, com potencial para efeitos colaterais e interações medicamentosas. O monitoramento de longo prazo é importante porque, para alguns agentes, como os neurolépticos, o uso rotineiro – com o tempo – pode estar associado a efeitos adversos. Para alguns indivíduos, esse uso pode ser justificado, mas deve ser monitorado atentamente, e, sempre que indicado, o paciente e seus pais ou responsáveis devem estar envolvidos na tomada de decisão.

Em um contato inicial, é importante que o prestador de cuidados primários examine o uso de medicações atuais e passadas e esteja alerta para uma história de efeitos colaterais significativos, alergias e reações adversas, bem como à confusão comum entre alergias e efeitos colaterais. Podem surgir, ainda, problemas de interações e efeitos colaterais com tratamentos alternativos e complementares, como, por exemplo, com altas doses de vitaminas ou uso de tratamentos com potencial para graves efeitos colaterais metabólicos.

NOVOS MODELOS DE ATENDIMENTO: O SISTEMA DE ATENDIMENTO RESIDENCIAL

Conforme observado, é cada vez mais relevante o papel do provedor de cuidados primários como coordenador dos muitos prestadores de assistência de saúde, servindo, também, muitas vezes como um membro de ligação com as escolas e outros serviços. Nos Estados Unidos, isso levou ao desenvolvimento de novas concepções do papel do prestador de cuidados primários, tanto que o modelo emergente da melhor prática para atenção primária pediátrica nesse país é o sistema de atendimento residencial. A American Academy of Pediatrics (AAP) originalmente desenvolveu o modelo do sistema de atendimento residencial para atender às demandas de crianças e jovens com necessidades especiais de cuidados de saúde (American Academy of Pediatrics, 2002). O **sistema de atendimento residencial** é uma prática de atenção primária que presta atendimento de saúde abrangente, incluindo cuidados preventivos, agudos e crônicos; coordena atendimento primário e de especialidades; é acessível; é contínuo, desde o nascimento até a transição para a idade adulta; é centrado na família; é solidário; e é culturalmente sensível. Ele deve enfatizar uma parceria com as famílias. Os profissionais de atenção primária devem assumir o papel principal na coordenação da assistência com a equipe de outros prestadores de assistência à saúde.

O modelo do sistema de atendimento residencial é visto hoje como o padrão de cuidados para todas as crianças, mas é uma abordagem especialmente efetiva para aquelas com necessidades especiais. Uma revisão de 33 estudos apoia o fato de que, quando crianças com necessidades especiais de atenção à saúde recebem seu atendimento por meio desse modelo, sua condição de saúde, a prontidão do atendimento, o atendimento centrado na família e o funcionamento familiar são aprimorados (Homer et al., 2008).

Devido à particular complexidade das condições experimentadas por crianças com TEA, o modelo do sistema de atendimento residencial de atenção à saúde é especialmente adequado para atender às suas necessidades. Os relatos sobre essas crianças são de que recebem assistência menos abrangente e coordenada e têm mais necessidades não atendidas quando comparadas à coorte mais ampla de crianças e jovens com necessidades especiais de atenção à saúde. Vários estudos baseados em dados de levantamentos norte-americanos encontraram que os pais de crianças com autismo tinham menos probabilidade de relatar assistência compatível com a do sistema de atendimento residencial, como a centrada na família, abrangente ou coordenada, e menos satisfação com a atenção primária a seus filhos, se comparados aos pais de crianças com outras necessidades especiais de atenção à saúde, independentemente da gravidade da condição, das características pessoais ou das condições do seguro (Brachlow, Ness, McPheeters, & Gurney, 2007; Carbone et al., 2010; Carbone, 2013). Eles tinham mais probabilidade de relatar dificuldades de acesso a subespecialidades e menos probabilidade de receber ajuda com educação, terapia ou grupos de apoio.

No entanto, ao receber assistência por meio do sistema de atendimento residencial, as famílias relatam melhorias na saúde e diminuição da sobrecarga financeira (Golnik, Scal, Wey, & Gaillard, 2012). As funções de um sistema de atendimento residencial que são centrais para a assistência à saúde de crianças com TEA incluem rastreamento desenvolvimental para identificar sinais e sintomas o mais precocemente possível; encaminhamento para avaliação e intervenção mais abrangente; coordenação do atendimento de especialistas e todas as outras agências e profissionais envolvidos; monitoramento contínuo e manejo do TEA e de problemas médicos coexistentes; manejo da medicação e apoio; educação para famílias que buscam intervenções, inclusive medicina complementar e alternativa; além da **transição** para serviços adultos.

O rastreamento para TEAs deve ser incorporado às visitas de puericultura aos 18 e 24 meses de idade. Os desafios para o rastreamento universal para esses transtornos incluem preocupações com a acurácia dos instrumentos validados existentes; tempo e custos envolvidos; conforto no manejo de crianças com TEA antes que outros serviços e apoio estejam em funcionamento; e recursos limitados na comunidade depois que o diagnóstico é feito (Hyman & Johnson, 2012). Entretanto, os prestadores de cuidados à infância relatam várias barreiras no atendimento a essas crianças, como falta de habilidades necessárias para o reconhecimento de sinais e sintomas e a atenção a condições médicas e comportamentais comórbidas, falta de tempo e recursos para coordenar o atendimento de forma abrangente e falta de familiaridade com os recursos locais específicos para crianças com TEA (Williams, Tomchek, Gran, Bundy, Davis, & Kleinert, 2012).

Devido aos desafios especiais no tratamento de crianças com autismo, esforços específicos podem ser necessários para assegurar que a assistência ideal seja prestada em um modelo de sistema de atendimento residencial. Golnik e colaboradores (2012) avaliaram um sistema de atendimento residencial de cuidados primários concebido para atender às necessidades de crianças com TEA no Fairview Children's Clinic, em Minneapolis, nos Estados Unidos. Elementos desse sistema incluíram planos de atendimento individualizado, coordenação do atendimento com recursos específicos para TEA, incluindo dentistas; ferramentas para melhorar as consultas dos pacientes, entre as quais brinquedos específicos para a condição; consultas mais longas; e figuras e histórias escritas em formatos adaptados. Foi constatado que o planejamento de um sistema de atendimento residencial especificamente para atender às necessidades peculiares de crianças com TEA resulta em maior probabilidade de que elas recebam assistência que satisfaça os critérios do modelo, além de maior satisfação entre seus pais. Em um estudo qualitativo que incluiu grupos focais com pediatras, os seguintes recursos foram citados como úteis para que pudessem oferecer um sistema de atendimento residencial para crianças com TEA: um *website* indicando os recursos disponíveis na comunidade, orientações baseadas em evidências para crianças pequenas e coordenadores de assistência reembolsada pelo seguro.

ORIENTAÇÕES PARA A PRÁTICA E PRÁTICA BASEADA EM EVIDÊNCIAS

Como discutimos em outros capítulos, inúmeros tratamentos e programas baseados em evidências encontram-se disponíveis no momento, e a literatura sobre problemas médicos associados ao autismo aumentou de modo significativo. Diversas orientações para a prática estão disponíveis atualmente, e, embora assumam abordagens um pouco diferentes, é interessante ver que elas convergem em muitos aspectos (Isaksen, Bryn, Diseth, Heiberg, Schjolberg, & Skjeldal, 2013; McClure, 2014; Volkmar et al., 2014). Do mesmo modo, surgiram inúmeras revisões acadêmicas e trabalhos de pesquisa sobre condições médicas e problemas associados ao autismo (Coury, 2010; Levy et al., 2010). Felizmente, apesar de ainda escassa, a literatura a respeito de condições médicas em adultos com autismo vem crescendo (Burke & Stoddart, 2014). Revisaremos o tema de intervenções e programas baseados em evidências no Capítulo 5, relativo a intervenções educacionais.

RESUMO

Como em todas as áreas da medicina, um grama de prevenção vale um quilo de cura! A familiaridade com os padrões típicos de vulnerabilidade e força pode levar a uma prática médica informada que engaje mais plenamente os pacientes e suas famílias no processo de cuidados da saúde, bem como que antecipe e previna alguns problemas de saúde importantes em longo prazo. Desde o início da vida, diversas medidas podem ser adotadas com os pais para tornar as consultas de puericultura mais bem-sucedidas. Antecipar as necessidades da criança por meio de uma rotina familiar, utilizar recursos visuais (livros, agenda, aplicativos), evitar esperas excessivas, ter materiais familiares ou atividades para auxiliar durante o tempo de espera, pensar sobre a necessidade de uma abordagem mais consistente e informada e dedicar um tempo adicional serão aspectos de grande ajuda. Se as consultas de puericultura forem melhores, as consultas por doença também irão transcorrer com mais tranquilidade. Para crianças maiores, adolescentes e adultos, o conhecimento de problemas e preocupações típicos relacionados à idade, além dos mais específicos para TEA, será muito útil.

A assistência odontológica preventiva também é importante. Necessidades não atendidas de assistência bucal podem levar a dificuldades significativas mais tarde – mesmo ainda na infância. A consulta a um odontopediatra experiente pode ser muito útil, mas mesmo um dentista de prática geral pode adotar medidas para engajar a criança de modo a tolerar as consultas odontológicas e encorajar a boa higiene bucal.

Crianças com autismo estão em risco aumentado para lesões acidentais, e alguns dados mostram maior número de visitas ao PS; com frequência, estas podem ser minimizadas se houver uma forte relação de trabalho com o cuidador primário. As medidas para facilitar as visitas ao PS e as hospitalizações (particularmente se previsíveis) podem tornar a situação menos estressante para o indivíduo com TEA e seus cuidadores (e para os membros da equipe do hospital).

Levando em consideração o número potencial de problemas médicos e de saúde mental, particularmente à medida que os indivíduos envelhecem, é muito importante que o prestador de atenção primária tenha conhecimento de todas as medicações que estão sendo tomadas, bem como de eventuais tratamentos complementares e alternativos (dietas, vitaminas, etc.). A utilização da abordagem do sistema de atendimento residencial está fortemente associada a níveis mais avançados de cuidados à saúde e assistência médica mais eficiente. À medida que a base de evidências para tratamentos e procedimentos de intervenção foi se desenvolvendo, inúmeras orientações e recursos para a prática foram sendo disponibilizados, fornecendo uma boa referência inicial para o cuidador primário que se defronta com uma variedade, algumas vezes perturbadora, de tratamentos.

REFERÊNCIAS

Altun, C., Guven, G., Yorbik, O., & Acikel, C. (2010). Dental injuries in autistic patients. *Pediatric Dentistry, 32*(4), 343–346.

American Academy of Pediatrics, Medical Home Initiatives for Children with Special Needs Project Advisory Committee. (2002). Policy statement: The medical home. *Pediatrics, 110,* 184–186.

Bellando, J., & Lopez, M. (2009). The school nurse's role in treatment of the student with autism spectrum disorders. *Journal for Specialists in Pediatric Nursing, 14*(3), 173–182.

Brachlow, A. E., Ness, K. K., McPheeters, M. L., & Gurney, J. G. (2007). Comparison of indicators for a primary care medical home between children with autism or asthma and other special health care needs: National Survey of Children's Health. *Archives of Pediatrics & Adolescent Medicine, 161*(4), 399–405.

Burke, L., & Stoddart, K. P. (2014). Medical and health problems in adults with high-functioning autism and Asperger syndrome. *Adolescents and adults with autism spectrum disorders* (pp. 239–267). New York, NY: Springer Science + Business Media.

Carbone, P. S. (2013). Moving from research to practice in the primary care of children with autism spectrum disorders. *Academic Pediatrics, 13*(5), 390–399. doi:https://dx.doi.org/10.1016/j.acap.2013.04.003

Carbone, P. S., Bhel, D. D., Azor, V., & Murphy, N. A. (2010). The medical home for children with autism spectrum disorders: Parent and pediatrician perspectives. *Journal of Autism & Developmental Disorders, 40*(3), 317–324.

Carbone, P. S., Farley, M., & Davis, T. (2010). Primary care for children with autism. *American Family Physician, 81*(4), 453–460.

Coury, D. (2010). Medical treatment of autism spectrum disorders. *Current Opinion in Neurology, 23*(2), 131–136. doi:https://dx.doi.org/10.1097/WCO.0b013e3283 3722fa

Durand, V. M. (2014). *Autism spectrum disorder: A clinical guide for general practitioners.* Washington, DC: American Psychological Association.

Golnik, A., Scal, P., Wey, A., & Gaillard, P. (2012). Autism specific primary care medical home intervention. *Journal of Autism and Developmental Disorders, 42*(6), 1087–1093.

Green, D., & Flanagan, D. (2008). Understanding the autistic dental patient. *General Dentistry, 56*(2), 167–171.

Grossman, S. A., Richards, C. F., Anglin, D., & Hutson, H. R. (2000). Caring for the patient with mental retardation in the emergency department. *Annals of Emergency Medicine, 35*(1), 69–76.

Homer, C. J., Klatka, K., Tomm, D., et al. (2008). A review of the evidence for the medical home for children with special health care needs. *Pediatrics, 122*(4), e922–e937.

Howlin, P. (2014). Outcomes in adults with autism spectrum disorders. In F. R. Volkmar, S. J. Rogers, R. Paul, & K. A. Pelphrey (Eds.), *Handbook of autism and pervasive developmental disorders* (4th ed., Vol.1, pp. 97–116). Hoboken, NJ: Wiley

Hyman, S. L., & Johnson, J. K. (2012). Autism and pediatric practice: Toward a medical home. *Journal of Autism and Developmental Disorders, 42*(6), 1156–1164.

Isaksen, J., Bryn, V., Diseth, T. H., Heiberg, A., Schjolberg, S., & Skjeldal, O. H. (2013). Children with autism spectrum disorders: The importance of medical investigations. *European Journal of Paediatric Neurology, 17*(1), 68–76. doi:https: //dx.doi.org/10.1016/j.ejpn.2012.08.004

Kopycka-Kedzierawski, D. T., Auinger, P., Kopycka-Kedzierawski, D. T., & Auinger, P. (2008). Dental needs and status of autistic children: Results from the National Survey of Children's Health. *Pediatric Dentistry, 30*(1), 54–58.

Lai, B., Milano, M., Roberts, M. W., & Hooper, S. R. (2012). Unmet dental needs and barriers to dental care among children with autism spectrum disorders. *Journal of Autism and Developmental Disorders, 42*(7), 1294–1303. doi:https://dx.doi.org/10.1007/s10803–011–1362–2

Levy, S. E., Giarelli, E., Lee, L. C., Schieve, L. A., Kirby, R. S., Cunniff, C., et al. (2010). Autism spectrum disorder and co-occurring developmental, psychiatric, and medical conditions among children in multiple populations of the United States. *Journal of Developmental & Behavioral Pediatrics, 31*(4), 267–275. doi:https://dx.doi.org/10.1097/DBP.0b013e3181d5d03b

Lokhandwala, T., Khanna, R., & West-Strum, D. (2012). Hospitalization burden among individuals with autism. *Journal of Autism and Developmental Disorders, 42*(1), 95–104.

Marshall, J., Sheller, B., Williams, B. J., Mancl, L., & Cowan, C. (2007). Cooperation predictors for dental patients with autism. *Pediatric Dentistry, 29*(5), 369–376.

McClure, I. (2014). Developing and implementing practice guidelines. In F. R. Volkmar, S. J. Rogers, R. Paul, & K. A. Pelphrey (Eds.), *Handbook of autism and pervasive developmental disorders* (4th ed., Vol. 2, pp. 1014–1035). Hoboken, NJ: Wiley.

Minchella, L., & Preti, L. (2011). Autism spectrum disorder: Clinical considerations for the school nurse. *NASN School Nurse, 26*(3), 143–145.

Montes, G., Halterman, J. S., & Magyar, C. I. (2009). Access to and satisfaction with school and community health services for US children with ASD. *Pediatrics, 124*(Suppl 4), S407–S413.

Nadler, C. B. (2014). Development and evaluation of educational materials for pre-hospital and emergency department personnel on the care of patients with autism spectrum disorder. *Journal of Developmental and Behavioral Pediatrics, 35*(7), 473.

Offit, P. (2008). *Autism's false prophets.* New York, NY: Columbia University Press.

Piven, J., Rabins, P., & Autism-in-Older Adults Working Group. (2011). Autism spectrum disorders in older adults: Toward defining a research agenda. *Journal of the American Geriatrics Society, 59*(11), 2151–2155.

Raja, M., & Azzoni, A. (2001). Asperger's disorder in the emergency psychiatric setting. *General Hospital Psychiatry, 23*(5), 285–293.

Staines, R. (2010). School nurses can help identify children with undiagnosed autism. *Paediatric Nursing, 22*(2), 7.

Stoddart, K. P., Burke, L., Muskat, J., Duhaime, S., Accardi, C., Burnh Riosa, P., et al. (2013). *Diversity in Ontario's youth and adults with autism spectrum disorders: Complex needs in unprepared systems* (p. 52). Toronto, ON, Canada: The Hanen Centre.

Volkmar, F., Siegel, M., Woodbury-Smith, M., King, B., McCracken, J., State, M., & the American Academy of and Child and Adolescent Psychiatry (AACAP) Com- mittee on Quality Issues (CQI). (2014). Practice parameter for the assessment and treatment of children and adolescents with autism spectrum disorder. *Journal of the American Academy of Child and Adolescent Psychiatry, 53*(2), 237–257.

Volkmar, F. R., & Wiesner, E. A. (2009). *A practical guide to autism: What every parent, family member, and teacher needs to know.* Hoboken, NJ: Wiley.

Wakefield, A. J., Murch, S. H., Anthony, A., Linnell, J., Casson, D. M., Malik, M., et al. (1998). Ileal--lymphoid-nodular hyperplasia, non-specific colitis, and pervasive developmental disorder in children. *Lancet, 351*(9103), 637–641.

Williams, P. G., Tomchek, S., Grau, R., Bundy, M. B., Davis, D. W., & Kleinert, H. (2012). Parent and physician perceptions of medical home care for children with autism spectrum disorders in the state of Kentucky. *Clinical Pediatrics (Phila), 51*(11), 1071–1078. doi:10.1177/0009922812460333

Zuckerman, K. E., Lindly, O. J., Bethell, C. D., & Kuhlthau, D. (2014). Family impacts among children with autism spectrum disorder: The role of health care quality. *Academic Pediatrics, 14*(4), 398–407.

LEITURAS SUGERIDAS

Acs, G., & Ng, M. W. (2009). Dental care for your child with special needs. In M. L.

Batshaw (Ed.), *When your child has a disability: The complete sourcebook for daily and medical care.* Baltimore, MD: Brookes.

Batshaw, M. (2002). *Children with disabilities* (5th ed.). Baltimore, MD: Brookes. Batshaw, M. (2012). *Children with disabilities* (12th ed.). Baltimore, MD: Brookes.

Civardi, A., & Bates, M. (Eds.). (2009a). *Going to the dentist (first experiences).* Tulsa, OK: EDC.

Civardi, A., & Bates, M. (Eds.). (2009b). *Going to the hospital.* Tulsa, OK: EDC.

Dias, G. G., Prado, E.F.G. B., Vadasz, E., & Siqueira, J.T.T. (2010). Evaluation of the efficacy of a dental plaque control program in autistic patients. *Journal of Autism & Developmental Disorders, 40*(6), 704–708.

Fombonne, E., & Cook, J.E.H. (2003). MMR and autistic enterocolitis: Consistent epidemiological failure to find an association. *Molecular Psychiatry, 8*, 933–934.

Hollins, S., Avis, A., & Cheverton, S. (1998). *Going into hospital.* London, UK: Gaskell and St. George's Hospital Medical School.

Hollins, S., Bernal, J., & Gregory, M. (1996). *Going to the doctor.* London, UK: St. George's Mental Health Library.

Mayer, M. (1990). *Just going to the dentist.* New York, NY: Golden Books.

Ming, S. X., & Pletcher, B. A. (Eds.). (2014). *Navigating the medical maze with a child with autism spectrum disorder: A practical guide for parents.* Philadelphia, PA: Jessica Kingsley.

Murkoff, H. (2002). *What to expect when you go to the dentist.* New York, NY: Harper Festival.

Pace, B. (2002). *Chris gets ear tubes.* Washington, DC: Gallaudet University Press.

Rogers, F. (2002). *Going to the hospital*. Tulsa, OK: EDC.

Stratton, K., Gable, A., & McCormick, M. (Eds.). (2001). *Immunization safety review: Thimerosal containing vaccines and neurodevelopmental disorders*. Immunization Safety Review Committee–Institute of Medicine. Washington, DC: National Academies Press. (Can be ordered online at www.nap.edu.)

Stratton, K., Gable, A., Shetty, P., & McCormick, M. (Eds.). (2009). *Immunization safety review: Measles-mumps-rubella vaccine and autism*. Immunization Safety Review Committee–Institute of Medicine. Washington, DC: National Academies Press. (Can be ordered online at www.nap.edu.)

Taylor, B., Miller, E., Farrington, C. P., Petropoulos, M. C., Favot-Mayaud, I., Li, J., et al. (1999). Autism and measles, mumps, and rubella vaccine: No epidemiological evidence for a causal association. *Lancet, 353*(9169), 2026–2029. [See comments.]

Taylor, B., Miller, E., Lingam, R., Andrews, N., Simmons, A., & Stowe, J. (2002). Measles, mumps, and rubella vaccination and bowel problems or developmental regression in children with autism: Population study. *British Medical Journal, 324*(7334), 393–396.

Volkmar, F. R., Rowberry, J., de Vinck-Baroody, O., Gupta, A. R., Leung, J., Meyers, J., et al. (2014). Medical care in autism and related conditions In F. Volkmar, A. Klin, R. Paul, & D. J. Cohen (Eds.), *Handbook of autism and pervasive developmental disorders* (4th ed., Vol. 1, pp. 532–555). New York: Wiley.

Weber, J. D. (2000). *Children with Fragile X syndrome: A parents' guide*. Bethesda, MD: Woodbine House.

4

Condições e problemas médicos frequentes

Desde 1943, quando Kanner descreveu o autismo pela primeira vez, tem havido muitas sugestões quanto a sua causa e associações com diferentes condições médicas. Durante as décadas de 1970 e 1980, começou a se acumular uma série de relatos de caso que sugeriam associações do autismo com inúmeras condições (Gillberg & Coleman, 2000). Vários fatores complicaram a interpretação dessa literatura. O que é mais importante, apenas relatos de casos "positivos" foram publicados (i.e., você não ouve falar de casos *não* associados a autismo); a verdadeira questão era se a frequência das associações relatadas era maior do que o acaso. Quando a literatura foi reinterpretada (Rutter, Baily, Bolton, & Le Couteur, 1994), as principais associações claramente se relacionavam a convulsões e a dois transtornos genéticos. Os transtornos convulsivos eram aumentados de modo muito claro no autismo. As taxas de autismo associado à síndrome do X frágil e à esclerose tuberosa, embora não fossem altas no transtorno, eram mais altas do que simplesmente por acaso. Quando indivíduos com autismo foram acompanhados ao longo do tempo, ficou evidente que muitas outras condições médicas e vulnerabilidades também eram preocupantes.

O autismo é atualmente entendido como baseado no cérebro. Exames de RNMf mostram diferenças no cérebro de pessoas com o transtorno. Está claro que existe um forte componente genético, embora mais provavelmente não se trate de um único gene.

TRANSTORNOS CONVULSIVOS

Transtornos convulsivos são as complicações médicas associadas a TEA encontradas com maior frequência. Talvez 15% das crianças terão um transtorno convulsivo, e isso não inclui convulsões febris. Na população em geral, cerca de 5% de todas as crianças experimentam uma convulsão até os 15 anos de idade; mais da metade destas terá convulsões associadas a febre alta. É claro que convulsões febris por si só não constituem epilepsia.

A literatura sobre a associação entre autismo e epilepsia é complexa, com muitos relatos de casos e poucos estudos em grande escala (Bolton, Carcani-Rathwell, Hutton, Goode, Howlin, & Rutter, 2011). Uma metarrevisão (Amiet, Gourfinkel-An, Consoli, Perisse, & Cohen, 2010) observou fortes associações de convulsões com função cognitiva inferior e pessoas do sexo feminino (estas frequentemente com maior deficiência intelectual). As complicações na comparação dos estudos relacionam-se a mudanças na prática diagnóstica (visões amplas vs. restritas do diagnóstico) e à necessidade de assumir uma perspectiva desenvolvimental; por exemplo, adolescentes com autismo desenvolvem convulsões com maior frequência do que aqueles sem o transtorno. Infelizmente, há poucos estudos de adultos.

Os dados na figura a seguir apresentam as taxas de convulsão em duas amostras diferentes de crianças com autismo e em uma amostra normativa de crianças britânicas. O risco de desenvolvimento de epilepsia é aumentado no autismo em relação à população sadia durante a infância, com risco aumentado no início da vida e no início da adolescência. São observados todos os vários tipos de convulsões. Convulsões generalizadas representam cerca de 40% dos transtornos convulsivos na população geral, e cerca de 80% ou mais destas são vistas no autismo. As convulsões com ausência representam aproximadamente 10 a 15% de todas as convulsões no transtorno. As atônicas também são vistas algumas vezes. Já as parciais, sejam simples ou complexas, representam talvez 10% das ocorrências no autismo (veja a Fig. 4.1).

Deve ser feito encaminhamento para EEG e consulta neurológica se houver suspeita de convulsões. Os EEGs (inclusive os de 24 horas) são agora mais fáceis de fazer, mas algumas vezes poderá ser necessária ajuda comportamental ou mesmo farmacológica para aumentar a cooperação (esta última, é claro, pode afetar o EEG e, portanto, não é ideal). Comportamentos estranhos podem, às vezes, ser confundidos com convulsões, portanto pode ser útil ter um bom relato do episódio e até mesmo um vídeo do evento para

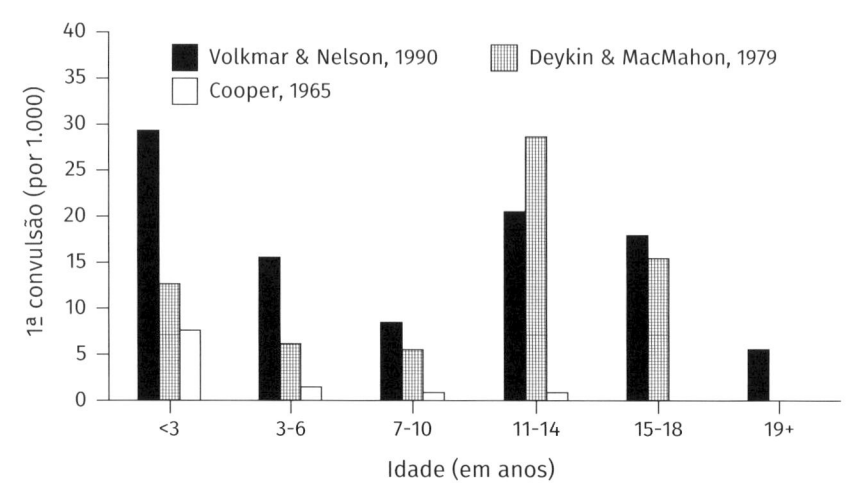

FIGURA 4.1 Taxas de primeira convulsão, excluindo-se convulsões febris, em duas amostras de indivíduos com autismo (Deykin & MacMahon, 1979; Volkmar & Nelson, 1990) e em uma amostra britânica sadia (Cooper, 1975).
Fonte: Reproduzida com permissão de Volkmar e Wiesner (2009, p. 389).

correlação clínica. Devem ser ensinadas aos pais e aos professores noções básicas de primeiros socorros relativas a convulsões, e, se as medicações se tornarem um problema, os riscos e os efeitos colaterais precisam ser equilibrados. Para crianças com TEA, é importante minimizar, na medida do possível, a sedação potencial e a interferência na participação escolar.

CONDIÇÕES GENÉTICAS RELACIONADAS (OU POTENCIALMENTE RELACIONADAS) AO AUTISMO

Quando começou a aumentar o número de pesquisas sobre o autismo no fim das décadas de 1970 e 1980, muitos relatos de caso observaram associações do transtorno com uma gama de condições. O problema com os relatos de caso é que, por sua própria natureza, eles são dignos de nota, mas carecem de informações relativas às taxas das condições na população geral. A questão não é se a síndrome do *x* (de qualquer tipo) está *sempre* associada ao autismo, mas se ela é observada em uma taxa maior do que a vista na população (Rutter et al., 1994). Se esse padrão é aplicado, um número mais reduzido de condições se torna foco de interesse, várias das quais com fortes componentes genéticos.

Síndrome do X frágil

O transtorno ligado ao X é, hoje, uma das causas de deficiência intelectual identificada com maior frequência. É encontrado em 1 a 2% dos casos de autismo (em indivíduos com X frágil, a taxa de associação desse transtorno varia por sexo, afetando aproximadamente 25% dos meninos e 5% das meninas) (Abrahams & Geschwind, 2008). A condição decorre de uma expressão ausente ou diminuída da proteína do retardo mental do X frágil (FMRP), resultante de uma mutação no gene FMRP1 no cromossomo X. Em geral, ocorre perda de funcionamento devido a expansão instável da repetição de um trinucleotídeo. Se houver mais de 200 repetições desse trinucleotídeo, o gene FMRP é silenciado, o que resulta em mutação completa; em indivíduos com 50 a 200 repetições, pode ser observada uma variedade de achados. Como a condição está ligada ao X, é mais provável que os homens sejam gravemente afetados, com as mulheres exibindo maior variação de deficiência.

As características físicas da condição podem não ser imediatamente aparentes no nascimento, e não é raro que uma família tenha um segundo filho antes que o transtorno seja diagnosticado no primeiro – o que é uma pena, porque aconselhamento genético e teste pré-natal estão disponíveis. As características físicas incluem relativa macrocefalia, rosto longo e orelhas grandes. Com frequência é observada hipotonia, assim como palato arqueado. Observa-se também aumento testicular, particularmente na adolescência. Vários problemas médicos associados incluem convulsões, prolapso da válvula mitral e infecções auditivas e sinusais recorrentes. Dificuldade intelectual e problemas de aprendizagem são frequentes.

O grau de comprometimento intelectual correlaciona-se com o FMRP produzido pelo indivíduo (Visootsak, Warren, Anido, & Graham, 2005). Nos testes psicológicos, são observadas deficiências em matemática, habilidades visuoespaciais, atenção e **funcionamento executivo**, além de problemas de coordenação **visuomotora** (Van Esch, 2012). Um pequeno número de casos é totalmente não verbal; a maioria terá alguns problemas de linguagem e fala. Ansiedade social é relativamente comum e sugere TEA (mesmo quando todos os critérios não são satisfeitos); outros sintomas sugestivos de autismo podem incluir dificuldade em olhar nos olhos e problemas sensoriais. Considerando que esse é um transtorno de único gene, existe algum potencial para terapia genética direcionada – que constitui uma área ativa do trabalho atual (Roach, 2014).

Esclerose tuberosa

Essa condição é encontrada em talvez 1% das crianças com autismo, embora seja observado que cerca de 20% das crianças com esclerose tuberosa (ET) tenham o transtorno (Abrahams & Geschwind, 2008) e outras exibam algumas características da condição. Aparentemente, o risco para autismo é aumentado com a presença de túberos no lobo temporal, maior deficiência intelectual e transtorno convulsivo. Diferentemente dos padrões típicos no autismo, a proporção entre homens e mulheres é quase igual.

Esse transtorno neurocutâneo pode afetar muitos sistemas orgânicos, os quais costumam incluir cérebro, pele, olhos, coração e rins. É muito ampla a gama de expressões da síndrome, e o diagnóstico é feito com base na presença de no mínimo duas características importantes e duas de menor relevância (Roach & Sparagana, 2004). As características de maior importância incluem angiofibromas faciais, angiomiolipoma renal, túberos corticais, rabdomioma cardíaco e mais de três máculas hipomelanóticas; as menos importantes incluem múltiplos cistos renais, cistos ósseos e fibromas gengivais, entre outras.

A condição decorre de uma anormalidade no gene TSC-1 ou no TSC-2, em geral devido a uma mutação *de novo*, e é uma condição autossômica dominante. Não é necessária testagem genética para o diagnóstico da condição, mas os pacientes que satisfazem os critérios costumam exibir uma mutação nos testes. A expressão pode variar de modo significativo dentro da mesma família. Um alto índice de suspeição deverá surgir com base na presença de características mais ou menos importantes. Para crianças pequenas, a presença de convulsões associadas a retardo no desenvolvimento e lesões cutâneas hipomelanóticas é sugestiva. Estas são mais bem-vistas com o uso de lâmpada de Wood e um exame físico minucioso. Imagem craniana por RNM ou tomografia computadorizada (TC) pode ser utilizada junto com ultrassonografia dos rins e ecocardiograma. Também podem ser vistas anormalidades no exame da retina.

Em crianças pequenas, convulsões e rabdomiossarcoma cardíaco podem alertar o clínico para o diagnóstico. Com a idade, as características da pele e os problemas cognitivos se tornam mais evidentes. A epilepsia é comum (até 90% dos casos), além de deficiência intelectual (40 a 60% dos casos).

Existem muitas hipóteses sobre a relação entre autismo e ET. É possível que essa ligação seja direta, devida a alguns aspectos da expressão genética ou aos efeitos da localização dos túberos. Como se pode imaginar, a ajuda de um clínico experiente no manejo da condição é valiosa. O tratamento de transtornos convulsivos é particularmente importante, e uma regressão nas habilidades deve motivar a pronta consideração de reinício de transtorno convulsivo.

Síndrome da duplicação de 15q

Essa síndrome de duplicação (cromossomo 15q11.2-13.1) ocorre de várias formas. Se a duplicação for herdada do pai, o desenvolvimento pode ser normal, porém, quando herdada da mãe, em geral resultam dificuldades no desenvolvimento. Com maior frequência, no entanto, a duplicação ocorre no feto na concepção. A condição está associada a vários graus de gravidade. São muitos os achados físicos potenciais, entre os quais hipotonia, que podem resultar em dificuldades alimentares e retardo motor. Pode haver algumas características semelhantes a uma ponte nasal achatada, pregas epicânticas e palato alto. Em uma minoria dos casos, pode haver baixa estatura. São relatados vários graus de retardo cognitivo, assim como uma frequência mais alta do que o esperado de autismo (ainda assim, a condição representa talvez 1 a 2% de todos os casos do transtorno) (Abrahams & Geschwind, 2008), e surgem complicações diagnósticas com retardo motor ou cognitivo grave. Aproximadamente metade dos casos terá uma ou mais convulsões.

OUTRAS CONDIÇÕES GENÉTICAS

Condições genéticas adicionais que foram identificadas com um índice aumentado de autismo incluem as síndromes de Angelman e de Down, fenilcetonúria e as síndromes de Smith-Lemli-Opitz, de Joubert e da deleção de 22q, entre outras. A importância de tais associações permanece incerta porque elas, em grande parte, estão baseadas em relatos de caso, embora, para muitas dessas condições, os genes associados sejam conhecidos hoje. Como discutimos no Capítulo 3, a consideração de condições genéticas e a avaliação devem fazer parte de um exame médico inicial ampliado.

Regressão

Na descrição inicial do autismo, Leo Kanner mencionou que acreditava que o transtorno fosse congênito. Posteriormente, ficou claro que cerca de 20%

das crianças diagnosticadas com a doença parecem ser relativamente normais no nascimento e nos primeiros meses de vida – ou, algumas vezes, até durante o primeiro ou o segundo ano de vida. Porém, os pais relatam que, depois disso, elas perdem as habilidades e desenvolvem autismo. É provável que esse número seja uma superestimação da quantidade de pacientes que de fato apresenta uma regressão drástica. Veja a Tabela 4.1 para os diferentes tipos de regressão.

É importante coletar uma história minuciosa, pois as questões em torno da caracterização da regressão são frequentemente complicadas. Às vezes, com uma história desenvolvimental minuciosa, percebe-se que houve alguns sinais de alerta antes mesmo que os pais notassem o problema (i.e., pode ser menos um caso de regressão e mais uma falha em apreciar um início gradual de desenvolvimento). Em alguns casos, a criança utilizará algumas poucas palavras e, depois, não desenvolverá seu vocabulário, ou isso só ocorrerá muito lentamente. Algumas vezes, não fica claro se a criança de fato compreendia bem as palavras ou se estava apenas brincando de emitir sons, como muitos bebês fazem.

Dificuldades na definição da regressão complicam a interpretação das pesquisas disponíveis. Os tratamentos para crianças com autismo que tiveram uma regressão não são diferentes daqueles para outras crianças com o transtorno – a menos que seja encontrada uma condição médica para explicar a deterioração. Poderão ser necessários exame físico minucioso e estudos laboratoriais específicos, sugeridos pelo exame ou pela história. Com exceção de atividade convulsiva não reconhecida, as chances de encontrar uma condição subjacente são muito baixas.

Um grupo diverso de condições pode estar associado a regressão no desenvolvimento. Estas incluem convulsões, infecção no SNC, déficits mitocondriais (p. ex., doença de Leigh), hipotireoidismo, panencefalite esclerosante subaguda, neurolipidose, leucodistrofia metacromática, doença de Addison-Schilder, síndrome de Angelman, gangliosidose e aminoacidopatias (p. ex., fenilcetonúria [PKU]), entre outras (Dyken & Krawiecki, 1983).

O DSM-IV e a CID-10 reconheceram uma condição rara, o transtorno desintegrativo da infância, em que se desenvolve autismo de uma forma um tanto distinta depois de um período relativamente longo (em geral 3 a 4 anos) de desenvolvimento normal. O início dessa condição pode ser repentino (dias a semanas) ou mais prolongado (semanas a meses). De modo típico, a criança se torna mais ansiosa ou agitada e tem noção de que

TABELA 4.1 Tipos de regressão no autismo

Nome da condição ou observância	Descrição
Perda drástica das habilidades com o desenvolvimento de autismo (transtorno desintegrativo da infância [TDI])	Rápido desenvolvimento de comportamentos semelhantes a autismo em uma criança previamente normal; uma categoria especial na CID-10 (e no DSM-IV) para o assim denominado *transtorno desintegrativo da infância*; perda drástica das habilidades em início inequívoco, em geral entre 3 e 4 anos
Estagnação do desenvolvimento	Frequentemente relatada em crianças menores (1 a 2 anos) como menos perda de habilidades, mas falha em progredir
Síndrome de Rett	Início nos primeiros anos de vida, com perda do desenvolvimento das habilidades e perda de movimentos voluntários das mãos; associada a regressão acentuada e inúmeros sinais e sintomas neurológicos; associada a um gene específico
Síndrome de Landau-Kleffner (afasia adquirida com epilepsia)	Perda sobretudo na linguagem expressiva; pode ser confundida com autismo; padrão característico no EEG
Perda das habilidades em relação a outra doença médica e neurológica	Infecções no sistema nervoso central (SNC), doença mitocondrial, transtornos herdados, outras condições médicas específicas
Perda das habilidades na adolescência	Algumas vezes observada em indivíduos com autismo; perda não acentuada das habilidades, mas o adolescente não consegue ganhos importantes

está perdendo as habilidades. Quando ela se torna menos interessada no ambiente, desenvolve-se um quadro clínico de autismo mais clássico – frequentemente com perda da linguagem. A perda da linguagem pode ser total ou a criança pode utilizar apenas umas poucas palavras (após ter tido fala fluente e complexa). Apesar de extensas avaliações, nenhuma outra causa médica específica é encontrada, e, embora o progresso do paciente costume estar limitado, não ocorre deterioração posterior (como em uma demência com início na infância) (Westphal & LeMaistre, 2014). Nas meninas (e de modo muito raro nos meninos), a síndrome de Rett pode estar associada a perda das habilidades. Um teste genético para esse transtorno de um único gene se encontra disponível hoje.

Do mesmo modo, a **síndrome de Landau-Kleffner** (também conhecida como *afasia epiléptica adquirida*) apresenta início de afasia e está associada a uma anormalidade específica no EEG. Seu início costuma ocorrer no período da pré-escola até os primeiros anos escolares, talvez com ligeira predominância no sexo masculino. Algumas vezes (mas nem sempre), são observadas convulsões clínicas. É provável que o potencial para confusão com o autismo seja maior nos casos mais jovens, porque o início mais tardio do uso de recursos visuais, entre outros, deixa claro que está presente um forte desejo de se comunicar e a criança se relaciona socialmente.

Uma história clara de regressão deve motivar uma coleta minuciosa da história, revisão dos sistemas e exame físico. De modo típico, será realizada uma série de estudos, inclusive EEG e outros, na procura de sinais de condições médicas associadas (conforme listado anteriormente). É importante observar que, algumas vezes, os transtornos convulsivos são difíceis de reconhecer, mas se expressam no desenvolvimento perturbado ou retardado.

PROBLEMAS DE AUDIÇÃO E VISÃO

As vulnerabilidades sensoriais mais comuns entre crianças com TEA provavelmente são aquelas que envolvem sensibilidade (hiper e hipo) a sons e ruídos. Quando os bebês ficam um pouco maiores, os pais com frequência irão notar falta de atenção à voz humana (algumas vezes em contraste impressionante com a resposta da criança a outros sons). Preocupações com surdez são muito frequentes. Felizmente, nos Estados Unidos, a grande maioria dos bebês é rastreada no nascimento, e a perda auditiva congênita é agora diagnosticada em idade muito mais precoce do que no passado. Existe um potencial para confusão entre autismo e perda auditiva, e será útil o estudo da resposta auditiva evocada de tronco cerebral. O que acontece é que esse transtorno e a surdez podem coexistir em um pequeno número de casos. Em geral, hoje a perda auditiva é diagnosticada primeiro, e apenas quando a criança não responde ao tratamento é que surge a suspeita de autismo; nessa altura, outros sintomas sugestivos do transtorno podem se desenvolver. É importante saber se ambos os diagnósticos estão presentes, pois é necessária uma coordenação atenta. O cuidador primário também deve estar alerta à perda auditiva flutuante, por exemplo, com otite média recorrente. Algumas crianças com surdez que inicialmente parecem exibir sintomas de autismo não mais parecerão ter o transtorno se for feita intervenção por meio de recursos auditivos, implantes, implementação de sinalização visual, etc. Eventualmente, as crianças exibirão perda auditiva mista envolvendo perda neurossensorial e de condução.

A escola e a família podem responder às crianças com sensibilidades sonoras oferecendo ambientes com perturbação mínima; alguns prédios de escolas e salas de aula quase parecem ser perversamente planejados para complicar a vida de uma criança com TEA, porque a construção em blocos de concreto e pisos de linóleo contribui para um efeito de caixa de ressonância. Para algumas crianças, o uso de fones de ouvido pode ajudar a atenuar sons acidentais.

Para muitas crianças com autismo, alguns aspectos das habilidades visuais representam uma zona de capacidade maior (p. ex., habilidades do tipo utilizado para montar quebra-cabeças). No entanto, também podem ser encontradas preferências visuais incomuns. Algumas crianças passarão longos períodos envolvidas em maneirismos visuais (como agitar um cordão para a frente e para trás à frente dos seus olhos) ou podem se interessar por aspectos visuais incomuns dos materiais (focando em detalhes menos importantes de um brinquedo).

Crianças com dificuldades visuais algumas vezes exibem movimentos corporais incomuns que podem ser confundidos com aqueles vistos no autismo. Preocupações em relação à visão devem ser prontamente tratadas com a ajuda de um especialista (presumindo-se que o paciente seja minimamente cooperativo). Os problemas diagnósticos podem ser mais complicados em crianças que são cegas e surdas; mas, felizmente, tais casos são raros.

ALIMENTAÇÃO E PROBLEMAS ALIMENTARES

Crianças com autismo e transtornos relacionados podem ter inúmeros problemas com a alimentação. Estes incluem preferências alimentares e suscetibilidades incomuns, além de ingestão de substâncias não nutritivas (pica), discutidas posteriormente. Embora, algumas vezes, crianças com o transtorno sejam descritas como difíceis de alimentar, é interessante que os problemas alimentares tendem a se tornar mais pronunciados quando elas ficam um pouco mais velhas. Algumas terão suscetibilidades profundas a texturas, sabores ou cheiros dos alimentos, como, por exemplo, comidas de certa consistência ou cor. Outras são resistentes a novos alimentos, aceitando apenas uma dieta limitada. Tentativas de introduzir novos alimentos podem ser repletas de dificuldades. Com frequência, os pais relatam que os problemas com suscetibilidades alimentares começam mais ou menos a partir do momento em que são introduzidos os alimentos sólidos. É interessante, no entanto, que tenhamos visto apenas algumas crianças com autismo que exibem retardo no crescimento.

De certo modo, as preferências alimentares incomuns de algumas crianças com TEA podem parecer ter alguma semelhança com os problemas vistos em bebês com mais ou menos 18 meses que brigam com a comida. As coisas que ajudam a criança em desenvolvimento típico a lidar com isso – por exemplo, ficar motivadas para imitar os modelos fornecidos pelos familiares que comem uma variedade de alimentos ou desfrutar de elogios dos pais por experimentarem novos alimentos – não funcionam tão bem naquelas com TEA. Isso fica ainda mais complicado quando os próprios pais também estão se submetendo a intervenções nutricionais complementares e alternativas.

Infelizmente, lidar com preferências alimentares incomuns não é fácil. Terapeutas ocupacionais e fonoaudiólogos podem ser úteis. As estratégias podem incluir práticas como a mudança *gradual*. Dependendo das preferências da criança, pode ser possível fazer acréscimos a alimentos de que ela já gosta. Por exemplo, se ela toma batidas ou *milk-shakes*, você pode tentar adicionar diferentes tipos de alimentos a eles. Às vezes, variar a maneira como os alimentos são apresentados os torna mais toleráveis; por exemplo, congelar purê de vegetais, transformando-o em picolés, pode torná-lo mais interessante. Para algumas crianças, ajudará se estiverem envolvidas na preparação do alimento – podem ser utilizadas abordagens visuais para fazer um livro de receitas simples com fichas, e algumas vezes a criança fica mais motivada se estiver envolvida no ato de cozinhar. Do mesmo modo, envolvê-la nas compras dos produtos pode ajudar. Podem ser utilizadas abordagens comportamentais que incluem elogio, refeições com tempo limitado, ignorar recusas alimentares e minirrefeições mais frequentes (com lanches limitados entre elas).

Pica

A ingestão de substâncias não alimentares (**pica**) é observada em indivíduos com deficiência intelectual e naqueles com autismo. Os itens ingeridos podem incluir sujeira, lascas de tinta, barbante ou mesmo tecido. Esses materiais podem ser mastigados e retidos na boca e podem ou não ser engolidos. Obviamente, substâncias que são venenosas causam preocupação, assim como o potencial para obstrução intestinal. Os pais devem estar alertas à existência de fontes de chumbo ou toxinas.

Inúmeras estratégias estão disponíveis para lidar com esse problema, incluindo intervenções comportamentais (Piazza et al., 1998) e farmacológicas (Lerner, 2008). A escolha da estratégia de intervenção depende de vários fatores, entre os quais idade e nível cognitivo da criança e o(s) comportamento(s) específico(s) em questão. O apoio do fonoaudiólogo e do terapeuta ocupacional na escola pode ser útil. Para algumas crianças, é a experiência de movimentar sua boca e mastigar que é essencialmente importante. Em tais casos, o uso de alimentos crocantes ou com texturas interessantes, chicletes, etc., pode ser útil. É claro que os pais devem estar conscientes do potencial para acréscimo de açúcar à dieta do filho. Às vezes, a pica está associada à superestimulação da criança, e, em tais casos, a redução do nível de estimulação ambiental pode ajudar. Um bom analista do comportamento também pode ser muito útil, para, por exemplo, observar os contextos ou as situações em que o comportamento ocorre, assim como seus antecedentes e consequências. Para algumas crianças, o uso de uma escova de dentes elétrica (em alguns casos, várias vezes por dia) pode proporcionar estimulação oral. Para outras, algumas vezes é possível encontrar um comportamento substituto ou alternativo, como comer lascas de gelo (com ou sem sabor). Em determinadas situações, as reações ao comportamento podem ser uma parte importante do que mantém o comportamento. Dependendo do contexto, alguns dos inúmeros estudos médicos ou laboratoriais podem ser indicados (raio X abdominal, nível de chumbo na hemoglobina, etc.).

Problemas gastrintestinais

Nos últimos anos, tem havido interesse considerável pelos problemas gastrintestinais (GI) em crianças com TEA. Inúmeros fatores podem contribuir para esses problemas, entre eles falta de exercícios, estilo de vida sedentário e dieta pobre ou bastante limitada. Uma revisão feita pelo British Medical Research Council sugeriu que não havia dados epidemiológicos que documentassem a incidência e a prevalência de distúrbios GI nessas crianças. Kuddo e Nelson (2003) também não encontraram evidências de maior incidência de problemas GI.

Constipação e diarreia parecem ser os sintomas GI relatados com mais frequência (Chaidez, Hansen, & Hertz-Picciotto, 2014; Wang, Tancredi, & Thomas, 2011). Não está claro se existem fortes associações com a gravidade do autismo ou com o nível de deficiência intelectual (Chandler et al., 2013). Diferenças na permeabilidade intestinal também não são observadas (Dalton et al., 2014), e estudos bem controlados não mostram uma relação de dietas livres de glúten ou caseína com alteração comportamental no transtorno (Hyman et al., 2016; Millward, Ferriter, Calver, & Connell-Jones, 2008). É claro que problemas GI podem prever outras dificuldades, como, por exemplo, problemas para dormir ou irritabilidade. Esperamos que pesquisas futuras incluam estudos mais bem controlados e rigorosos para avaliar melhor essas perturbações. Orientações baseadas em evidências não estão disponíveis para doença GI em crianças com TEA, e, portanto, a prática padrão deve prevalecer.

Obesidade

Cerca de um terço das crianças dos Estados Unidos apresenta sobrepeso – um aumento importante em relação às últimas décadas. A obesidade está significativamente relacionada a uma gama de problemas médicos, como diabetes tipo 2, hipertensão, problemas ortopédicos e hiperlipidemia, entre outros. Se esses problemas continuarem, eles colocam o adulto em risco aumentado para problemas de saúde. Infelizmente, sabe-se relativamente pouco acerca da prevalência de obesidade em indivíduos com TEA. Há boas razões *a priori* para suspeitar que as taxas seriam aumentadas (veja o Quadro 4.1).

A literatura limitada sobre esse tema produziu resultados diversos, com a prevalência aumentada de sobrepeso entre crianças com autismo variando de

> **QUADRO 4.1** Fatores de risco para sobrepeso e obesidade em TEA
>
> - **Habilidades sociais** limitadas → isolamento de atividades com os pares, inclusive brincar e realizar atividades esportivas
> - Dificuldades na função executiva → dificuldades com esportes de equipe
> - Isolamento social → engajamento em atividades solitárias e sedentárias, como, por exemplo, *videogames*
> - A comida pode ser uma fonte importante de prazer
> - Medicações → reduzem os níveis de atividade; podem estimular diretamente o apetite (p. ex., risperidona)

aproximadamente 10% até mais de 30%. Zuckerman, Hill, Guion, Voltolina e Fombonne (2014) avaliaram a obesidade em uma grande amostra de crianças com TEA no Oregon, Estados Unidos, e encontraram que, de modo geral, 18% preenchiam os critérios para sobrepeso, e outras 17%, para obesidade. A obesidade também estava associada a problemas do sono e de comportamento. Os fatores de risco incluíam a gravidade do autismo e a administração da medicação associada. Um estudo observou deficiências nutricionais mesmo na presença de sobrepeso, possivelmente refletindo padrões alimentares idiossincrásicos (Shmaya, Eilat-Adar, Leitner, Reif, & Gabis, 2015).

Assim como em jovens com desenvolvimento típico (e adultos), a intervenção é importante, embora as opções infelizmente possam ser um tanto limitadas. Programas de intervenção efetivos precisam reconhecer as necessidades dos indivíduos e sua situação. Sempre que possível, a pessoa deve estar envolvida e engajada. É importante estabelecer metas de peso realistas (Grondhuis & Aman, 2014). Foram desenvolvidos alguns programas específicos para beneficiar crianças com TEA (Gillette et al., 2014; Sharp, Burrell, & Jaquess, 2014). Programas de exercícios apropriados (Srinivasan, Pescatello, & Bhat, 2014) podem ajudar. Em algumas localidades dos Estados Unidos, foram desenvolvidos programas recreativos especiais para crianças com TEA, tanto por meio de estabelecimentos autônomos como em associação com escolas.

SONO E PROBLEMAS DO SONO

As necessidades de sono variam de modo considerável durante o desenvolvimento das crianças. Os problemas do sono estão entre os mais difíceis de lidar. Os pais, com frequência já estressados, podem se tornar cronicamente cansados e frustrados pelos horários tardios em que seu filho vai para a cama e pelos frequentes despertares durante a noite. Mais da metade das crianças com autismo terá, em algum momento, problemas com o sono que duram mais de um mês; tais problemas são penosos para os pacientes ou para seus pais e estão associados a problemas de comportamento (Park et al., 2012). A natureza do problema muda um pouco com o tempo (Goldman, Richdale, Clemons, & Malow, 2012), mas os problemas podem persistir até a adolescência.

Algumas vezes, os pais nos dizem que o sono nunca foi um problema; outras, relatam que seu filho dormia muito bem quando bebê, mas então o sono começou a ficar mais desorganizado. Por exemplo, por volta dos 18 meses, ele começou a acordar durante a noite e pulava para a cama dos pais ou pedia sua atenção. Além disso, aparentemente muitas crianças com autismo podem não dormir com regularidade durante a noite até muito mais tarde na vida. Elas podem ficar acordadas até tarde e, às vezes, causam problemas para si mesmas e para seus pais enquanto perambulam pela casa durante a noite. Algumas vezes, o problema é que acordam cedo, ou, ainda, podem ser muito dependentes de rotinas muito específicas e precisas na hora de dormir, o que pode ir ficando cada vez mais complicado com o tempo, com qualquer violação da rotina levando a uma noite difícil.

Muitos pais ficam acordados durante boa parte da noite esperando até que a criança finalmente vá dormir e eles possam ir para a cama. À medida que os cuidadores ficam mais cansados e estressados, podem ter mais dificuldades para lidar com seu filho (e com outras áreas de suas vidas) durante o dia, o que pode contribuir ainda mais para os problemas da criança.

Existe, nessa área, um corpo de pesquisa pequeno, porém crescente, mas poucos estudos longitudinais foram conduzidos. Algumas pesquisas sugerem que são as crianças mais novas com autismo que têm maior probabilidade de apresentar problemas do sono. Outras sugerem que o problema tem menos a ver com a idade e mais com o nível de desenvolvimento global do indivíduo. Outras, ainda, sugerem que as diferenças não estão fortemente relacionadas à idade ou ao nível desenvolvimental da criança (Goldman et al., 2012). Dados recentes sugerem, quando muito, que problemas do sono são muito mais comuns em crianças com TEA do que em outras crianças com deficiências.

Pelo menos 50% das crianças terão problemas quando chegarem à idade escolar. É provável que os pais sub-relatem problemas do sono, talvez porque tenham-se acostumado com eles! Exercícios físicos limitados podem contribuir para isso. Alguns investigadores sugeriram que problemas com a química do cérebro que afetam os neurotransmissores ou os níveis hormonais da criança possam ser responsáveis pelos distúrbios do sono. Embora crianças com TEA tenham mais probabilidade de apresentar esses problemas do que aquelas com desenvolvimento típico, os tipos de distúrbio são os mesmos. O Quadro 4.2 sugere algumas formas de resolver problemas do sono.

Existem diversas medidas que você pode tomar para ajudar os pais. Fazer um diário do sono por no mínimo uma semana, a fim de fornecer um relato detalhado de horários, rotinas e problemas, pode ser muito útil. Uma das coisas simples para fazer primeiro – como em outros problemas no autismo – é tentar capitalizar o desejo da criança de estrutura e consistência. Isto é, tente usar o desejo de rotina e previsibilidade da criança para ajudar a estabelecer um padrão de sono razoável. Isso significa ter uma rotina consistente na hora de dormir. Aproximadamente 15 a 30 minutos para a rotina inteira parecem funcionar bem. Os pais também devem ser consistentes na escolha dessa rotina. Eles podem fazer um livro para a hora de dormir ou o esboço de uma história com figuras que descrevem a rotina e, depois, virar a página à medida que cada atividade tiver sido concluída. Os pais devem evitar atividades ou alimentos que a criança acharia muito estimulantes. Exercícios em excesso antes da hora de dormir podem dificultar que a criança adormeça. Além disso, devem ser evitadas bebidas ou alimentos com cafeína pelo menos 6 horas antes do horário de ir para a cama. Os cuidadores primários também devem estar alertas a quaisquer medicações que possam perturbar o sono.

Para os pais, é importante ter em mente que, embora o objetivo seja ajudar o filho a adormecer em um horário razoável, a única coisa que se pode de fato controlar é que a criança esteja na cama na hora. Se ela ficar acordada por

QUADRO 4.2 Sugestões de como resolver transtornos do sono

- Faça um diário do sono por 1 a 2 semanas para ajudar a entender o problema.
- Certifique-se de que a criança fique cansada, aumentando exercícios, reduzindo o tempo de sono durante o dia ou mudando o tipo, a dose ou a hora das medicações.
- Evite comidas, bebidas ou atividades que hiperestimulem a criança na hora de dormir.
- Estimule a criança a adormecer sozinha no início da noite.

algum tempo, mas estiver quieta em seu quarto, isso já é muito bom. Ela não deve ser dependente dos pais para adormecer e para permanecer dormindo. Para muitos cuidadores, a parte mais trabalhosa das dificuldades para dormir é lidar com a necessidade que a criança tem do(s) pai(s) todas as noites como parte de sua rotina de ir para a cama. Quando as crianças têm essa necessidade, os pais podem rapidamente se ver privados de sono. Algumas vezes, um dos cuidadores acabará dormindo com seu filho, e então a tendência da criança de acordar com frequência pode dificultar que ele tenha uma boa noite de sono (para não mencionar complicações na sua relação com o cônjuge).

Os pais devem prestar atenção ao ambiente do quarto. É um ambiente que irá ajudar a criança a adormecer (e continuar dormindo) ou animá-la e tornar a hora de dormir ainda mais difícil? Às vezes, os pais nos dizem que tentar silenciar os vários ruídos da casa (lavadora de pratos, lavadora de roupas, etc.) ajuda. Outros compram uma máquina de ruído branco ou aparelho similar para esconder ou mascarar outros barulhos que incomodam a criança; existem muitas variações disponíveis, algumas com escolha de sons como chuva, ondas na praia, etc.

De qualquer forma, os pais não devem cometer o erro de encorajar padrões de sono problemáticos, como permitir que a criança falte à escola porque teve uma noite ruim. Isso certamente prenuncia uma catástrofe, pois pode, antes de qualquer outra coisa, reforçar o comportamento que está causando problemas!

Sono excessivo (sonecas) durante o dia pode causar problemas no sono noturno. Alguns recursos excelentes para pais se encontram disponíveis (p. ex., Durand, 2013). Há um capítulo inteiro dedicado ao sono no livro que nós (Volkmar & Wiesner, 2009) elaboramos especificamente para pais.

Os pais com frequência procuram intervenções farmacológicas. Se o problema for de reinício, é importante coletar uma história abrangente e realizar um exame na busca de fatores que possam contribuir para o recomeço dos problemas do sono, como, por exemplo, questões médicas, como infecções de ouvido ou do trato urinário (bexiga), ou mudanças recentes que podem afetar o sono. Como acontece com outras crianças, problemas respiratórios relacionados a tonsilas e adenoides aumentadas ou obesidade grave também podem contribuir. As medicações também podem afetar o ciclo do sono.

A difenidramina algumas vezes pode ser suficiente. Caso contrário, uma gama de medicamentos pode ser utilizada como com outros indivíduos, tendo em mente que, às vezes, o indivíduo com TEA se torna paradoxalmente mais agitado em vez de relaxado.

Tem havido muito interesse na melatonina como um auxílio para o sono. Em um estudo recente, uma intervenção de 14 semanas com suplementação de melatonina melhorou a latência do sono na maioria das crianças com dosagens de 1 a 3 mg. O tratamento foi seguro e bem tolerado, melhorou o comportamento e diminuiu o estresse dos pais (Malow et al., 2012). Se os problemas de sono forem graves e intratáveis, o envolvimento de um especialista poderá ser útil.

SEGURANÇA

Acidentes são a principal causa de morte em indivíduos com autismo (Shavelle & Strauss, 1998). Continua pouco claro até que ponto problemas médicos associados, como convulsões, contribuem para esse risco (Bilder et al., 2013; Gillberg, Billstedt, Sundh, & Gillberg, 2010). O risco aumentado nesse transtorno reflete vários fatores: falta de reconhecimento do perigo, impulsividade, habilidades sociais e de comunicação limitadas, interesses sensoriais incomuns, etc. Aumentando ainda mais a ameaça, as habilidades motoras com frequência estão relativamente preservadas. A criança, que em outros aspectos é temerosa de coisas ou situações novas, pode parecer impulsionada a explorar, por exemplo, um novo pátio de obras, ou aquela que, em outros aspectos, tem medo da água, pode se preocupar com a piscina de um vizinho. Além do aconselhamento típico aos pais sobre questões de segurança, os provedores de cuidados primários têm um importante papel adicional a esse respeito para crianças com autismo (veja o Quadro 4.3).

QUADRO 4.3 Acidentes e lesões

- Lesões são a principal causa de morte em crianças e adolescentes nos Estados Unidos.
- As lesões fatais são apenas a ponta do *iceberg*: para cada lesão fatal, outras 18 crianças acabam no hospital e mais de 200 são tratadas no PS.
- Crianças menos capazes cognitivamente estão em grande risco, assim como aquelas com transtornos convulsivos (crianças já se afogaram em banheiras com pouquíssima água).
- A boa (mas triste) notícia é que a maioria dessas lesões é previsível.
- Os dados disponíveis sugerem que crianças com autismo estão em risco aumentado para lesão grave e até morte por causa de acidentes como afogamento e sufocamento.

O que talvez não seja interessante para outras crianças pode ser de grande interesse para aquelas com autismo. Os pais devem investir na segurança do ambiente de casa, prestando especial atenção às áreas típicas de perigo (cozinha e banheiro), além do quarto da criança. Janelas que podem ser abertas, piscinas na vizinhança e todos os outros perigos atraentes devem ser considerados. Para crianças menores, o monitoramento auditivo ou visual pode ser útil – particularmente para aquelas com problemas do sono. Envenenamentos podem ocorrer em qualquer idade, e é importante que os cuidadores primários eduquem os pais acerca das substâncias tóxicas comuns dentro de casa – produtos de limpeza, medicações, etc. Os pais devem ter pronto acesso ao número de telefone do Centro de Controle de Venenos (Poison Control Center)* e conhecer os sinais de alerta de que a criança pode ter engolido alguma coisa (manchas na roupa ou na boca, início repentino de vômito, etc.).

Algumas crianças com TEA correm ou fogem dos cuidadores, o que é um problema de segurança importante (Solomon & Lawlor, 2013). Anderson e colaboradores (2012) observaram que quase 50% haviam fugido depois dos 4 anos de idade e que, em metade dos casos (i.e., 25% do total), a duração de tempo em que ficaram perdidas foi motivo de preocupação. Acidentes de trânsito e afogamento são pontos de risco, e a gravidade do autismo está associada ao risco de fugas. Em casa, os pais podem usar trancas especiais que sejam difíceis de abrir ou, para crianças menores, colocar uma trava do tipo gancho fora do alcance de seu filho. Outra opção é colocar nas janelas e portas alarmes que disparam quando são abertas, alertando os pais de que a criança está tentando sair da casa. Se a criança tem tendência a perambular, poderá ser útil fazê-la usar uma pulseira de alerta médico. A pulseira pode ter seu nome, os nomes dos pais e o número do telefone celular, bem como informar que a criança tem autismo ou TEA. Já vimos um caso em que a tendência da criança de fugir ou perambular era tão grave que seus pais conseguiram um grande cão assistente, que a acompanhava em todos os lugares. A criança e o cachorro estavam basicamente presos um ao outro, e o animal foi treinado para se sentar quando ela tentasse fugir! Outras opções estão cada vez mais acessíveis – por exemplo, sistemas de GPS que servem como localizador.

---

*N. de T. No Brasil, além dos Centros de Informações Toxicológicas, há o Disque-Intoxicação, da Agência Nacional de Vigilância Sanitária (Anvisa).

Fora de casa, o pátio e particularmente piscinas ou massas de água representam um perigo evidente a ser cercado por portões e grades seguras, além de alarmes que disparam se uma criança os atravessa ou entra na água. Mesmo sem uma piscina, o pátio pode ser fonte de muitos perigos. Os pais devem ser encorajados a andar pelo jardim para identificar riscos à segurança e devem ser muito estimulados a ajudar a criança a aprender a nadar (e observar a segurança na água). Atravessar a rua, ser cuidadoso ao caminhar, responder a estranhos, etc., tudo isso pode ser ensinado, e hoje existem até programas de computador especificamente projetados para crianças com TEA (Steinborn & Knapp, 1982).

Problemas de segurança também podem surgir na escola. Estes podem ser mais complexos de manejar, e ter na instituição um enfermeiro que seja envolvido e proativo pode ser extremamente útil. Acidentes e incidentes com frequência estão associados a horários de transição e, de forma aparentemente paradoxal, atividades menos estruturadas (recreio, ginásio, cantina) – isso é compreensível, uma vez que crianças com autismo em geral se saem melhor com horários e estrutura. Todos os professores devem ser treinados em questões de segurança básica e primeiros socorros simples. Pode ocorrer um treinamento específico sobre segurança. Assim como em casa, pais e professores devem estar atentos a perigos potenciais, por exemplo, no equipamento de recreação ou no espaço físico, bem como a fatores na criança que podem representar risco – por exemplo, aquelas que são escaladoras destemidas. Os professores não devem presumir que uma cerca em torno de um *playground* substitui uma supervisão adequada.

BULLYING

Sofrer *bullying* pode ser um problema importante para indivíduos com TEA. Isso pode começar na escola elementar e tende a aumentar em frequência à medida que as crianças ficam mais velhas – particularmente para alunos mais capazes do ponto de vista cognitivo. Os fatores que predispõem a *bullying* incluem dificuldades na leitura de pistas sociais e em lidar com o ritmo rápido da interação social. Interesses incomuns também podem fazer o aluno com TEA se destacar dos pares – em um ponto no desenvolvimento em que se destacar em geral não é uma coisa boa. Questões de linguagem – particularmente de linguagem social – podem ser um problema porque os desafios para lidar com linguagem sofisticada e figuras de linguagem podem levar a confusão. É típico que o adolescente com TEA diga algo que é percebido como engraçado pelos colegas (mesmo que essa não tenha sido a intenção; em contrapartida, uma tentativa de fazer piada pode ir por água abaixo). Em consequência, indivíduos mais capazes com TEA podem com frequência ter a experiência de ser alvo de piadas (por razões que não são aparentes para eles). A necessidade de cooperar com os outros representa desafios para os esportes de equipe. Mesmo grupos pequenos também podem representar um desafio, e, às vezes, diferenciar o que é ou não é *bullying* (p. ex., o professor que usa sarcasmo ou ridiculariza) pode ser difícil.

Isso também pode ser um problema quando uma criança mais capaz cognitivamente, como, por exemplo, com transtorno de Asperger, não compreende as regras sociais em classe e perturba a aula de modo constante com perguntas. Às vezes, os professores se unirão aos outros alunos para zombar do aluno!

O *bullying* pode ser um caso isolado, mas também pode ser constante e frequente. Os tipos variam com o nível do desenvolvimento. Heinrichs (2003) observou que crianças mais novas têm maior probabilidade de exibir agressão física ou verbal em relação a pares do mesmo sexo, e, no início da adolescência, o *bullying* social se torna mais comum. No final da adolescência, os aspectos sexuais do *bullying* podem ser mais proeminentes, como no *cyberbullying*. A gravidade das dificuldades sociais, o isolamento social e as dificuldades com o uso da linguagem social aparentemente aumentam a ameaça. Indivíduos que têm estilos idiossincrásicos de relação e comunicação também estão em risco aumentado (Maiano, Normand, Salvas, Moullec, & Aime, 2015). A presença de problemas adicionais na criança com TEA, como, por exemplo, problemas de ansiedade ou do humor, aumenta ainda mais o risco.

O *bullying* pode levar a problemas relacionados a estresse, além de contribuir ou piorar ansiedade e depressão. Também pode precipitar agressão ou apresentar sintomas típicos. É provável que seja mais comum em situações sem monitoramento adulto adequado (justamente aquelas em que os indivíduos com TEA terão mais problemas). Ele também pode ser visto em ambientes não escolares.

Alguns dos mesmos problemas que contribuem para o surgimento do *bullying* também tornam menos provável que a criança mais capaz com TEA o relate. O conhecimento por parte dos pais e professores pode vir apenas depois de algum incidente específico. Os cuidadores primários devem estar alertas ao potencial para *bullying* em crianças de todas as idades, mas particularmente naquelas com deficiências.

Foi desenvolvida uma gama de programas de prevenção ao *bullying*, e as taxas do problema variam de modo drástico de um país para outro. Algumas nações, como a Noruega, têm políticas bem estabelecidas que reduziram essas taxas. Embora uma política de tolerância zero de *bullying* possa, à primeira vista, parecer uma solução simples, ela apresenta seus próprios problemas. Programas efetivos precisam ser amplos, iniciar cedo e incluir estratégias sensíveis para ajudar as crianças que sofrem provocações, são provocadoras ou ambos.

RESUMO

A impressão inicial de que o autismo não estava associado a outras condições médicas revelou-se incorreta. Quando as crianças foram acompanhadas ao longo do tempo, ficou evidente que havia um risco significativo de transtorno convulsivo. Estudos genéticos esclareceram que o autismo era fortemente hereditário. No entanto, as alegações iniciais de um vasto número de condições médicas associadas se revelaram incorretas. O autismo está muito associado a risco de transtorno convulsivo (sobretudo com início no começo da infância e adolescência). Também tem associação aumentada com algumas condições genéticas, como síndrome do X frágil e esclerose tuberosa. Além disso, foram observadas conexões com outras condições genéticas (embora suas evidências sejam um pouco menos fortes).

É relatada regressão no desenvolvimento em talvez 25% das crianças com autismo, mas regressão evidente é relativamente incomum. Vários tipos e padrões de regressão são observados. Às vezes, são observados problemas médicos associados, embora esse não costume ser o caso.

Problemas auditivos e visuais são observados com certa frequência, e os cuidadores primários devem estar atentos a eles. Problemas com a alimentação são relativamente frequentes, embora dados a favor da conexão do intestino com autismo sejam limitados. A obesidade e os problemas GI, como constipação, parecem resultar de níveis de atividade limitados, dieta deficiente, etc. Dito isso, problemas com alimentação e nutrição deficiente são importantes e devem receber atenção. A obesidade é um problema de saúde de longo prazo frequente.

Problemas do sono no autismo são comuns, e é provável que os pais os sub-relatem. Várias medidas podem ser tomadas para abordar essas questões e podem contribuir para reduzir o estresse parental e melhorar o comportamento da criança.

Preocupações com segurança são um tema importante no autismo, com risco aumentado (duplicado) de morte acidental. Pais e professores devem estar familiarizados com problemas comuns, como, por exemplo, fugas, e estar preparados para enfrentá-los. Do mesmo modo, o *bullying*, sobretudo para o aluno com funcionamento cognitivo superior, pode ser um problema importante e apresentar aos cuidadores primários dificuldades comportamentais, com esquiva da escola ou queixas físicas inespecíficas, inclusive dores de cabeça, dores de estômago, etc.

Embora preocupações sobre as associações do autismo com imunizações tenham sido estimuladas pela mídia, não há evidências que apoiem tais alegações. Existe claro aumento no risco de que as crianças desenvolvam doenças transmissíveis se as taxas de vacinação diminuírem. Os pais devem ser encorajados a se engajar em imunizações apropriadas.

REFERÊNCIAS

Abrahams, B. S., & Geschwind, D. H. (2008). Advances in autism genetics: On the threshold of a new neurobiology. *Nature Reviews Genetics, 9*(5), 341–355. [Erratum appears in *Nature Reviews Genetics, 9*(5), 493.]

Amiet, C., Gourfinkel-An, I., Consoli, A., Perisse, D., & Cohen, D. (2010). Epilepsy and autism: A complex issue. *Archives de Pediatrie, 17*(6), 650–651.

Anderson, C., Law, J., Daniels, A., Rice, C., Mandell, D. S., Hagopian, L., & Law, P. A. (2012). Occurrence and family impact of elopement in children with autism spectrum disorders. *Pediatrics, 130*(5), 870–877.

Bilder, D., Botts, E. L., Smith, K. R., Pimentel, R., Farley, M., Viskochil, J., McMahon, W. M., Block, H., Ritvo, E., Ritvo, R. S., & Coon, H. (2013). Excess mortality and causes of death in autism spectrum disorders: A follow-up of the 1980s Utah/UCLA autism epidemiologic study. *Journal of Autism & Developmental Disorders, 43*(5), 1196–1204.

Bolton, P. F., Carcani-Rathwell, I., Hutton, J., Goode, S., Howlin, P., & Rutter, M. (2011). Epilepsy in autism: Features and correlates. *British Journal of Psychiatry, 198,* 289–294.

Chaidez, V., Hansen, R. L., & Hertz-Picciotto, I. (2014). Gastrointestinal problems in children with autism, developmental delays or typical development. *Journal of Autism & Developmental Disorders, 44*(5), 1117–1127.

Chandler, S., Carcani-Rathwell, I., Charman, T., Pickles, A., Loucas, T., Meldrum, D., Simonoff, E., Sullivan, P., & Baird, G. (2013). Parent-reported gastro- intestinal symptoms in children with autism spectrum disorders. *Journal of Autism & Developmental Disorders, 43*(12), 2737–2747.

Cooper, J. E. (1975). Epilepsy in a longitudinal survey of 5000 children. *British Medical Journal, 1,* 1020–1022.

Dalton, N., Chandler, S., Turner, C., Charman, T., Pickles, A., Loucas, T., Simonoff, E., Sullivan, P., & Baird, G. (2014). Gut permeability in autism spectrum disorders. *Autism Research: Official Journal of the International Society for Autism Research, 7*(3), 305–313.

Deykin, E. Y., & MacMahon, B. (1979). The incidence of seizures among children with autistic symptoms. *American Journal of Psychiatry, 136*(10), 1310–1312.

Durand, M. V. (2013). *Sleep better*. Baltimore, MD: Brookes.

Dyken, P., & Krawiecki, N. (1983). Neurodegenerative diseases of infancy and childhood. *Annals of Neurology, 13,* 351–364.

Gillberg, C., Billstedt, E., Sundh, V., & Gillberg, I. C. (2010). Mortality in autism: A prospective longitudinal community-based study. *Journal of Autism & Developmental Disorders, 40*(3), 352–357.

Gillberg, C., & Coleman, M. (2000). *The biology of the autistic syndromes* (3rd ed.). London, UK: Mac Keith Press.

Gillette, M. L., Stough, C. O., Beck, A. R., Maliszewski, G., Best, C. M., Gerling, J. K., & Summar, S. (2014). Outcomes of a weight management clinic for children with special needs. *Journal of Developmental & Behavioral Pediatrics, 35*(4), 266–273.

Goldman, S. E., Richdale, A. L., Clemons, T., & Malow, B. A. (2012). Parental sleep concerns in autism spectrum disorders: Variations from childhood to adolescence. *Journal of Autism and Developmental Disorders, 42*(4), 531–538.

Grondhuis, S. N., & Aman, M. G. (2014). Overweight and obesity in youth with developmental disabilities: A call to action. *Journal of Intellectual Disability Research, 58*(9), 787–799.

Heinrichs, R. (2003). *Perfect targets: Asperger syndrome and bullying—Practical solutions for surviving the social world*. Lenexa, KS: Autism Asperger.

Hyman, S. L., Stewart, P. A., Foley, J., Cain, U., Peck, R., Morris, D. D., Wang, H., & Smith, T. (2016). The gluten-free/casein-free diet: A double-blind challenge trial in children with autism. *Journal of Autism and Developmental Disorders, 46,* 205–220.

Kuddo, T., & Nelson, C. B. (2003). How common are gastrointestinal disorders in children with autism? *Current Opinion in Pediatrics, 15,* 339–343.

Lerner, A. J. (2008). Treatment of pica behavior with olanzapine. *CNS Spectrums, 13*(1), 19.

Maiano, C., Normand, C. L., Salvas, M. C., Moullec, G., & Aime, A. (2015). Prevalence of school bullying among youth with autism spectrum disorders: A systematic review and meta-analysis. *Autism Research, International Society for Autism Research (INSAR), 9*(6), 601–615.

Malow, B., Adkins, K. W., McGrew, S. G., Wang, L., Goldman, S. E., Fawkes, D., & Burnette, C. (2012). Melatonin for sleep in children with autism: A controlled trial examining dose, tolerability, and outcomes. *Journal of Autism and Developmental Disorders, 42*(8), 1729–1737.

Millward, C., Ferriter, M., Calver, S., & Connell-Jones, G. (2008). Gluten- and casein-free diets for autistic spectrum disorder. *Cochrane Database of Systematic Reviews* (2). [Update of (2004). *Cochrane Database of Systematic Reviews* (2).

Park, S., Cho, S. C., Cho, I. H., Kim, B. N., Kim, J. W., Shin, M. S., Chung, U. S., Park, T. W., Son, J. W., & Yoo, H. J. (2012). Sleep problems and their correlates and comorbid psychopathology of children with autism spectrum disorders. *Research in Autism Spectrum Disorders, 6*(3), 1068–1072.

Piazza, C. C., Fisher, W. W., Hanley, G. P., LeBlanc, L. A., Worsdell, A. S., Lindauer, S. E., & Keeney, K. M. (1998). Treatment of pica through multiple analyses of its reinforcing functions. *Journal of Applied Behavior Analysis, 31*(2), 165–189.

Roach, E. S. (2014). Mechanism-based therapy of genetic neurological disease. *Pediatric Neurology, 50*(4), 285–286.

Roach, E. S., & Sparagana, S. P. (2004). Diagnosis of tuberous sclerosis complex. *Journal of Child Neurology, 19*(9), 643–649.

Rutter, M., Bailey, A., Bolton, P., & Le Couteur, A. (1994). Autism and known medical conditions: Myth and substance. *Journal of Child Psychology & Psychiatry & Allied Disciplines, 35*(2), 311–322.

Sharp, W. G., Burrell, T. L., & Jaquess, D. L. (2014). The autism MEAL plan: A parent-training curriculum to manage eating aversions and low intake among children with autism. *Autism, 18*(6), 712–722.

Shavelle, R. M., & Strauss, D. (1998). Comparative mortality of persons with autism in California, 1980–1996. *Journal of Insurance Medicine (Seattle), 30*(4), 220–225.

Shmaya, Y., Eilat-Adar, S., Leitner, Y., Reif, S., & Gabis, L. (2015). Nutritional deficiencies and overweight prevalence among children with autism spectrum disorder. *Research in Developmental Disabilities, 38,* 1–6.

Solomon, O., & Lawlor, M. C. (2013). And I look down and he is gone: Narrating autism, elopement and wandering in Los Angeles. *Social Science & Medicine, 94,* 106–114.

Srinivasan, S. M., Pescatello, L. S., & Bhat, A. N. (2014). Current perspectives on physical activity and exercise recommendations for children and adolescents with autism spectrum disorders. *Physical Therapy, 94*(6), 875–889.

Steinborn, M., & Knapp, T. J. (1982). Teaching an autistic child pedestrian skills. *Journal of Behavior Therapy and Experimental Psychiatry, 13*(4), 347–351.

Van Esch, H. (2012). Clinical features and diagnosis of Fragile X syndrome in children and adolescents. *UpToDate,* pp. 1–16.

Visootsak, J., Warren, S. T., Anido, A., Graham, J. M., Jr. (2005). *Clinical Pediatrics (Phila.), 44*(5), 371–381.

Volkmar, F., & Nelson., D. (1990). Seizures disorders in autism. *Journal of the American Academy of Child and Adolescent Psychiatry, 29*(1), 127–129.

Volkmar, F., & Wiesner, L. (2009). *A practical guide to autism.* Hoboken, NJ: Wiley.

Wang, L. W., Tancredi, D. J., & Thomas, D. W. (2011). The prevalence of gastrointestinal problems in children across the United States with autism spectrum disorders from families with multiple affected members. *Journal of Developmental & Behavioral Pediatrics, 32*(5), 351–360.

Westphal, A., & LeMaistre, E. (2014). Childhood disintegrative disorder. In H. Friedman (Ed.), *Encyclopedia of mental health* (2nd ed.). Waltham, MA: Academic Press/Elsevier.

Zuckerman, K. E., Hill, A. P., Guion, K., Voltolina, L., & Fombonne, E. (2014). Overweight and obesity: Prevalence and correlates in a large clinical sample of children with autism spectrum disorder. *Journal of Autism & Developmental Disorders, 44*(7), 1708–1719.

LEITURAS SUGERIDAS

Amir, R. E., Van den Veyver, I. B., Wan, M., Tran, C. Q., Francke, U., & Zoghbi, H. Y. (1990). Rett syndrome is caused by mutations in X-linked MeCP2, encoding methyl-CpG-binding protein 2. *Nature Genetics, 23,* 985–988.

Andersen, I. M., Kaczmarska, J., McGrew, S. G., & Malow, B. A. (2008). Melatonin for insomnia in children with autism spectrum disorders. *Journal of Child Neurology, 23*(5), 482–485.

Buie, T., Campbell, D. B., Fuchs, G. J., Furuta, G. T., Levy, J., Vandewater, J., Whitaker, A. H., Atkins, D., Bauman, M. L., Beaudet, A. L., et al. (2010). Evaluation, diagnosis, and treatment of gastrointestinal disorders in individuals with ASDs: A consensus report. *Pediatrics, 125*(Suppl 1), S1–S18.

Burke, L., & Stoddart, K. P. (2014). Medical and health problems in adults with high-functioning autism and Asperger syndrome. *Adolescents and adults with autism spectrum disorders* (pp. 239–267). New York, NY: Springer Science + Business Media.

Catalano, R. A. (1998). *When autism strikes: Families cope with childhood disintegrative disorder.* New York, NY: Perseus.

Coury, D. (2010). Medical treatment of autism spectrum disorders. *Current Opinion in Neurology, 23*(2), 131–136.

DeMyer, M. K., Barton, S., DeMyer, W. E., Norton, J. E., Allen, J., & Steele, R. (1973). Prognosis in autism. *Journal of Autism and Childhood Schizophrenia, 4,* 42–60.

Durand, V. M. (1998). *Sleep better! A guide to improving sleep for children with special needs.* Baltimore, MD: Brookes.

Durand, V. M. (2008). *When children don't sleep well: Interventions for pediatric sleep disorders; Parent workbook.* New York, NY: Oxford University Press.

Ferber, R. (1985). *Solve your child's sleep problems.* New York, NY: Simon & Schuster.

Ferber, R. (2006). *Solve your child's sleep problems: New, revised, and expanded edition (rev. ed.).* New York, NY: Simon & Schuster.

Giarelli, E., & Fisher, K. M. (2016). *Integrated health care for people with autism spectrum disorder.* Springfield, IL: Charles Thomas Publishing.

Isaksen, J., Bryn, V., Diseth, T. H., Heiberg, A., Schjolberg, S., & Skjeldal, O. H. (2013). Children with autism spectrum disorders: The importance of medical investigations. *European Journal of Paediatric Neurology, 17*(1), 68–76.

Johnson, K. P., & Malow, B. A. (2008). Assessment and pharmacological treatment of sleep disturbance in autism. *Child and Adolescent Psychiatric Clinics of North America, 17,* 773–785.

Johnson, K. P., & Malow, B. A. (2008). Sleep in children with autism spectrum disorders. *Current Neurology and Neuroscience Reports, 8*(2), 155–161.

Levy, S. E., Giarelli, E., Lee, L. C., Schieve, L. A., Kirby, R. S., Cunniff, C., Nicholas, L., Reaven, J., & Rice, C. E. (2010). Autism spectrum disorder and co-occurring developmental, psychiatric, and medical conditions among children in multiple populations of the United States. *Journal of Developmental & Behavioral Pediatrics, 31*(4), 267–275.

Maglione, M. A., Das, L., Raaen, L., Smith, A., Chari, R., Newberry, S., Shanman, R., Perry, T., Goetz, M. B., & Gidengil, C. (2014). Safety of vaccines used for routine immunization of U.S. children: A systematic review. *Pediatrics, 134*(2), 325–337.

McClure, I. (2014). Developing and implementing practice guidelines. In F. R. Volkmar, S. J. Rogers, R. Paul, & K. A. Pelphrey (Eds.), *Handbook of autism and pervasive developmental disorders* (4th ed., Vol. 2, pp. 1014–1035). Hoboken, NJ: Wiley.

Offit, P. (2008). *Autism's false prophets.* New York, NY: Columbia University Press.

Pantley, E., & Sears, W. (2002). *The no-cry sleep solution: Gentle ways to help your baby sleep through the night.* Columbus, OH: McGraw-Hill.

Polimeni, M. A., Richdale, A. L., & Francis, A. J. (2005). A survey of sleep problems in autism, Asperger's disorder and typically developing children. *Journal of Intellectual Disability Research, 49*(Pt. 4), 260–268.

Stoddart, K. P., Burke, L., Muskat, J., Duhaime, S., Accardi, C., Burnh Riosa, P., et al. (2013). *Diversity in Ontario's youth and adults with autism spectrum disorders: Complex needs in unprepared systems* (p. 52). Toronto, ON, Canada: The Hanen Centre.

Volkmar, F., Siegel, M., Woodbury-Smith, M., King, B., McCracken, J., State, M., & the American Academy of Child and Adolescent Psychiatry (AACAP) Committee on Quality Issues (CQI). (2014). Practice parameter for the assessment and treatment of children and adolescents with autism spectrum disorder. *Journal of the American Academy of Child and Adolescent Psychiatry, 53*(2), 237–257.

Wakefield, A. J. (1999). MMR vaccination and autism. *Lancet, 354*(9182), 949–950.

Weiskop, S., Richdale, A., & Matthews, J. (2005). Behavioural treatment to reduce sleep problems in children with autism or Fragile X syndrome. *Developmental Medicine and Child Neurology, 47*(2), 94–104.

Weissbluth, M. (2005). *Healthy sleep habits, happy child.* New York, NY: Ballantine Books.

5

Visão geral dos programas e intervenções educacionais

Os problemas sociais, de comunicação e comportamentais dos indivíduos com autismo representam importantes desafios para a aprendizagem desde muito cedo na vida. Nos primeiros anos depois que o transtorno foi identificado por Kanner, houve pouco consenso quanto ao que fazer além de psicoterapia (a qual trouxe poucos resultados) (Reichow & Volkmar, 2011). No entanto, com o passar do tempo, tornou-se evidente que o ensino estruturado poderia ser efetivo e que alguns dos princípios básicos da aprendizagem derivados da psicologia comportamental poderiam ser utilizados de forma efetiva (Rutter & Bartak, 1973). Nos Estados Unidos, até a criação da Lei Pública 94-142 (sobre a qual falaremos mais no Capítulo 6), muitas escolas simplesmente se recusavam a oferecer programas para crianças que acreditavam ser "ineducáveis", e, em consequência, muitos pais eram deixados com poucas opções, a não ser colocar seus filhos em um programa estadual residencial ou institucional, nos quais geralmente as pessoas permaneciam até a idade adulta e a velhice. No entanto, com a obrigatoriedade do fornecimento de educação para todos, as escolas começaram a assumir, e agora assumem, um papel central, se não *o* papel central na intervenção. Como discutiremos no Capítulo 6, muitas questões são levantadas, mas, para crianças mais incapacitadas, deve ser desenvolvido um programa individualizado, adaptado para suas atuais necessidades e habilidades particulares, e que seja consistente com o plano ou visão de longo prazo para cada criança. As áreas de interesse em geral abordam as características diagnósticas principais do autismo – dificuldades na interação social e na comunicação –, mas também devem focar em outras questões, entre elas problemas na aprendizagem. As escolas devem ajudar os alunos a compensar os desafios no planejamento prévio e nas competências organizacionais (que são com frequência denominados *problemas na função executiva*), e há uma necessidade importantíssima de aprender a generalizar as competências para utilizá-las nos mais diversos contextos (habilidades adaptativas). Além disso, é claro, as escolas também têm que prover educação.

Nas primeiras décadas depois que o autismo foi descrito, começaram os programas de intervenção específica, os quais com frequência eram iniciados por pais desesperados que tentavam evitar a internação institucional. Alguns desses programas ainda existem. Com o passar do tempo, os pesquisadores também ficaram interessados em melhores abordagens de tratamento, e inúmeros programas modelo foram desenvolvidos nos Estados Unidos (National Research Council, 2001). Muitos desses programas continuam a existir, embora, de modo geral, tenham evoluído no que diz respeito a sua abordagem para a prestação de serviço. Por exemplo, os primeiros programas com frequência ocorriam em um centro, isto é, os pais levavam o filho até o centro para atendimento. Ao longo do tempo, foram desenvolvidos mais programas domiciliares (particularmente para crianças menores), e, por fim, eles começaram a ingressar na escola pública. Não é raro identificar que muitos dos programas mais antigos e mais estabelecidos evoluíram com o passar do tempo.

Neste capítulo, apresentamos uma rápida revisão de programas-modelo selecionados, todos eles, até certo ponto, baseados em evidências; ilustraremos a ampla gama de abordagens efetivas que são empregadas. Em seguida, discutimos aspectos específicos de intervenções baseadas em evidências relevantes para todas as escolas – frequentemente estas foram pioneiras nos programas que descrevemos. Como prestador de cuidados primários, você não precisa conhecer todos os detalhes da intervenção – em vez disso, deve ter conhecimento de alguns modelos efetivos para que possa ajudar os pais a fazer bons questionamentos sobre os programas e serviços. Tenha em mente que a pesquisa em intervenção é uma das mais difíceis tanto de realizar como para obter financiamento; existe uma base de dados mais forte focada em intervenções específicas comparadas a avaliações de programas baseados em evidências (Reichow, Barton, Volkmar, Paul, Rogers, & Pelphrey, 2014).

PROGRAMAS-MODELO: UMA VISÃO GERAL

Vários e diferentes tipos de programas foram desenvolvidos ao longo do tempo, compartilhando muitas semelhanças e algumas diferenças importantes (veja o Quadro 5.1). Esses programas têm graus variados de evidências que mostram sua efetividade (essa é uma questão complicada para muitos [Paul & Fahim, 2016; Reichow et al., 2014]). Tenha em mente que, na discussão de alguma dessas abordagens, em realidade a questão tem a ver com o que cada criança específica precisa! Os prestadores de cuidados primários podem ser fontes efetivas de informação e apoio, especialmente se de fato se inteirarem do trabalho das escolas na área em que atendem.

Os programas-modelo para intervenção podem ser agrupados em vários grupos mais gerais. Esse agrupamento reflete as diferenças de abordagem ou de orientação teórica.

- Programas baseados e focados no comportamento ou programas de **análise do comportamento aplicada (ABA)** empregam princípios da psicologia comportamental para estimular a aprendizagem – particularmente habilidades de aprender a aprender (como sentar

> **QUADRO 5.1** Conceitos e termos importantes para os diferentes tipos de programas
>
> - *Programas que ocorrem em um centro* prestam serviços em um ambiente especial. Pode ser em uma escola especial ou em uma clínica (possivelmente vinculados de alguma forma ao programa de uma faculdade ou universidade). Esses programas podem ser *segregados* (apenas crianças com TEA ou necessidades especiais) ou inclusivos (incluem algumas crianças com desenvolvimento típico).
> - *Programas domiciliares* prestam serviços preponderantemente em domicílio (embora algumas vezes haja um tempo adicional em programas externos, como em salas de aula reais, e outros momentos em que a intervenção é feita fora de casa). Com frequência são utilizados para crianças pequenas.
> - *Programas escolares* prestam serviços dentro das escolas. Esses programas podem ocorrer em uma sala de aula integrada e inclusiva (uma mistura de crianças com desenvolvimento típico e algumas com TEA ou outros problemas) ou uma sala de aula especializada em autismo (segregada) ou de educação especial (e muitas variações intermediárias).

e prestar atenção). São utilizadas recompensas para moldar o comportamento. **Ensino por tentativas discretas** é uma das técnicas de ABA utilizadas com maior frequência. Nela existe um antecedente, um comportamento e uma consequência. Por exemplo, se estiver tentando fazer a criança dizer a palavra *laranja*, você pode segurar uma laranja e perguntar "o que é isto?". Haveria, então, um comportamento da criança (p. ex., dizer a palavra "laranja" ou apenas tocá-la ou, ainda, talvez apenas emitir um som) e, depois, uma consequência (dar-lhe a laranja se ela disser a palavra, alguma aproximação da palavra ou até mesmo algum som – dependendo da criança –, mas não se ela não disser nada). Em geral, o comportamento desejado é decomposto em etapas menores, cada uma das quais é então ensinada (com frequência muitas vezes) com o uso de estímulos e recompensas, que vão gradualmente desaparecendo com o tempo. A literatura existente sobre a eficácia dessas intervenções é muito grande e notável, embora deva ser observado que está quase inteiramente baseada em relatos de casos individuais e estudos de caso (Odom, Boyd, Hall, & Hume, 2014). Inúmeros programas desse tipo foram desenvolvidos nos Estados Unidos (p. ex., o programa do Douglas Developmental Disabilities Center [Harris & Handleman, 2000]; a abordagem Lovaas [Lovaas & Smith, 1988]; Princeton Child Development Institute [McClannahan & Krantz, 2004]; todos eles com evidências de moderadas a fortes que apoiam sua eficácia*).

- O **treinamento de respostas pivotais (PRT)** é um tanto híbrido, na medida em que suas intervenções também estão baseadas em procedimentos da ABA, porém tem uma orientação para o desenvolvimento, uma vez que foca em comportamentos vistos como essenciais para a aprendizagem e outras competências (Koegel & Koegel, 2006). Um objetivo importante dessa intervenção é a **generalização** das competências (o uso das mesmas competências em outros contextos com diferentes pessoas ou materiais). Os procedimentos de PRT têm sido utilizados para facilitar a linguagem, o jogo e as habilidades sociais. Há evidências moderadamente fortes em apoio

---

*N. de R.T. No Brasil temos modelos que seguem a linha comportamental, como ABA/Teacch, e modelos neurodesenvolvimentais, como DENVER/Floortime e PLAY/Neuroplaybrasil. A adoção da correta metodologia está diretamente vinculada à faixa etária e à sintomatologia-chave.

a esse método (Koegel & Koegel, 2006; Koegel, Koegel, Vernon, & Brookman-Frazee, 2010).
- Abordagens ecléticas, como a **TEACCH** (Schopler, 1997), são originárias de várias técnicas e métodos. Alguns aspectos desse programa, o primeiro de âmbito estadual para autismo nos Estados Unidos, são únicos, e alguns têm forte apoio empírico. Ao mesmo tempo, esse tipo de abordagem talvez seja um dos mais desafiadores para se validar em uma era de tratamentos baseados em evidências, porque é de fato eclético (Mesibov & Shea, 2010). Tendo isso em mente, existem aspectos importantes e únicos desses programas, e pode-se considerar que algumas de suas partes são baseadas em evidências.

Outros modelos de tratamento também estão disponíveis (veja Reichow et al., 2014, para uma revisão e evidências dos programas, e Volkmar & Wiesner, 2009, para informações específicas para os pais sobre essas abordagens). Alguns deles dependem fortemente do desenvolvimento das relações sociais, como, por exemplo, o Relationship Development Intervention, desenvolvido por Gutstein e Sheely (2002), e, em certa medida, o modelo Greenspan, embora apenas algumas evidências estejam disponíveis para cada, devendo ser considerados tratamentos emergentes em vez de bem estabelecidos e baseados em evidências (Paul & Fahim, 2016).

O relatório original do National Research Council (NRC, 2001) e uma revisão posterior pelo Council on Children with Disabilities da AAP (Myers, Johnson, & The American Academy of Pediatrics Council on Children with Disabilities, 2007) resumem aspectos importantes dos programas de intervenção (observe que, embora o foco nessas revisões costume recair sobre crianças pequenas, as prioridades – com alguma adaptação – são relevantes para todas as idades). O consenso do relatório do NRC foi de que havia vários pontos em comum entre os programas para crianças menores que podiam apontar para pelo menos uma (ou algumas vezes mais) avaliação ou estudos de resultados (veja o Quadro 5.2).

O objetivo maior é ajudar os indivíduos a adquirir o máximo de competências para permitir que, na medida do possível, sejam produtivos e autossuficientes quando adultos. Nós, assim como outros, enfatizamos repetidamente que o envolvimento da família é essencial para esse esforço. Na medida do possível, o indivíduo também precisa fazer parte do processo de planejamento, sobretudo quando ele amadurece. Por lei, nos Estados Unidos, isso deve claramente estar em vigor até o ensino médio.

> **QUADRO 5.2** Características comuns de programas efetivos
>
> - Oferta de um programa relativamente intensivo (em termos de horas e níveis de apoio do professor) o mais precocemente possível
> - Desenvolvimento da comunicação funcional espontânea
> - Instrução social em vários contextos
> - Para crianças pequenas, incentivo de competências lúdicas e habilidades para jogo com os pares (para indivíduos mais velhos, isso pode ser ampliado a fim de incluir toda a gama de atividades em momentos de lazer)
> - Aprimoramento do desenvolvimento acadêmico e cognitivo, incluindo diversas habilidades e competências para solução de problemas e realização de multitarefas
> - Intervenções comportamentais positivas para comportamentos-problema e redução de comportamentos que interferem na aprendizagem
> - Utilização de recursos como apoio visual, comunicação aumentativa, etc.
> - Competências acadêmicas funcionais, quando indicado
> - Inclusão de um componente da família (isso é particularmente útil para estimular a generalização)
> - Oportunidades de interação com pares com desenvolvimento típico para objetivos específicos
> - Disponibilização de um ambiente físico que seja adequado e apoiador à aprendizagem (p. ex., em relação à minimização das distrações)

CURRÍCULOS FOCADOS NO AUTISMO

Um currículo efetivo é individualizado e inclui tanto objetivos observáveis como metas dentro do contexto de uma visão de mais longo prazo para o aluno (Hume & Odom, 2007; Olley, 2005). É importante enfatizar que o currículo deve se adaptar à criança, e vice-versa. O programa para estudantes que estão plenamente incluídos requer planejamento especial. Isso em geral envolve um plano educacional individualizado (PEI) bem feito e com o apoio crítico dos professores e assistentes. Curiosamente, algumas vezes o compromisso com a inclusão plena (Hume & Odom, 2007) pode apresentar obstáculos significativos para a criança com autismo ou TEA; por exemplo, pode exigir que ela aprenda algumas atividades na comunidade, o que irá retirá-la do ambiente da sala de aula tradicional.

Algumas vezes, as crianças com TEA exibem uma ou mais áreas acadêmicas isoladas de pontos fortes. Não raro, elas parecem ter um interesse em imagens (visuais) icônicas. Isso pode começar com coisas como sinalizações ou ornamentos no capô dos carros, mas com frequência esse interesse se estende para letras e números; não é incomum que muitas crianças pequenas com autismo sejam mais fascinadas por letras ou números nos blocos de montar e ignorem sua utilização como peças para construção. Algumas crianças começam a ler cedo. *Hiperlexia* é a habilidade isolada de ler palavras individuais com maior proficiência do que seria esperado para a idade cronológica e outras áreas de dificuldade do indivíduo. Algumas crianças com autismo ou outros TEAs (p. ex., transtorno de Asperger) podem se tornar verdadeiras leitoras precoces. No entanto, algumas vezes, ler para decodificar (dizer a palavra em voz alta) pode estar muito além de sua capacidade de compreensão. Bons testes de habilidade de leitura encontram-se disponíveis, e é importante certificar-se de que a boa leitura inclui compreensão e decodificação antes de fazer disso uma parte importante do programa da criança.

Deve ser dada especial atenção ao ambiente de aprendizagem e a outros fatores que afetam a habilidade da criança para aprender dentro do programa. Por exemplo, a utilização de recursos organizacionais simples – como agendas visuais ou o uso de rotinas funcionais e programas de atividades – pode melhorar a aprendizagem, auxiliando nas transições, proporcionando uma estrutura para aprendizagem e reduzindo os problemas de comportamento.

Métodos de intervenção baseados em evidências

As abordagens para estabelecer a base de evidências das intervenções provêm da medicina e da psicologia, bem como de outras disciplinas. Elas compartilham algumas semelhanças e algumas diferenças, baseadas em parte na disciplina específica e no tema que está sendo abordado. Nas próximas seções, examinaremos algumas das abordagens utilizadas. Tenha em mente que, no mundo real, elas são com frequência usadas lado a lado – isso pode complicar a avaliação de sua eficácia!

Técnicas comportamentais A observação inicial de que o ensino estruturado era mais útil para crianças com autismo inspirou um grande corpo de intervenções baseadas no comportamento que utilizavam os princípios da teoria da aprendizagem. As várias abordagens de intervenção da ABA lançam mão dessas técnicas de forma muito eficaz – particularmente quando o clínico é experiente e tem uma boa noção das necessidades e dos desafios do indivíduo. Discutiremos os pormenores dos métodos específicos no capítulo sobre intervenção comportamental (Capítulo 10). Tenha em mente que essas intervenções costumam ter uma forte base de pesquisa – embora sejam mais na forma de estudo de casos individuais, ou seja, as mesmas crianças antes, durante e depois da intervenção. Alguns dos programas-modelo norte-americanos mais fortes utilizam esses métodos.

Competências sociais As competências sociais são uma área óbvia para apoio, dada a centralidade dessas dificuldades na expressão das crianças com autismo. Ter melhores competências sociais (e sociocomunicativas) ajuda os estudantes a atingir níveis mais altos de aceitação por parte dos colegas e de integração na comunidade. Existem essencialmente três abordagens para o ensino de competências sociais: guiadas pelo adulto (instrução por parte do professor ou clínico e terapia), baseadas nos pares e combinadas (p. ex., grupos de competência social com os pares, com a presença de um ou mais adultos). As abordagens baseadas nos pares têm, indubitavelmente, a base mais forte na literatura de pesquisa e tendem a integrar pré-escolares e crianças pequenas em idade escolar à educação tradicional (Kohler, Strain, & Goldstein, 2005). Os colegas podem ser professores muito eficazes, mas precisam receber instruções (simples) sobre como interagir – por exemplo, a abordagem "fique, brinque e converse com seu amigo" (Goldstein, Kaczmarek, Pennington, & Shafer, 1992).

As competências sociais se tornam cada vez mais sofisticadas e complexas durante os anos escolares porque ocorre uma mudança do brinquedo para jogos com regras (entre eles, os esportes). Para crianças com desenvolvimento típico, as primeiras amizades mais intensas também costumam se desenvolver nessa época, e o indivíduo com TEA pode se sentir isolado. As intervenções em competências sociais na faixa etária de idade escolar tendem a envolver com maior frequência adultos (i.e., com instrução individual) ou métodos híbridos (grupo de competências sociais no qual um adulto e outras crianças estão presentes). As abordagens baseadas em adultos variam desde atividades de ABA, para alunos mais comprometidos dos pontos de vista cognitivo ou social, até as mais naturalistas (Reichow, Steiner, & Volkmar, 2013). O ensino de competências sociais pode prosseguir em sessões individuais com um trabalho adicional do fonoaudiólogo e, então, com o professor e os pais para ajudar a generalizar as competências. Também podem ser utilizadas técnicas comportamentais e recursos visuais (Myles,

2013). Vários bons modelos foram desenvolvidos, entre os quais **Histórias Sociais**, que ensinam novas estratégias para a solução de problemas, produzindo soluções mais aceitáveis socialmente (Gray, 1998).

Para o adolescente com desenvolvimento típico, é comum um nível muito alto de consciência social (mesmo de maneira claramente casual, os adolescentes são criaturas extremamente sociais). Para o adolescente ou jovem adulto com TEA, isso pode ser uma fonte de grande desconforto, porque a tendência às excessivas literalidade e orientação para as regras surge justamente no momento em que o adolescente típico está muito consciente dos usos da linguagem irônica e figurativa. O Peers Program da UCLA (Laugeson, Frankel, Gantman, Dillon, & Mogil, 2012; Laugeson, Gantman, Kapp, Orenski, & Ellingsen, 2015) foi bem apoiado em ensaios controlados e pode ser efetivo quando utilizado com adolescentes e jovens adultos.

Os grupos de competências sociais são um dos métodos empregados com maior frequência para o ensino de competências sociais, sobretudo nos ensinos fundamental e médio. Esses grupos podem estar limitados a crianças com dificuldades ou podem incluir pares típicos – estes últimos se tornando modelos valiosos. O(s) adulto(s) monitora(m) a atividade do grupo, intervindo quando necessário, mas com o objetivo, dentro do possível, de fazer os participantes fornecerem um *feedback* útil. Inúmeros recursos excelentes para grupos de competências sociais e treinamento de competências sociais são apresentados na lista de leituras sugeridas, no final deste capítulo. Os pais que estão procurando grupos de competências sociais fora do ambiente escolar devem conversar com outros sobre suas experiências e obter nomes de líderes de grupo experientes. É importante observar que os grupos de competências sociais são conduzidos por indivíduos com uma ampla formação (não existe um programa de certificação formal) e com frequência são supervisionados por psicólogos, assistentes sociais, fonoaudiólogos e outros. Os professores também podem ser encorajados a considerar o ensino de competências sociais diretamente na sala de aula.

É lamentável que existam relativamente poucas pesquisas sobre intervenções em competências sociais para adolescentes e adultos, embora mais recursos estejam surgindo (Walton & Ingersoll, 2013). Muitos dos métodos descritos até aqui podem ser usados, sobretudo para indivíduos que são menos verbais. Nessa idade, em geral os pares avançaram de modo drástico em sua experiência social, e os métodos baseados nos pares não são promissores. Entretanto, abordagens feitas por adultos podem ser muito efetivas, em especial para auxiliar o indivíduo a aprender competências e tarefas específicas. Foram desenvolvidas algumas orientações valiosas para o ensino de soluções de problemas sociais comuns; por exemplo, o *The Hidden Curriculum* (Myles, Trautman, & Schelvan, 2004) fornece uma visão geral e a discussão de algumas das situações sociais mais comuns, bem como das maneiras como os indivíduos mais aptos no espectro do autismo podem ser ajudados a lidar com elas. Uma metanálise identificou que uma intervenção global em competências sociais teve um efeito moderado em pessoas com autismo (Reichow et al., 2013).

Comunicação e linguagem   O desenvolvimento das competências de comunicação, em sentido amplo (i.e., não apenas a fala), é um componente essencial nos programas de intervenção. Encontram-se disponíveis alguns recursos excelentes para pais (Paul & Fahim, 2016). Para a criança com desenvolvimento típico, o início da linguagem avança continuamente durante os primeiros meses de vida. No nascimento, bebês com desenvolvimento típico se orientarão para os rostos e sons dos seus pais. Aos 6 meses, vocalizam com boa entonação (o aspecto musical da fala), estão começando a responder a vozes, mesmo sem uma pista visual, bem como começam a detectar sentimentos transmitidos pela voz e a responder ao chamado do próprio nome. Com 1 ano de idade, já ocorreu um desenvolvimento tremendamente grande mesmo antes que a criança diga sua primeira palavra. Entre o primeiro e o segundo ano de vida, ocorre uma enorme explosão da linguagem, com os bebês sendo capazes de pensar de modo mais simbólico, e, no segundo aniversário, em geral a criança já empregará várias centenas de palavras.

No autismo e nos transtornos relacionados, a situação é muito diferente, e os problemas de comunicação são o principal desafio – bem como uma área-alvo importante para intervenção precoce, dada sua importância para resultados de longo prazo. O bebê com autismo pode não balbuciar ou produzir toda a gama de sons, em vez de desenvolver aqueles específicos da linguagem que o cerca. Como Kanner primeiro observou, quando a linguagem se desenvolve, estão presentes características incomuns. Para crianças sem linguagem falada, existem problemas no estabelecimento da intencionalidade, na atenção compartilhada, na reciprocidade e nas habilidades não verbais. Quando a linguagem começa a emergir em crianças com TEA, ela costuma ser limitada e tender à inflexibilidade. Como uma função do estilo de **processamento da Gestalt** (aprendizagem em blocos), é comum a linguagem com emissão ecoada. A **ecolalia** (repetição contínua) foi observada por Kanner, mas, com o tempo, a criança pode começar a dividir a linguagem em unidades e modificá-la (ecolalia mitigada). Os problemas com os aspectos musicais da linguagem (**prosódia**) assumem a forma de fala **monotônica**, ou semelhante a um robô. São encontrados problemas com o uso dos pronomes e com a utilização social da linguagem (problemas pragmáticos). Algumas crianças usam a **linguagem idiossincrásica** – com significados específicos para elas. Algumas aprendem a dizer muitas palavras, mas sua compreensão da linguagem tem atraso em relação ao que conseguem dizer (o inverso do que acontece no desenvolvimento normal). Curiosamente, algumas áreas do desenvolvimento da linguagem costumam não estar prejudicadas, como, por exemplo, a articulação ou a forma como as palavras são ditas. As competências sociais da linguagem são alvos muito importantes para intervenção, seja qual for o nível de linguagem que o indivíduo tenha. Quando as crianças começam a desenvolver alguma linguagem e a utilizam para expressar sua experiência, a interação social se torna mais importante. Antes disso, o significado ou a intenção devem ser inferidos a partir do comportamento ou, algumas vezes, por meio do uso de recursos ou apoios visuais não verbais (troca de figuras ou troca de objetos).

Inúmeros procedimentos e abordagens têm sido utilizados para ensinar competências de comunicação e linguagem; o livro recente de Paul e Fahim (2016) oferece uma excelente revisão das abordagens e evidências que os apoiam. As abordagens serão escolhidas em consulta com a equipe de tratamento na escola, podem ser executadas ou supervisionadas pelo fonoaudiólogo (ou, algumas vezes, por outros profissionais, como o psicólogo da escola) e irão variar de acordo com a idade da criança, sua habilidade cognitiva e seu nível de habilidade comunicativa. Encontram-se disponíveis métodos para os pais estimularem a linguagem em casa, e o uso dos pares ou pequenos grupos pode ser uma excelente oportunidade para incentivar essa aprendizagem.

Várias e diferentes abordagens são utilizadas para fomentar a comunicação (Tager-Flusberg, Paul, & Lord, 2014). Algumas são métodos didáticos orientados pelo professor que estão baseados na teoria da aprendizagem. Outras são mais naturalistas, aplicando princípios similares, porém em contextos mais naturais, em geral tentando incorporar as motivações naturais da criança. Outro conjunto de abordagens é algumas vezes denominado *desenvolvimental* ou *pragmático*; aqui, a ênfase está no uso de uma gama de materiais e métodos do tipo tentativa e erro para ver o que funciona. Alguns métodos são mais orientados pelo professor; outros tentam maximizar abordagens naturalistas.

É importante perceber que a capacidade de se comunicar está intimamente relacionada ao comportamento. Quando crianças com TEA apresentam formas limitadas ou muito incomuns (e algumas vezes muito idiossincrásicas) de se comunicar, estas podem resultar em problemas de comportamento. Também podem surgir problemas de comunicação, de modo um tanto paradoxal, em crianças e adultos mais velhos e mais aptos. A pessoa com transtorno de Asperger pode falar de forma contínua, mas tem grandes problemas em manter uma conversação genuína como uma verdadeira troca de informações. Assim, um foco na comunicação deve sempre ser parte essencial do programa para qualquer indivíduo que tenha um diagnóstico do espectro autista.

Algumas crianças com autismo nunca aprendem a falar (felizmente, isso ocorre menos do que no passado). Métodos especiais podem ser empregados para estimular a comunicação (definida de forma mais ampla). Os pais, às vezes, pensam que, quando essas abordagens de comunicação aumentativa são utilizadas em uma criança pequena, isso significa que a escola está desistindo de ajudá-la a falar; na verdade, tudo o que a ajude a ser mais comunicativa irá auxiliar e poderá estimular a fala (Mirenda, 2014). Essas abordagens variam de diversas maneiras e são adaptadas para o nível e os padrões de dificuldades da criança, sendo possível utilizá-las em combinação com outras. Uma abordagem um pouco diferente consiste no uso de computadores e aplicativos que auxiliam a criança a se comunicar e se organizar. Um outro tipo utiliza aparelhos que essencialmente falam pela criança. Por exemplo, ela pode apertar um botão, e a máquina diz "olá" ou "biscoito". Esses aparelhos são muito sofisticados, mas infelizmente sua habilidade de produzir uma ampla gama de iniciações ou respostas à linguagem é um tanto limitada. Para algumas crianças, todas essas abordagens ainda são muito avançadas. Nesses casos, o uso de objetos reais pode ser útil.

Outra linha de intervenção para o desenvolvimento inicial da linguagem em crianças com autismo focou em abordagens mais naturalistas e desenvolvimentais. Um exemplo desse tipo foi desenvolvido no Hanen Centre para ajudar os pais a estimular o desenvolvimento da linguagem em crianças com várias deficiências. O livro *Mais do que palavras*, de Sussman (*More than words*, 1999), utiliza essa abordagem para descrever uma série de intervenções baseadas no desenvolvimento, incluindo imitação dos sons e das palavras da criança; modelagem e engajamento em jogos; uso de recursos visuais e música; e seguimento de indicações dadas pela criança. Nesse modelo, qualquer comportamento é tratado como uma forma de comunicação.

O modelo Denver, desenvolvido por Sally Rogers, também enfatizou métodos e abordagens desenvolvimentais no incentivo ao desenvolvimento da linguagem. Outro programa popular, o modelo de comunicação social, regulação emocional e apoio transacional (SCERTS) (Prizant et al., 2004), utiliza uma abordagem multidisciplinar focada na comunicação e no desenvolvimento socioemocional de crianças pequenas com autismo e transtornos relacionados. As áreas de ênfase incluem comunicação social, auxílio para regulamento das emoções e apoio a transações com os outros. As famílias são envolvidas ativamente nesse processo. Mais informações sobre a abordagem SCERTS são fornecidas por Prizant e Wetherby (2005) no *website* da SCERTS (www.scerts.com).

Do mesmo modo, Quill (2000) desenvolveu um currículo focado no aprimoramento de competências sociais e de comunicação. Sua abordagem baseia-se em uma gama de métodos que incluem contextos muito estruturados e mais naturais. Os pares recebem treinamento e, depois, são utilizados para ajudar a criança com TEA a aprender a ser mais efetiva como comunicadora e parceira no jogo.

Os métodos mais naturalistas e com base no desenvolvimento são muito populares nas escolas norte-americanas e com os pais. No entanto, pesquisas rigorosas que comparem todas as várias abordagens são muito limitadas. Em contraste com as abordagens muito mais estruturadas e orientadas para o comportamento, as naturalistas requerem treinamento considerável de todos os envolvidos e, em certa medida, podem ser muito mais dependentes da presença de um membro sensível da equipe de tratamento que entenda a relevância daquela abordagem particular. É importante perceber que o uso de um desses métodos mais naturalistas de ensino ainda requer planejamento e trabalho consideráveis para que seja implantado com sucesso.

Expandindo as habilidades de linguagem e as características incomuns da linguagem Depois que a criança começa a utilizar algumas palavras, e talvez comece a juntá-las, uma grande variedade de métodos pode ser empregada para estimular as competências de comunicação. Estes podem incluir tentativas discretas baseadas na ABA ou abordagens de respostas pivotais, além de abordagens mais naturalistas, como, por exemplo, a criação de situações em que as crianças serão estimuladas a utilizar sua linguagem. O livro *Teach me language* (Freeman & Dake, 1997) tem uma abordagem bem desenvolvida para ajudar as crianças a evoluir de palavras isoladas para uma linguagem mais sofisticada.

Para os indivíduos mais aptos cognitivamente e mais velhos, por exemplo, com transtorno de Asperger ou autismo com funcionamento superior, surgem problemas similares e um pouco diferentes. Para esses alunos, os problemas de comunicação com frequência têm menos a ver com a verbalização de palavras e a construção de um vocabulário e mais a ver com a utilização da linguagem social. As dificuldades podem surgir de várias maneiras. Para algumas crianças, a prosódia e o tom de voz muito alto podem ser problemas importantes. O trabalho na correção da prosódia pode incluir o uso de gravadores de áudio ou vídeo ou outros aparelhos (para prática e *feedback*). Alguns programas de computador foram desenvolvidos para dificuldades de prosódia em outras condições e podem ser úteis no autismo. Para crianças que falam muito alto (o que os fonoaudiólogos chamam de **registro**), provavelmente não faz muito sentido tentar desenvolver os muitos níveis diferentes de voz que a maioria de nós tem. Em vez disso, pode ser mais sensato focar em três níveis de altura – suave, médio e alto – e, então, ensinar o que é utilizado onde: voz alta no recreio, voz média em aula e voz suave em um ambiente de orações. O trabalho com competências conversacionais e sociais pode se articular muito bem com grupos de competências sociais ou programas de ensino de competências sociais. Isso pode incluir o trabalho com escuta e revezamento, receber *feedback*, uso da linguagem para expressar sentimentos e para autorregulação. O ensino explícito das convenções sociais pode ser útil. A tendência dos indivíduos com autismo a ser muito literais pode levar a todos os tipos de erros de comunicação. Assim, aspectos da linguagem figurativa, expressões idiomáticas e gírias podem ser explicitamente ensinados (veja Myles et al., 2004, para alguns exemplos úteis). Existem bons recursos para isso.

As evidências que apoiam essas várias intervenções na linguagem e na comunicação são muito variadas, com alguns métodos tendo corpos de pesquisa relativamente extensos e outros muito pequenos. O livro de Paul e Fahim (2016) fornece informações úteis, e muitos pais (e professores) podem utilizá-lo para pesquisar métodos específicos.

Problemas organizacionais e tecnologia de apoio

Crianças, adolescentes e adultos com TEA enfrentam muitos desafios para aprender devido a seus problemas com multitarefas (funcionamento executivo). É provável que algumas dessas dificuldades resultem diretamente da própria inabilidade social, e outras ocorram basicamente como consequência dos problemas sociais. Com frequência, pode haver dificuldades na aquisição de competências de aprender a aprender, como dividir um foco de atenção, permanecer sentado, focar nos professores, etc. Essas questões são importantes ao longo da vida para todos nós, mas podem ter graves consequências para a aprendizagem (veja a Tab. 5.1).

Várias estratégias podem ser empregadas de forma efetiva para lidar com problemas de organização e atrasos no funcionamento executivo, podendo assumir muitas formas. Uma das mais simples para utilizar na sala de aula (e em casa) são os recursos visuais. Digamos, por exemplo, que uma criança de 4 anos com autismo tem dificuldades significativas com transições. Uma abordagem seria apresentar uma agenda visual com imagens das atividades diárias. Dependendo do nível de linguagem e cognitivo, podem ser adotadas variações sobre esse tema; por exemplo, para a escola, pode haver um rótulo escrito *hora da roda*, se isso for apropriado. Do mesmo modo, em casa, o dia da criança pode ser exposto na geladeira com imãs, e cada fotografia é virada depois que uma atividade tiver sido realizada. No fim do dia, os pais podem revisar o que a criança fez. Atualmente, há uma ampla literatura com recursos visuais, tendo-se revelado muito útil para professo-

TABELA 5.1 Atrasos e dificuldades no funcionamento executivo em crianças com autismo e transtorno de Asperger

Área problemática	Dificuldade resultante
Planejamento e avaliação constante	Dificuldades no planejamento prévio e no monitoramento levam a focar em objetivos de curto prazo, sem conseguir ter uma visão geral.
Flexibilidade	Devido ao padrão de pensamento que costuma ser rígido, a criança vê apenas uma solução para um problema, ficando emperrada em uma etapa ou estágio de um projeto. Ela não consegue encontrar soluções alternativas; a novidade pode criar problemas comportamentais.
Inibição	A criança tem tendência a perseverar, apegar-se a respostas e estratégias anteriores e não consegue fazer mudanças para alterar os problemas.

res e pais. Uma série de excelentes livros escritos por Linda Hodgdon (2003, 2011) sobre o uso de estratégias visuais é muito prática e fornece orientações úteis para professores e pais sobre como utilizar tais abordagens na sala de aula.

Uma variedade de aplicativos mais sofisticados e outros recursos baseados em computador e programas de aprendizagem também se encontram disponíveis. Alguns deles focam mais na organização (com listas visuais, cronômetros, lembretes, etc.), outros em projetos, como, por exemplo, fazer trabalhos escritos ou tomar notas. A lista de leitura inclui inúmeros recursos pertinentes.

Para os alunos que precisam de lembretes visuais, poderá ser útil um cronômetro que lhes dê uma clara noção visual de quanto tempo resta para uma tarefa. Particularmente quando eles têm problemas e ficam emperrados (isso acontece com frequência em atividades como ortografia), será útil o uso de um cronômetro para indicar quando o estudo acabou. Outros recursos podem incluir organizadores eletrônicos, gravadores e computadores. Ainda que de alta tecnologia, algumas abordagens são de implementação muito simples. Por exemplo, um menino do sexto ano que apresenta funcionamento superior (porém bastante desorganizado) tinha a tarefa de fazer um trabalho escrito de 2 a 3 páginas sobre a história do Egito. Ele ficou animado por conseguir fazer uso do computador e acumulou com rapidez literalmente centenas de fatos e imagens da internet e outros recursos. Seu problema era como transformar isso em um trabalho escrito. Sugerimos que seu pai pegasse o computador, inicializasse seu programa de criação de *slides* e criasse uma série de projeções, cada uma com um único título. O primeiro *slide* era "Egito: Uma História" e o nome da criança, o segundo era "O Egito no Tempo dos Faraós", o seguinte era "O Egito no Tempo de Jesus", o outro, "O Egito no Tempo de Maomé" e, por fim, "O Egito Hoje". O menino retomou e preencheu a parte inferior de cada *slide* com cinco ou seis pontos e fatos relevantes. Ele e seu pai transformaram essa apresentação visual em uma descrição, e cada um dos *slides* se transformou em um parágrafo do trabalho, com cada um dos 5 ou 6 pontos principais se tornando uma sentença. Tenha em mente que, em nossa sociedade cada vez mais focada no computador e na internet, saber usar o computador pode ser uma competência muito conveniente à medida que a criança fica mais velha e pensa em opções de trabalho.

Em particular para crianças com transtorno de Asperger, o uso de um *laptop* desde muito cedo na escola tem vantagens consideráveis. Com frequência, a escrita cursiva é uma grande dificuldade para crianças com o transtorno, e o computador oferece uma alternativa muito funcional.

As habilidades com o uso do *laptop* e do teclado podem dar acesso a outras tecnologias importantes, como, por exemplo, verificação da ortografia (se os pais e professores desejarem). É importante que pais e professores entendam que essa pode ser de fato uma adaptação plausível. Dependendo das circunstâncias, os computadores podem ser equipados com todos os tipos de recursos além do corretor ortográfico, inclusive **sintetizadores de texto para voz**. *Softwares* organizacionais, como Inspiration e Kidspiration (www.inspiration.com), podem ser benéficos. Para alunos mais aptos, terá muito mais valor se os pais e professores visitarem *websites* focados nas necessidades de crianças com outros problemas, como dificuldades de aprendizagem (www.ldpride.net) ou **transtorno de déficit de atenção (TDA)** (p. ex., www.addwarehouse.com), para procurar novos materiais, *softwares*, etc.

Tenha em mente que, dependendo do contexto, algumas das abordagens de mais baixa tecnologia podem ser muito úteis, como o livro *Smart but scattered* (Dawson & Guare, 2009). Há outros excelentes livros que discutem aspectos da função executiva e organizacional, os quais estão incluídos na lista de leituras sugeridas ao final do capítulo.

COMPETÊNCIAS ADAPTATIVAS E GENERALIZAÇÃO PARA SITUAÇÕES DO MUNDO REAL

O termo *competências adaptativas* se refere à aplicação de conceitos aprendidos na escola a situações do mundo real fora da sala de aula – por exemplo, fatos matemáticos ajudam a resolver problemas de matemática e ensinam a pagar pelos produtos no mercado. A generalização das competências para outras situações é com frequência um desafio importante para alunos com TEA de todas as idades e níveis de funcionamento. Essas habilidades são um dos principais fatores que determinam a independência e a autossuficiência definitivas.

O objetivo é tornar os alunos com TEA o mais independentes possível. Infelizmente, o mundo real é imprevisível – um problema se você tem uma preferência pelas mesmas coisas. Em segundo lugar, ele é muito social – um problema se você tem vulnerabilidades sociais. Terceiro, o mundo real é acelerado, com muitas demandas e informações chegando até você ao mesmo tempo. Por fim, se você tende a aprender as coisas de maneira muito limitada, terá problemas significativos nas competências de generalização. Se, por exemplo, sabe usar o banheiro em casa, mas não na escola, isso é um problema. Do mesmo modo, se consegue resolver equações matemáticas complexas de cabeça, mas não sabe fazer o pedido de um *cheeseburger* em um restaurante de *fast-food*, isso trará problemas.

Quase sempre os indivíduos com TEA exibem níveis mais baixos – e, com frequência, muito mais baixos – de habilidades em situações do mundo real do que em ambientes familiares e muito estruturados. Assim, é essencial que as escolas e os pais considerem especificamente os problemas de generalização e as competências adaptativas como parte do programa para a criança (veja o Quadro 5.3).

O Apêndice 2 discute algumas das formas como as competências adaptativas podem ser avaliadas. Particularmente, à medida que os alunos crescem, um foco explícito nessas competências deve ser parte importante do programa educacional. É claro que boa parte do trabalho com as competências sociais e de comunicação que já discutimos está relacionada à tradução das habilidades aprendidas para situações do mundo real. Também existem inúmeras abordagens para o ensino de competências para a vida diária, enfrentamento e **autoajuda**. A seção "Leituras sugeridas" apresenta alguns recursos úteis para pais e professores (em inglês).

QUADRO 5.3 Ensino de competências adaptativas

Como acontece com outras competências, uma abordagem explícita e focada é de grande importância.

- Procure usar as motivações naturais da criança sempre que possível.
- Seja explícito ao ensinar.
- Use rotinas e roteiros, que podem ir desaparecendo com o tempo.
- Ensine a generalização (diferentes materiais, situações e contextos para o mesmo comportamento).
- Use os mesmos métodos empregados nas escolas:
  - Programações visuais
  - Materiais escritos
  - Fotografias
- Seja consistente (gradualmente introduza variações).
- Use ambientes naturais (recompensas e consequências) sempre que possível.

O TRABALHO COM AS ESCOLAS

Para o prestador de cuidados primários existem importantes oportunidades de interação com os funcionários da escola. Além dos professores de classes regulares e especiais (que com frequência conhecem a criança muito bem), em geral haverá na instituição um psicólogo e um fonoaudiólogo, que podem ajudar os pais na obtenção de serviços de qualidade. Particularmente para indivíduos em idade escolar, um enfermeiro na escola pode ser um elo de contato muito importante para os prestadores de cuidados primários. Ele tem um papel importante na coordenação do atendimento, e, quando as crianças têm outros problemas médicos ou estão recebendo medicações para dificuldades comportamentais ou psiquiátricas, o enfermeiro escolar pode desempenhar papel central na interação entre os sistemas educacional e médico (Bellando & Lopez, 2009; Minchella & Petri, 2011).

RESUMO

Neste capítulo, fizemos um levantamento de algumas das várias abordagens para o ensino de competências particulares e discutimos diversas intervenções em diferentes áreas: aspectos do currículo, competências sociais, competências de comunicação, habilidades para a vida diária (adaptativas) e questões organizacionais. É importante que pais e educadores trabalhem em conjunto no desenvolvimento de PEIs que abordem os pontos fortes e fracos de cada criança em particular. Os pais e familiares têm o papel particularmente importante de ajudar a generalizar as competências para outras situações, isto é, ajudar a criança a aprender a usar em outros contextos o que ela aprende na escola.

Embora nosso desejo fosse que houvesse mais pesquisas sobre esses vários métodos de intervenção, pelo menos existem alguns, e felizmente surgem cada vez mais ferramentas com as quais pais e professores podem trabalhar. É de particular importância incluir um foco nas competências e na sua generalização para o mundo real, dado o estilo de aprendizagem de indivíduos com autismo e transtornos relacionados. Os pais (e professores) não devem ser iludidos pelas áreas de pontos fortes da criança – quando estas estão presentes, podem ser considerações importantes no desenvolvimento do programa, mas lembre-se que outras áreas precisarão de trabalho intensivo.

Foram desenvolvidas muitas e diferentes abordagens de ensino, com inúmeros programas-modelo que agora se baseiam em evidências. Tenha em mente que as escolas podem empregar qualquer um desses vários modelos e métodos de intervenção baseados em evidências. Para fins de monitoramento individual da criança, o PEI deve ser um guia útil com uma descrição clara dos alvos para intervenção, objetivos e formas de monitorar o progresso. Como já observamos, muitos membros da equipe escolar podem ser aliados ao prestador de cuidados primários em defesa de cada aluno.

REFERÊNCIAS

Bellando, J., & Lopez, M. (2009). The school nurse's role in treatment of the student with autism spectrum disorders. *Journal for Specialists in Pediatric Nursing, 14*(3), 173–182.

Dawson, P., & Guare, R. (2009). *Smart but scattered: The revolutionary "executive skills" approach to helping kids reach their potential.* New York, NY: Guilford Press.

Dawson, G., Rogers, S., Munson, J., Smith, M., Winter, J., Greenson, J., et al. (2010). Randomized, controlled trial of an intervention for toddlers with autism: The early start Denver model. *Pediatrics, 125*(1), e17–e23.

Freeman, S., & Dake, L. (1997). *Teach me language: A language manual for children with autism, Asperger's syndrome, and related developmental disorders.* Langley, BC, Canada: SKF Books.

Goldstein, H., Kaczmarek, L., Pennington, R., & Shafer, K. (1992). Peer-mediated intervention: Attending to, commenting on, and acknowledging the behavior of preschoolers with autism. *Journal of Applied Behavior Analysis, 25*(2), 289–305.

Gray, C. A. (1998). Social stories and comic strip conversations with students with Asperger syndrome and high-functioning autism. In E. Schopler & G. B. Mesibov (Eds.), *Asperger syndrome or high-functioning autism? Current issues in autism* (pp. 167–198). New York, NY: Plenum Press.

Greenspan, S. I., & Wieder, S. (2009). *Engaging autism: Using the floortime approach to help children relate, communicate, and think.* Cambridge, MA: Da Capo Lifelong Books.

Gutstein, S. E., & Sheely, R. K. (2002). *Relationship development intervention with young children: Social and emotional development activities for Asperger syndrome, autism, PPD and NLD.* Philadelphia, PA: Jessica Kingsley.

Harris, S., & Handleman, J. S. (2000). *Preschool education programs for children with autism.* Austin, TX: PRO-ED.

Hodgdon, L. (2003). *Solving behavior problems in autism: Improving communication with visual strategies.* Troy, MI: QuirkRoberts Publishing.

Hodgdon, L. (2011). *Visual strategies for improving communication.* Troy, MI: QuirkRoberts Publishing.

Hume, K., & Odom, S. (2007). Effects of an individual work system on the independent functioning of students with autism. *Journal of Autism and Developmental Disorders, 37*(6), 1166–1180.

Koegel, R. L., & Koegel, L. K. (Eds.). (2006). *Pivotal response treatments for autism: Communication, social, & academic development.* Baltimore, MD: Brookes.

Koegel, R. L., Koegel, L. K., Vernon, T. W., & Brookman-Frazee, L. I. (2010). *Empirically supported pivotal response treatment for children with autism spectrum disorders: Evidence-based psychotherapies for children and adolescents* (pp. 327–344). New York, NY: Guilford Press.

Kohler, F. W., Strain, P. S., & Goldstein, H. (2005). Learning experiences, an alternative program for preschoolers and parents: Peer-mediated interventions for young children with autism. In E. D. Hibbs &

P. S. Jensen (Eds.), *Psychosocial treatments for child and adolescent disorders: Empirically based strategies for clinical practice* (2nd ed., pp. 659–687). Washington, DC: American Psychological Association.

Laugeson, E. A., Frankel, F., Gantman, A., Dillon, A. R., & Mogil, C. (2012). Evidence- based social skills training for adolescents with autism spectrum disorders: The UCLA PEERS program. *Journal of Autism and Developmental Disorders, 42*(6), 1025–1036.

Laugeson, E. A., Gantman, A., Kapp, S. K., Orenski, K., & Ellingsen, R. (2015). A randomized controlled trial to improve social skills in young adults with autism spectrum disorder: The UCLA PEERS program. *Journal of Autism and Developmental Disorders, 45*(12), 3978–3989.

Lovaas, O. I., & Smith, T. (1988). Intensive behavioral treatment for young autistic children. In B. B. Lahey & A. E. Kazdin (Eds.), *Advances in clinical child psychology* (pp. 285–324). New York, NY: Plenum Press.

McClannahan, L. E., & Krantz, P. J. (2004). Some guidelines for selecting behavioral intervention programs for children with autism. In H. E. Briggs & T. L. Rzepnicki (Eds.), *Using evidence in social work practice: Behavioral perspectives* (pp. 92–103). Chicago, IL: Lyceum Books.

Mesibov, G. B., & Shea, V. (2010). The TEACCH program in the era of evidence-based practice. *Journal of Autism and Developmental Disorders, 40*(5), 570–579.

Minchella, L., & Preti, L. (2011). Autism spectrum disorder: Clinical considerations for the school nurse. *NASN School Nurse, 26*(3), 143–145.

Mirenda, P. (2014). Augmentative and alternative communication. In F. R. Volkmar, S. J. Rogers, R. Paul, & K. A. Pelphrey (Eds.), *Handbook of autism and pervasive developmental disorders* (4th ed., Vol. 2, pp. 813–825). Hoboken, NJ: Wiley.

Myers, S. M., Johnson, C. P., & The American Academy of Pediatrics Council on Children with Disabilities. (2007). Management of children with autism spectrum disorders. *Pediatrics, 120*(5), 1162–1182.

Myles, B. S. (2013). Building social skills instruction for children with Asperger syndrome. *Asperger syndrome: A guide for professionals and families* (pp. 91–111). New York, NY: Springer Science + Business Media.

Myles, B. S., Trautman, M. L., & Schelvan, R. L. (2004). *The hidden curriculum: Practical solutions for understanding unstated rules in social situations.* Shawnee Mission, KS: Autism Asperger.

National Research Council. (2001). *Educating young children with autism.* Washington, DC: National Academies Press.

Odom, S. L., Boyd, B. A., Hall, L. J., & Hume, K. A. (2014). Comprehensive treatment models for children and youth with autism spectrum disorders. In F. R. Volkmar, S. J. Rogers, R. Paul, & K. A. Pelphrey (Eds.), *Handbook of autism and pervasive developmental disorders* (4th ed., Vol. 2, pp. 770–787). Hoboken, NJ: Wiley.

Olley, J. G. (2005). Curriculum and classroom structure. In F. Volkmar, A. Klin, R. Paul, & D. J. Cohen (Eds.), *Handbook of autism and pervasive developmental disorders* (3rd ed., Vol. 2, pp. 863–881). New York: Wiley.

Paul, R. & Fahim, D. (2016). *Let's talk.* Baltimore, MD: Brookes.

Prizant, B., Wetherby, A. M., Rubin, E., Laurent, A. C., & Rydell, P. J. (2004). *The SCERTS model: Enhancing communication and socioemotional abilities of children with autism spectrum disorder.* Baltimore, MD: Brookes.

Reichow, B., & Barton, E. E., Volkmar, F. R., Paul, R., Rogers, S. J., & Pelphrey, K. A. (2014). Evidence- -based psychosocial interventions for individuals with autism spectrum disorders. In F. R. Volkmar, S. J. Rogers, R. Paul, & K. A. Pelphrey (Eds.), *Handbook of autism and pervasive developmental disorders* (4th ed., Vol. 2, pp. 969–992). Hoboken, NJ: Wiley.

Reichow, B., Steiner, A. M., & Volkmar, F. (2013). Social skills groups for people aged 6 to 21 with autism spectrum disorders (ASD). *Evidence-Based Child Health: A Cochrane Review Journal, 8*(2), 266–315.

Reichow, B., & Volkmar, F. R. (2011). Evidence-based practices in autism: Where we started. *Evidence- -based practices and treatments for children with autism* (pp. 3–24). New York, NY: Springer Science + Business Media.

Rogers, S. J., Dawson, G., & Vismara, L. A. (2012). *An early start for your child with autism: Using everyday activities to help kids connect, communicate, and learn.* New York, NY: Guilford Press.

Rogers, S. J., &Vismara, L. (2014). Interventions for infants and toddlers at risk for autism spectrum disorder. In F. R. Volkmar, S. J. Rogers, R. Paul, & K. A. Pelphrey (Eds.), *Handbook of autism and pervasive developmental disorders* (4th ed., Vol. 2, pp. 739–769). Hoboken, NJ: Wiley.

Rutter, M., & Bartak, L. (1973). Special educational treatment of autistic children: A comparative study. II. Follow-up findings and implications for services. *Journal of Child Psychology & Psychiatry & Allied Disciplines, 14*(4), 241–270.

Schopler, E. (1997). Implementation of TEACCH philosophy. In D. J. Cohen & F. R. Volkmar (Eds.), *Handbook of autism and pervasive developmental disorders* (pp. 767–795). Hoboken, NJ: Wiley.

Sussman, F. (1999). *More than words; Helping parents promote communication and social skills in children with autism spectrum disorder.* Toronto, ON, Canada: The Hanen Centre.

Tager-Flusberg, H., Paul, R., & Lord, C. (2014). Language and communication in autism. In F. R. Volkmar, S. J. Rogers, R. Paul, & K. A. Pelphrey (Eds.), *Handbook of autism and pervasive developmental disorders* (4th ed., Vol. 1, pp. 335–364). Hoboken, NJ: Wiley.

Volkmar, F. R., & Wiesner, L. A. (2009). *A practical guide to autism: What every parent, family member, and teacher needs to know.* Hoboken, NJ: Wiley.

Walton, K. M., & Ingersoll, B. R. (2013). Improving social skills in adolescents and adults with autism and severe to profound intellectual disability: A review of the literature. *Journal of Autism and Developmental Disorders, 43*(3), 594–615.

LEITURAS SUGERIDAS

Adreon, D., & Myles, B. S. (2001). *Asperger syndrome and adolescence: Practical solutions for school success.* Shawnee Mission, KS: Autism Asperger.

Al-Ghani, K. I. (2009). *The red beast: Controlling anger in children with Asperger's syndrome.* Philadelphia, PA: Jessica Kingsley.

Anderson, S. R., Jablonski, A. L., Thomeer, M. L., & Knapp, V. M. (2007). *Self-help skills for people with autism: A systematic teaching Approach.* Bethesda, MD: Woodbine House.

Ando, H. (1977). Training autistic children to urinate in the toilet through operant conditioning techniques. *Journal of Autism and Childhood Schizophrenia, 7*(2), 151.

Arick, J. R., Krug, D. A., Loos, L., & Falco, R. (2005). School-based programs. In F. Volkmar, A. Klin, R. Paul, & D. J. Cohen (Eds.), *Handbook of autism and pervasive developmental disorders* (3rd ed., Vol. 2, pp. 1003–1028). New York: Wiley.

Baker, J. (2001). *Social skills picture book: Teaching play, emotion, and communication to children with autism.* Arlington, TX: Future Horizons.

Barbera, M. L., & Rasmussen, T. (2007). *The verbal behavior approach: How to teach children with autism and related disorders.* Philadelphia, PA: Jessica Kingsley.

Beukelman, D. R., & Mirenda, P. (2005). *Augmentative and alternative communication: Supporting children and adults with complex communication needs* (3rd ed.). Baltimore, MD: Brookes.

Bondy, A., & Frost, L. (1998). The picture exchange communication system. *Seminars in Speech and Language, 19*, 373–389.

Buron, K. D., & Myles, B. S. (2004). *When my autism gets too big! A relaxation book for children with autism spectrum disorders.* Shawnee Mission, KS: Autism Asperger.

Carter, M. A., & Santomauro, J. (2007). *Pirates: An early-years group program for developing social understanding and social competence for children with autism spectrum disorders and related challenges.* Shawnee Mission, KS: Autism Asperger.

Charlop, M., & Trasowech, J. (1991). Increasing children's daily spontaneous speech. *Journal of Applied Behavior Analysis, 24,* 747–761.

Cohen, M. J., & Sloan, D. L. (2007). *Visual supports for people with autism: A guide for parents and professionals.* Bethesda, MD: Woodbine House.

Coulter, D. (Producer/Director). (2005). *Manners for the real world: Basic social skills* [DVD]. Winston Salem, NC: Coulter Video

Dunlap, G., & Fox, L. (1996). Early intervention and serious problem behaviors: A comprehensive approach. In L. K. Koegel, R. L. Koegel, & G. Dunlap (Eds.), *Positive behavioral support: Including people with difficult behavior in the community* (pp. 31–50). Baltimore, MD: Brookes.

Dunlap, G., & Fox, L. (1999a). A demonstration of behavioral support for young children with autism. *Journal of Positive Behavioral Interventions, 2,* 77–87.

Dunlap, G., & Fox, L. (1999b). Supporting families of young children with autism. *Infants and Young Children, 12,* 48–54.

Dawson, P., & Guare, R. (2003). *Executive skills in children and adolescents: A practical guide to assessment and intervention.* New York, NY: Guilford Press.

Delmolino, L., & Harris, S. L. (2004). *Incentives for change: Motivating people with autism spectrum disorders to learn and gain independence.* Bethesda, MD: Woodbine House.

Dunn, M. A. (2005). *SOS. Social skills in our schools: A social skills program for children with pervasive developmental disorders, including high-functioning autism and Asperger syndrome, and their typical peers.* Shawnee Mission, KS: Autism Asperger.

Durand, V. M., & Carr, E. G. (1987). Social influences on "self-stimulatory" behavior: Analysis and treatment application. *Journal of Applied Behavioral Analyses, 20*(2), 119–132.

Fein, D., & Dunn, M. (2007). *Autism in your classroom.* Bethesda, MD: Woodbine House.

Fovel, J. T. (2002). *The ABA program companion: Organizing quality programs for children with autism and PDD.* New York, NY: DRL Books.

Gagnon, E. (2001). *Power cards: Using special interests to motivate children and youth with Asperger syndrome and autism.* Shawnee Mission, KS: Autism Asperger.

Goldstein, A. P., Sprafkin, R. P., Gershaw, N. J., & Klein, P. (1980). *Skill-streaming the adolescent: A structured learning approach to teaching prosocial skills.* Champaign, IL: Research Press.

Goldstein, H. (2002). *Promoting social communication: Children with developmental disabilities from birth to adolescence.* Baltimore, MD: Brookes.

Goldstein, H., English, K., & Shafer, K. (1997). Interaction among preschoolers with and without disabilities: Effects of across-the-day peer intervention. *Journal of Speech, Language, and Hearing Research, 40,* 33–48.

Gray, C. (1994). *Comic strip conversations.* Arlington, TX: Future Horizons.

Gray, C. (2000). *The new social story book: Illustrated edition* (2nd ed.). Arlington, TX: Future Horizons.

Greenspan, S. I. (2006). *Engaging autism: Helping children relate, communicate and think with the DIR floortime approach.* New York, NY: Da Capo Lifelong Books.

Greenspan, S. I., & Wieder, S. (2009). *Engaging autism: Using the floortime approach to help children relate, communicate, and think.* Cambridge, MA: Da Capo Lifelong Books.

Grigorenko, E. L., Klin, A., & Volkmar, F. (2003). Annotation: Hyperlexia; Sisability or superability? *Journal of Child Psychology and Psychiatry, 44*(8), 1079–1091.

Gutstein, S. E., & Sheely, R. K. (2002). *Relationship development intervention with children, adolescents and adults.* Philadelphia, PA: Jessica Kingsley.

Handleman, J. S., Harris, S. L., & Martins, M. P. (2005). Helping children with autism enter the mainstream. In F. Volkmar, A. Klin, R. Paul, & D. J. Cohen (Eds.), *Handbook of autism and pervasive developmental disorders* (3rd ed., Vol. 2, pp. 1029–1042). New York: Wiley.

Harris, S. L., & Handleman, J. S. (1994). *Preschool education programs for children with autism.* Austin, TX: PRO-ED.

Harris, S. L., Handleman, J. S., & Jennett, H. (2005). Models of educational intervention for students with autism: Home, center and school-based programming. In F. Volkmar, A. Klin, R. Paul, & D. J. Cohen (Eds.), *Handbook of autism and pervasive developmental disorders* (3rd ed., Vol. 2, pp. 1043–1054). New York: Wiley.

Heflin, L. J., & Alaimo, D. F. (2007). *Students with autism spectrum disorders: Effective instructional practices.* Upper Saddle River, NJ: Prentice Hall.

Ivannone, R., Dunlap, G., Huber, H., & Kincaid, D. (2003). Effective educational practices for students with autism spectrum disorders. *Focus on Autism and Other Developmental Disabilities, 18,* 150–165.

Kanner, L. (1943). Autistic disturbances of affective contact. *Nervous Child, 2,* 217–250.

Keating-Velasco, J. L. (2007). *A is for autism, F. is for friend: A kid's book for making friends with a child who has autism.* Shawnee Mission, KS: Autism Asperger.

Koegel, L., Carter, C., & Koegel, R. (2003). Teaching children with autismo self-initiations as a pivotal response. *Topics in Language Disorders, 23,* 134–145. Koegel, L. K., & LaZebnik, C. (2004). *Overcoming autism.* New York, NY: Penguin Books.

Koegel, R. L., & Koegel, L. K. (1995). *Strategies for initiating positive interactions and improving learning opportunities.* Baltimore, MD: Brookes.

Koegel, R. L., & Koegel, L. K. (Eds.). (2006). *Pivotal response treatments for autism: Communication, social, & academic development.* Baltimore, MD: Brookes.

Koegel, L. K., Koegel, R. L., & Carter, C. A. (1998). Pivotal responses and the natural language teaching paradigm. *Seminars in Speech and Language, 19,* 355–371.

Koegel, R., O'Dell, M., & Koegel, L. (1987). A natural language teaching paradigm for non-verbal autistic children. *Journal of Autism and Developmental Disorders, 17,* 187–200.

Kranowitz, C. S. (1995). *101 activities for kids in tight spaces.* New York, NY: St. Martin's Press.

Laski, K., Charlop, M., & Schreibman, L. (1988). Training parents to use the natural language paradigm to increase their autistic children's speech. *Journal of Applied Behavior Analysis, 21,* 391–400.

Lovaas, O. I. (1981). *Teaching developmentally disabled children: The me book.* Austin, TX: PRO-ED.

Lovaas, O. I. (1987). Behavioral treatment and normal educational and intellectual functioning in young autistic children. *Journal of Consulting and Clinical Psychology, 55,* 3–9.

Lovaas, O. I. (2003). *Teaching individuals with developmental delays: Basic intervention techniques.* Austin, TX: PRO-ED.

Marans, W. D., Rubin, E., & Laurent, A. (2005). Addressing social communication skills in individuals with high-functioning autism and Asperger syndrome: Critical priorities in educational programming. In F. Volkmar, A. Klin, R. Paul, & D. J. Cohen (Eds.), *Handbook of autism and pervasive developmental disorders* (3rd ed., Vol. 2, pp. 977–1002). New York: Wiley.

Matson, J. L., Benavidez, D. A., Compton, L. S., Paclawskyj, T., & Baglio, C. (1996). Behavioral treatment of autistic persons: A review of research from 1980 to the present. *Research in Developmental Disabilities, 17,* 433–465.

Maurice, C. R., Foxx, R. M., & Greene, G. (2001). *Making a difference: Behavioral intervention for children with autism.* Austin, TX: PRO-ED.

Maurice, C., Green, G., & Luce, S. C. (1996). *Behavioral intervention for young children with autism: A manual for parents and professionals.* Austin, TX: PRO-ED.

McAfee, J. (2002). *Navigating the social world.* Arlington, TX: Future Horizons. McClannahan, L. E., & Krantz, P. J. (1999). *Activity schedules for children with autism: Teaching independent behavior.* Bethesda, MD: Woodbine House.

McClannahan, L. E., & Krantz, P. J. (2001). Behavior analysis and intervention for preschoolers at the Princeton Child Development Institute. In J. S. Handleman & S. L. Harris (Eds.), *Preschool education programs for children with autism* (Rev. ed., pp. 191–213). Austin, TX: PRO-ED.

McClannahan, L. E., & Krantz, P. J. (2005). *Teaching conversation to children with autism: Scripts and script fading.* Bethesda, MD: Woodbine House.

McGee, G., Krantz, P., Mason, D., & McClannahan, L. (1983). A modified incidental teaching procedure for autistic youth: Acquisition and generalization of receptive object labels. *Journal of Applied Behavior Analysis, 16,* 329–338.

McGee, G. G., & Morrier, M. J. (2005). Preparation of autism specialists. In F. Volkmar, A. Klin, R. Paul, & D. J. Cohen (Eds.), *Handbook of autism and pervasive developmental disorders* (3rd ed., Vol. 2, pp. 1123–1160). New York: Wiley.

McGee, G. G., Morrier, M. J., & Daly, T. (2001). The Walden early childhood programs. In J. S. Handleman & S. L. Harris (Eds.), *Preschool education programs for children with autism* (2nd ed., pp. 157–190). Austin, TX: PRO-ED.

Meltzer, L. (Ed.). (2007). *Executive function in education: From theory to practice.* New York, NY: Guilford Press.

Mesibov, G. B., Shea, V., & Schopler, E. (2004). *The TEACCH approach to autism spectrum disorders.* New York, NY: Springer.

Mirenda, P., & Iacono, T. (2009). *Autism spectrum disorders and AAC.* Baltimore, MD: Brookes.

Myles, B., & Southwick, J. (2005). *Asperger syndrome and difficult moments: Practical solutions for tantrums, rage and meltdowns.* Shawnee Mission, KS: Autism Asperger.

Patrick, N. J. (2008). *Social skills for teenagers and adults with Asperger syndrome: A practical guide to day-to-day life.* London, UK: Jessica Kingsley.

Paul, R., & Sutherland, D. (2005). Enhancing early language in children with autism spectrum disorders. In F. Volkmar, A. Klin, R. Paul, & D. J. Cohen (Eds.), *Handbook of autism and pervasive developmental disorders* (3rd ed., Vol. 2, pp. 946–976). New York: Wiley.

Pepper, J., & Weitzman, E. (2004). *It takes two to talk: A practical guide for parents of children with language delay.* Toronto, ON, Canada: The Hanen Centre.

Perske, R. (1988). *Circles of friends: People with disabilities and their friends enrich the lives of one another.* Nashville, TN: Abingdon Press.

Plass, B. (2008a). *Functional routines for adolescents & adults—community.* East Moline, IL: LinguiSystems.

Plass, B. (2008b). *Functional routines for adolescents & adults—home.* East Moline, IL: LinguiSystems.

Plass, B. (2008c). *Functional routines for adolescents & adults—leisure & recreation.* East Moline, IL: LinguiSystems.

Plass, B. (2008d). *Functional routines for adolescents & adults—work.* East Moline, IL: LinguiSystems.

Potter, C., & Whittaker, C. (2001). *Enabling communication in children with autism.* London, UK: Jessica Kingsley.

Prizant, B. M., & Duchan, J. F. (1981). The functions of immediate echolalia in autistic children. *Journal of Speech and Hearing Disorders, 46*(3), 241–249.

Prizant, B. M., &Wetherby, A. M. (2005). Critical issues in enhancing communication abilities for persons with autism spectrum disorders. In F. Volkmar, A. Klin, R. Paul, & D. J. Cohen (Eds.), *Handbook of autism and pervasive developmental disorders* (3rd ed., Vol. 2, pp. 925–945). New York: Wiley.

Prizant, B. M., Wetherby, A. M., Rubin, E. M., Laurent, A. C., & Rydell, P. J. (2005). *The SCERTS model: A comprehensive educational approach for children with autism spectrum disorders* (2 vol.). Baltimore, MD: Brookes.

Quill, K. (1995). *Teaching children with autism: Strategies to enhance communication and socialization.* New York, NY: Delmar.

Quill, K. (2000). *Do watch listen say: Social and communication intervention for children with autism.* Baltimore, MD: Brookes.

Rogers, S. J. (1998). Empirically supported comprehensive treatments for young children with autism. *Journal of Clinical Child Psychology, 27,* 168–179.

Rogers, S. J., Hall, T., Osaki, D., Reaven, J., & Herbison, J. (2000). The Denver model: A comprehensive, integrated educational approach to young children with autism and their families. In J. S. Handleman &

S. L. Harris (Eds.), *Preschool education programs for children with autism* (2nd ed., pp. 95–133.) Austin, TX: PRO-ED.

Rogers, S. J., Herbison, J. M., Lewis, H. C., Pantone, J., & Reis, K. (1986). An approach for enhancing the symbolic, communicative, and interpersonal functioning of young children with autism or severe emotional handicaps. *Journal of the Division for Early Childhood, 10,* 135–148.

Rogers, S. J., & Lewis, H. (1988). An effective day treatment model for young children with pervasive developmental disorders. *Journal of the American Academy of Child and Adolescent Psychiatry, 28,* 207–214.

Rosaler, M. (2004). *Asperger syndrome.* New York, NY: Rosen.

Sabin, E. (2006). *The autism acceptance book: Being a friend to someone with autism.* New York, NY: Watering Can Press.

Sanders, R. S. (2002). *Overcoming Asperger's: Personal experience & insight.* Murfreesboro, TN: Armstrong Valley.

Savner, J. L., & Myles, B. S. (2000). *Making visual supports: Work in the home and community; Strategies for individuals with autism and Asperger syndrome.* Shawnee Mission, KS: Autism Asperger.

Schetter, P., & Lighthall, K. (2009). *Homeschooling the child with autism.* San Francisco, CA: Jossey-Bass.

Schlieder, M. (2007). *With open arms: Creating school communities of support for kids with social challenges using Circle of Friends, extracurricular activities, and learning teams.* Shawnee Mission, KS: Autism Asperger.

Schreibman, L. (2005). *The science and fiction of autism.* Cambridge, MA: Harvard University Press.

Smith, T. (1996). Are other treatments effective? In C. Maurice, G. Green, & S. Luce (Eds.), *Behavioral intervention for young children with autism: A manual for parents and professionals* (pp. 45–59). Austin, TX: PRO-ED.

Smith, T., & Buch, G. A., et al. (2000). Parent-directed, intensive early intervention for children with pervasive developmental disorder. *Research in Developmental Disabilities, 21*(4), 297–309.

Strain, P. S., & Cordisco, L. (1994). LEAP preschool. In J. S. Handleman & S. L. Harris (Eds.), *Preschool education programs for children with autism* (2nd ed., pp 225–244). Austin, TX: PRO-ED.

Stewart, K. (2002). *Helping a child with nonverbal learning disorder or Asperger's syndrome: A parent's guide.* Oakland, CA: New Harbinger.

Sundberg, M., Michael, J., Partington, J., & Sundberg, C. (1995). The role of automatic reinforcement in early language acquisition. *Analysis of Verbal Behavior, 13,* 21–37.

Wheeler, M. (2007). *Toilet training for individuals with autism or other developmental issues* (2nd ed.). Arlington, TX: Future Horizons.

White, S. W., Koenig, K., & Scahill, L. (2006). Social skills development in children with autism spectrum disorders: A review of the intervention research. *Journal of Autism and Developmental Disorders, 37,* 1858–1868.

Wrobel, M. (2003). *Taking care of myself: A hygiene, puberty and personal curriculum for young people with autism.* Arlington, TX: Future Horizons.

Zeedyk, M. S. (2008). *Promoting social interaction for individuals with communication impairments: Making contact.* London, UK: Jessica Kingsley.

6

Assegurando os serviços de atendimento

Depois de ter ajudado os pais a obter um diagnóstico, como você os ajuda a conseguir serviços de atendimento? Neste capítulo, discutimos os direitos legais e os principais conceitos relativos aos direitos a serviços educacionais. É importante que pais e professores tenham algum conhecimento básico desses conceitos e direitos e saibam que os prestadores de cuidados primários podem ser importante fonte de informação e ajuda. Tenha em mente que, como em outras áreas, os grupos de apoio para pais e professores podem ser boas fontes de informação. Lembre-se também de que as coisas podem evoluir – seja por meio de alterações nas leis (pelo congresso), seja por meio de novas decisões judiciais (pelos tribunais) –, portanto é fundamental que todos os envolvidos estejam a par dos requisitos atuais. Além disso, neste capítulo, abordaremos questões complexas dos serviços de atendimento para adultos com TEA.

Este capítulo refere-se principalmente aos Estados Unidos. As leis em outros países poderão variar. Antes de 1975, apenas um pequeno número de crianças com deficiências, talvez cerca de 20%, recebia educação no âmbito das escolas públicas. O diagnóstico de autismo naquela época era focado no autismo clássico de Kanner, e não no espectro mais amplo do transtorno. Em muitas escolas, os pais ouviam recusas, sendo orientados a colocar seus filhos em ambientes institucionais nos quais havia pouca programação proativa. Esses ambientes os ajudavam a aprender a viver (i.e., a permanecer) em instituições, e os resultados costumavam ser modestos. É claro que havia exceções, mas geralmente eram situações em que os pais não aceitavam a falta de serviços de atendimento e lutavam ou, algumas vezes, davam início a seus próprios programas ou escolas particulares. Muitas das primeiras escolas para crianças com autismo dos Estados Unidos surgiram dessa forma, e algumas permanecem ativas até hoje. Isso mudou de forma drástica em 1975, quando o congresso norte-americano promulgou a lei *Education for All Handicapped Children* (**Lei Pública 94-142**), que determinava atendimento escolar para *todas* as crianças. Essa lei foi revisada e recebeu emendas muitas vezes. A versão atual é denominada ***Individuals with Disabilities Education Act*** (**IDEA**). (IDEA é uma sopa de letrinhas das abreviações que apresentaremos neste capítulo; veja a Tab. 6.1.) Essa lei se aplica a várias áreas, inclusive educação precoce, além de serviços escolares e transições, e determina que sejam atendidas as necessidades educacionais dos indivíduos com deficiências desde o momento em que nascem até atingirem 21 anos de idade. Embora a IDEA seja considerada uma lei de direitos civis, ela tecnicamente não obriga os Estados a participar; em vez disso, lhes dá incentivos para fazê-lo por meio do financiamento de programas quando eles atendem a certas exigências. Todos os Estados participam. A emenda mais recente da IDEA é de 2004.

É importante entender o que a lei exige e o que não exige. Existem alguns conceitos-chave que revisaremos em seguida. Além disso, é importante perceber que a idade do indivíduo tem alguma relevância aqui. Por exemplo, depois dos 21 anos, a IDEA não se aplica, mas podem se aplicar outras leis, como a Americans with Disabilities Act (ADA), na faculdade ou em escola profissionalizante, por exemplo. Nos Estados Unidos, os requisitos para programas de intervenção precoce (antes dos 3 anos) são diferentes daqueles observados nas escolas públicas, e alguns dos termos e conceitos irão variar dependendo da idade da criança e, em certo grau, de Estado para Estado. Tenha também em mente que muitas crianças norte-americanas, mais de 6 milhões, em 2006, foram educadas segundo as provisões dessa lei. Esse número inclui crianças com diversas deficiências, não apenas autismo. No entanto, o autismo é mencionado especificamente na IDEA como uma das condições que cumprem os requisitos para deficiência. Essa é uma área na qual os rótulos diagnósticos são muito importantes. A intenção da lei é identificar crianças cujas deficiências interferem na sua aprendizagem. Assim, mesmo que uma criança com autismo tenha habilidade cognitiva normal, ela ainda pode se qualificar para o atendimento. A lista de leituras sugeridas no final deste capítulo fornece informações sobre inúmeros recursos que podem ser úteis para o conhecimento dessa lei e de como ela funciona. Esteja atento, no entanto, porque na área legal podem acontecer

TABELA 6.1 Principais termos e conceitos

Termo	Conceito
IDEA	Individuals with Disabilities Education Act é uma lei do Congresso norte-americano que dá direitos específicos a atendimento educacional para crianças com deficiências.
PL 94-142	Lei Pública 94-142 é a lei original (1975) aprovada pelo Congresso norte-americano que determina atendimento escolar a crianças com deficiências.
FAPE	Educação pública gratuita e de qualidade
PEI	Plano educacional individualizado
LRE	Ambiente menos restritivo possível
ADA	Americans with Disabilities Act
Plano 504	Um plano desenvolvido para conciliar as necessidades especiais de uma criança com alguma deficiência; costuma ser menos utilizado no autismo do que o PEI.
IFSP	O plano de atendimento familiar individualizado é um plano similar ao PEI, mas para crianças mais novas (com menos de 3 anos de idade).
Inclusão	Ter crianças com TEA em classes ou outros ambientes onde se encontram seus pares com desenvolvimento típico (também referidos como *mainstreaming* – convencionais); pode ser em tempo integral ou parcial e com ou sem o apoio de um auxiliar ou professor.
Ano letivo estendido (ESY)	Atendimento educacional especial além do ano letivo típico; especificado no Individuals with Disabilities Education Act; a elegibilidade é determinada pelo PEI de uma criança – frequentemente com base no potencial para perda das competências durante as férias de verão.

mudanças a qualquer momento. Essas mudanças podem se originar de alterações no estatuto (a lei subjacente), de decisões judiciais (que interpretam a lei) e de regulações promulgadas pelas agências de educação estaduais e federais para implementar a legislação.

Também podem ocorrer mudanças devido a questões locais que afetam os serviços e programas escolares. Por exemplo, um diretor talentoso de serviços educacionais especiais em um distrito pode se aposentar ou ser substituído, e, algumas vezes, literalmente do dia para a noite, pode haver uma mudança drástica na qualidade e na natureza dos programas. Apresentamos aqui uma breve visão geral. Se os pais tiverem problemas em obter o atendimento, poderá ser necessário um defensor ou advogado. Este capítulo é o mais acurado possível no momento da sua publicação; entretanto, não substitui as orientações de um advogado. Os pais devem consultar um jurista com experiência nessa área (Mayerson, 2014).

Nos Estados Unidos, alguns Estados podem ter disposições adicionais quanto à regulação dos serviços de educação especial. De modo geral, os estatutos federais norte-americanos costumam suplantar as leis e regulações estaduais (denominado *preempção*). Entretanto, uma **agência de educação local (LEA)** ou estadual pode optar por prover ainda mais serviços ou mais proteções do que aqueles garantidos pelo estatuto federal. O Quadro 6.1 apresenta a história da IDEA.

A FUNÇÃO DE IDENTIFICAÇÃO

Os Estados norte-americanos devem localizar e avaliar crianças com deficiências que possam precisar de serviços de atendimento especiais. Isso é conhecido como obrigação de "encontrar crianças" (*Child Find*). Elas podem ser identificadas e encaminhadas para avaliação pelos pais ou pelos prestadores de assistência à saúde (comum para autismo), bem como pelo pessoal da escola. Considerando a importância fundamental dos provedores de assistência à saúde, é essencialmente importante que eles tenham conhecimento desses direitos, estejam familiarizados com os programas e serviços e estejam disponíveis para aconselhar os pais. As exigências do *Child Find* – identificar e avaliar – aplicam-se a todas as crianças, inclusive aquelas que frequentam escola particular e as desabrigadas ou migrantes. Disposições especiais são destinadas a crianças com menos de 3 anos. Depois que uma criança foi identificada, o distrito escolar local (a autoridade

> **QUADRO 6.1** História e evolução da IDEA
>
> **História legislativa**
> - 1975: A lei Education for All Handicapped Children (PL 94-142) determina o direito a educação para todas as crianças com deficiências.
> - 1990: A lei é renomeada como Individuals with Disabilities Education Act (IDEA).
> - 1997: A IDEA recebeu emendas em vários aspectos, inclusive cobertura para crianças com retardo entre 3 e 9 anos de idade, tendo sido encorajado o uso de mediação para resolver conflitos.
> - 2004: O Individuals with Disabilities Education Improvement Act de 2004 (IDEIA) modificou a lei para se adequar à No Child Left Behind e tratava de questões disciplinares para alunos em educação especial.
>
> **Decisões da Suprema Corte**
> Uma série de decisões da Suprema Corte norte-americana tem relevância:
> - *Board of Education of the Hendrick Hudson Central School District v. Rowley* (1982) esclareceu que o padrão era de um programa de educação especial adequado, não ideal.
> - *Schaffer v. Weast* (2005) mantinha que a parte "que move o processo" (em geral os pais) em uma contestação da colocação tinha o encargo da persuasão.
> - *Winkelman v. Parma City School District* (2007) identificou que, perante a IDEA, os pais têm direitos executórios independentes que incluem o direito a educação pública adequada gratuita para seus filhos e podem mover uma ação (com ou sem um advogado ou representando a si mesmos) para fazer valer seus direitos, que são os mesmos que os de seus filhos.
> - *Arlington Central School District v. Murphy* (2006) constatou que pais que vencem uma ação legal podem receber da corte "honorários advocatícios razoáveis", mas não podem resgatar honorários para testemunhas especialistas.

educacional local, ou AE, na linguagem legal) deve determinar se ela é elegível para atendimento conforme a IDEA. Os pais de crianças com menos de 18 anos são solicitados a dar seu consentimento para uma avaliação. A avaliação deve ser detalhada o suficiente para ser capaz de determinar se a criança atende ou não ao requisito de elegibilidade de ter uma deficiência que precise de educação especial e **serviços de atendimento relacionados** para obter benefício de sua educação. Levando em conta as muitas e diferentes manifestações de autismo e condições relacionadas, múltiplas disciplinas e avaliações costumam ser necessárias para que seja possível a realização de uma avaliação abrangente. Por exemplo, muitas crianças no espectro autista requerem avaliações da fala e da linguagem, além de avaliações psicoeducacionais e para terapia ocupacional. O propósito da avaliação é estabelecer se a criança tem direito ou não aos serviços e auxiliar a equipe no planejamento do plano educacional individualizado (PEI), que irá fornecer e direcionar o atendimento.

Os pais podem, é claro, apresentar suas próprias avaliações. O distrito escolar deve levar a avaliação em consideração, mas não é obrigado a aceitar essas avaliações ou a seguir suas recomendações. Se os pais discordam da avaliação feita pela escola, também podem solicitar uma avaliação independente. Se forem criteriosos ao documentar que discordam da avaliação da instituição, esta terá que pagar uma avaliação independente ou solicitar uma audiência (com frequência denominada *devido processo*) para defender seu parecer e mostrar que não é necessária uma avaliação independente. Por que os pais iriam querer uma avaliação independente? Há várias situações em que isso faria sentido. Se um distrito escolar não identifica deficiência em uma criança e o pai discordar, uma avaliação independente pode ser útil. Em outros casos, algumas vezes o distrito identifica uma criança como deficiente, mas não oferece serviços porque sua avaliação não aponta interferência da incapacidade nas condições da criança de se beneficiar da educação. É necessária uma revisão (em geral uma repetição da testagem) pelo menos a cada três anos (revisão trienal), com testagem adicional quando necessário, para demonstrar a necessidade de continuidade dos serviços de atendimento.

EDUCAÇÃO PÚBLICA ADEQUADA GRATUITA

Um dos conceitos fundamentais da IDEA é que os alunos devem receber educação pública gratuita e adequada (FAPE). Observe as palavras *gratuita* e *adequada*. O significado de *gratuita* é claro: que os pais não precisam pagar. Entretanto, a questão do que é *adequado* para determinada criança costuma ser um ponto mais controverso. Os pais, compreensivelmente, querem o melhor para seu filho. A lei, no entanto, utiliza a palavra *adequada*, não *a melhor*. Colocando de outra forma, conforme determinado pela Suprema Corte norte-americana no caso de *Board of Education of the Hendrick Hudson Central School District v. Rowley*, um distrito escolar cumpre seu dever provendo uma educação "adequada".

Nesse caso, Amy Rowley, uma criança com deficiência auditiva, conseguiu progredir de uma série para outra sem o benefício do intérprete de sinais reivindicado. A Suprema Corte declarou que a lei determinava "instrução personalizada e os serviços de atendimento relacionados... para atender às necessidades educacionais [de uma criança]". A Corte acrescentou que, como nesse caso foi apresentada uma criança com deficiência que estava recebendo instrução especializada substancial e serviços de atendimento relacionados e que apresentava desempenho acima da média nas aulas regulares de um sistema escolar público, sua análise se limitou a essa situação. Infelizmente, decisões judiciais posteriores e audiências para outras decisões com frequência têm ignorado a limitação da Corte relacionada a Rowley (porque aquela era uma situação em que a criança apresentava desempenho acima da média). O caso de Rowley limitou os serviços exigidos pela IDEA a minimamente adequados para aprovar uma criança de uma série para outra. Essa questão permanece importante e ainda é uma fonte de frequente conflito entre pais e escolas norte-americanas.

Como uma questão prática, nos Estados Unidos, também existem variações regionais consideráveis em como os serviços são prestados e quais estão disponíveis. Essas diferenças podem ser muito marcantes entre os Estados e, algumas vezes, até dentro de um mesmo Estado. Em Connecticut, por exemplo, as variações de uma cidade para outra podem ser bastante visíveis, e às vezes atravessar a rua pode resultar em uma grande mudança para melhor (ou para pior) em termos da qualidade de um programa (Doehring & Becker-Conttrill, 2013).

ELEGIBILIDADE PARA OS SERVIÇOS

A IDEA tem uma lista muito específica das deficiências abrangidas; esta inclui autismo e retardo mental, deficiência da fala-linguagem, incapacidade visual e deficiência auditiva. Além disso, a lei determina que a criança, como consequência de sua condição, requeira serviços de educação especial. Em outras palavras, simplesmente ter uma deficiência ou um diagnóstico não a torna elegível para educação especial e serviços de atendimento relacionados. Portanto, se uma criança com deficiência auditiva, por exemplo, puder ser ajudada com aparelho auditivo para que sua deficiência não interfira em sua capacidade de aprender, ela não se qualificaria necessariamente para os serviços segundo a IDEA, a não ser que haja outra condição que interfira em seu progresso educacional.

Queremos enfatizar dois outros pontos: é muito importante ter em mente que o progresso educacional não está limitado ao progresso acadêmico. O conceito subjacente ao termo *educação especial* é muito mais amplo do que o aprendizado por livros. É, segundo a lei, "instrução especialmente concebida, sem custos para os pais, para atender às necessidades específicas de uma criança com uma deficiência". Essa definição inclui estes serviços:

- instrução na sala de aula e em outros ambientes
- instrução em educação física
- serviços de transição concebidos para auxiliar a criança a mudar da escola para o emprego, escola vocacional ou outros ambientes
- serviços baseados nas necessidades individuais que levem em conta o potencial, as preferências e os interesses da criança
- instrução, serviços relacionados, experiências na comunidade, desenvolvimento do emprego e outros objetivos da vida adulta pós-escola e, quando apropriado, aquisição de **competências essenciais à vida diária** e avaliação vocacional funcional

Essa é uma definição ampla de educação, que vai muito além dos temas acadêmicos e abrange áreas de importância crítica para crianças com TEAs. Os serviços de transição devem estar disponíveis e geralmente são prestados depois que a criança concluiu o ensino médio.

O segundo ponto é que, mesmo que um aluno tecnicamente não se qualifique segundo a IDEA, nos Estados Unidos há outras leis federais, notadamente a ADA e a seção 504 da **Lei de Reabilitação de 1973**, que podem se aplicar, e a criança pode se qualificar para algumas **adaptações** ou serviços de atendimento compreendidos por essa legislação. Ambas as leis proíbem discriminação baseada na deficiência de uma pessoa e requerem igual acesso aos serviços. A ADA se aplica a adaptações públicas e serviços governamentais, e a Lei de Reabilitação se aplica àqueles que recebem verbas federais. Assim, é provável que quase todo o sistema escolar público norte-americano se enquadre nessas leis. Ambas requerem que as entidades façam adaptações adequadas, que são modificações de suas políticas e procedimentos necessários para permitir que uma pessoa com deficiência tenha acesso aos serviços ou benefícios oferecidos. Isso se aplica nas escolas e significa que, mesmo com a determinação de que uma criança com deficiência não precise de educação especial para fazer progressos na escola, se ela precisar de outra modificação para receber igual acesso, esta deve ser feita. Tais modificações podem ser um currículo ou transporte adaptado, assento preferencial ou até mesmo a permissão de entrar e sair mais cedo para evitar as dificuldades das aglomerações e a agitação nos corredores entre as aulas. Uma diferença importante quanto às adaptações regidas por essas leis da educação especial determinada pela IDEA é que elas devem ser solicitadas pelo aluno ou seus pais – não há qualquer obrigação de procurar alunos elegíveis e oferecê-las.

Para crianças pequenas, a possibilidade de uma categoria denominada "atraso no desenvolvimento" é dada para indivíduos entre 3 e 9 anos, de modo que não precisem ter um rótulo específico de deficiência. Em função da ênfase no autismo, com frequência há pressão para incluir as crianças do espectro autista (definido de modo mais amplo) na categoria de autismo. As práticas variam consideravelmente entre os Estados norte-americanos e, algumas vezes, dentro de cada um deles. Também é possível que crianças com TEA se qualifiquem em diferentes categorias, como, por exemplo, deficiência da fala e da linguagem, retardo intelectual, até mesmo "outra deficiência de saúde". Na teoria, a ênfase deve ser dada às necessidades da criança, e não ao seu rótulo; mas, na realidade, o rótulo é importante.

PLANO EDUCACIONAL INDIVIDUALIZADO

A IDEA requer que as escolas criem um **plano educacional individualizado (PEI)** para toda criança que for elegível para educação especial. Trata-se do elemento mais importante do programa de intervenção para o estudante. Esse documento é desenvolvido por pais, professores e outros (uma "equipe interdisciplinar"), utilizando as informações reunidas por todos eles e apresentadas na avaliação. Ele será o guia para o programa escolar e deve estabelecer exatamente os tipos de serviços que deverão ser prestados, inclusive o número de horas de cada atendimento, o quanto de cada serviço será prestado em um contexto que inclua os pares sem deficiência e os arranjos ou adaptações especiais que serão feitos para o aluno. O plano também deve incluir metas e objetivos mensuráveis.

O PEI é um plano individualizado – um projeto. A criança não deve ser enfiada em qualquer sala de aula para autismo que a escola ou distrito tiver. Diferentemente, o PEI deve refletir as necessidades particulares da criança.

Em teoria, o PEI incluirá objetivos de longo prazo. Os objetivos de curto prazo devem ser desenvolvidos independentemente do que é viável nos programas existentes do distrito. Tornar os objetivos mensuráveis é muito importante.

Os pais devem entender que o PEI é desenvolvido por uma equipe interdisciplinar (nos Estados Unidos, recebe diferentes nomes nos diferentes Estados – por exemplo, equipe de planejamento e colocação [PPT], comitê sobre educação especial [CSE ou CSPE] ou simplesmente equipe do PEI), que inclui professores tradicionais e de educação especial, especialistas (i.e., psicólogo escolar, assistente social, fonoaudiólogo) e os pais em um processo que visa chegar a um consenso. O PEI não é um programa em que você vota como na reunião de um comitê. A lei determina que os pais (e adolescentes) sejam convidados para todas as reuniões formais e possam participar de forma significativa. Também é importante perceber que o PEI pode incluir disposições para estender a jornada na escola ou o ano letivo se isso for necessário para a educação da criança. Isso está disponível sobretudo (mas não somente) se houver risco de regressão para a criança. O PEI também pode incluir serviços de transição, mesmo além da graduação no ensino médio até a idade de 21 anos (em muitos Estados norte-americanos, até o fim do ano letivo em que a pessoa completa 21 anos). O prestador de cuidados primários também pode ser convidado a participar – isso pode ser particularmente importante para crianças com condições médicas crônicas.

Os pais também estão livres para trazer apoiadores para a reunião. Pode ser um amigo, um advogado ou profissionais (p. ex., médicos e psicólogos). O PEI não se limita a atendimento a fala-linguagem, terapia ocupacional, fisioterapia, serviços psicológicos, aconselhamento e tecnologia de apoio. Os serviços de saúde da escola e de assistência social também estão incluídos, assim como os serviços de transporte. Nos Estados Unidos, qualquer adaptação ou modificação de que a criança necessite para se beneficiar do programa deve ser especificada; isso inclui as adaptações das provas padronizadas do distrito ou Estado. O PEI é um documento escrito, e os pais devem sempre ter uma cópia.

Os objetivos acadêmicos devem ser plausíveis, considerando-se os níveis de habilidade cognitiva. É importante que pais e professores não sejam iludidos por habilidades isoladas, algumas vezes especiais, vistas em crianças com TEAs: algumas conseguem ler e decodificar, mas sua compreensão do que leem pode ser muito pobre. As competências sociais devem ser um alvo explícito. Isso pode ser feito de várias maneiras por meio de pequenos grupos e salas de aula individualizadas. Se houver apoio adequado, as oportunidades para integração serão muito úteis. Um erro comum é integrar crianças mais velhas, em idade escolar, a ambientes em que ficam mais vulneráveis, como a cantina, o pátio ou o ginásio; estes podem ser alguns dos piores ambientes para crianças do espectro autista devido à pouca estrutura e à ausência de suporte e monitoramento adulto.

As necessidades de comunicação devem ser encorajadas, iniciando-se por qualquer nível em que a criança esteja funcionando. Alguns indivíduos com transtorno de Asperger e autismo com alto funcionamento têm melhores habilidades com vocabulário, as quais podem iludir os membros da equipe da escola, levando-os a achar que a criança não precisa trabalhar com o fonoaudiólogo. Na verdade, o que essas crianças precisam é trabalhar a comunicação, e não apenas o vocabulário. As competências da vida diária se tornam determinantes cada vez mais importantes da autossuficiência e da independência à medida que o indivíduo cresce. Algumas vezes, é necessário um programa de jornada estendida para generalizar as competências da vida diária em casa.

Problemas motores e sensoriais também podem ser trabalhados com a ajuda de terapeutas ocupacionais e fisioterapeutas. Deve ser considerada a oferta de apoio adicional, como, por exemplo, tecnologia auxiliar como computadores para crianças com problemas de coordenação motora. Problemas de comportamento e desafios precisam ser vistos no contexto dos objetivos gerais do programa e da segurança da criança e seus colegas. Essa é uma área em que os esforços dos psicólogos comportamentais podem ser extremamente úteis e dados objetivos podem ser de grande valia para informar o plano de intervenção.

Se houver grandes questões ou problemas, é importante que a escola os conheça. Por exemplo, se a criança tem convulsões, é alérgica a um alimento ou está recebendo medicações que afetam seu comportamento, é importante que os membros da equipe escolar sejam informados adequadamente. Podem ser feitas adaptações apropriadas para os problemas médicos. O planejamento vocacional deve iniciar quando a criança estiver cursando o ensino médio. Discutiremos isso em mais detalhes no capítulo sobre adolescentes e adultos (Capítulo 9).

Considerando que muitas pessoas e diferentes especialidades estão envolvidas na vida da criança na escola, é importante tratar especificamente questões relativas a coordenação dos serviços e comunicação entre os prestadores dos serviços. Como (e com que frequência) a equipe trocará informações entre seus membros? Como eles irão se comunicar com os pais? Quem será a pessoa encarregada de conversar com os pais? Com quem os pais devem se comunicar prioritariamente? Quando os pais se encontram envolvidos e informados da maneira adequada, o sistema pode funcionar bem para ajudar a criança a aprender a generalizar seu conhecimento da escola para sua casa e outros ambientes.

O PEI deve ser um plano de ação com uma apresentação plausível das várias habilidades da criança. Com base nos pontos fortes e nas necessidades, deve haver uma declaração explícita dos objetivos para o programa educacional – junto com os objetivos de curto prazo e parâmetros para atingir essas metas. O PEI deve ser explícito sobre quais serviços serão prestados, incluindo sua frequência e sua forma e duração (p. ex., 30 minutos de trabalho individual de fala-linguagem com o fonoaudiólogo da escola, duas vezes por semana, e um grupo de 30 minutos com 3 ou 4 alunos e o fonoaudiólogo da instituição, uma vez por semana, para treinamento das competências sociais). Os objetivos devem ser operacionalizados de alguma forma para que você possa saber quando eles foram alcançados. A lei requer objetivos mensuráveis, portanto o PEI deve estabelecer como o progresso será medido. Isso pode ser feito de várias maneiras diferentes, mas é importante que o PEI explicite como. O grau em que as atividades tradicionais são planejadas também deve ser esclarecido, bem como a existência de planos (se necessário) para ajudar o aluno a ter sucesso em ambientes tradicionais. O PEI costuma explicitar a quantidade de tempo gasto com os pares com desenvolvimento típico. Inúmeros livros e recursos excelentes estão disponíveis para orientar os pais; alguns deles estão listados nas leituras sugeridas ao final deste capítulo.

Independentemente de como as avaliações são feitas, se como parte do processo do PEI (i.e., pela escola) ou se os pais fazem avaliações independentes, é importante que o avaliador compreenda a(s) pergunta(s) que está(ão) sendo feita(s). Por exemplo, trata-se de uma avaliação focada sobretudo no diagnóstico e na elegibilidade, ou seu objetivo principal é estabelecer padrões dos pontos fortes e fracos e fazer recomendações para o programa ou preponderantemente monitorar o progresso? Avaliações independentes costumam ser mais necessárias em situações nas quais os pais e a escola veem a criança e suas necessidades de forma tão diferente que não conseguem concordar quanto ao programa apropriado. A avaliação deve se traduzir em objetivos que encaminharão o aluno ao longo da linha desenvolvimental até uma idade adulta tão independente quanto possível e que possam ser mensurados para que se monitore o progresso da criança. As metas devem abranger áreas acadêmicas e não acadêmicas.

Há algumas coisas que os pais podem fazer para participar efetivamente no processo do PEI. Primeiramente, podem trazer (ou, melhor ainda, fornecer com antecedência) relatórios ou documentos relevantes para a reunião, como, por exemplo, relatórios de um fonoaudiólogo particular ou um laudo atestando que a criança necessita de terapia ocupacional ou fisioterapia. Algumas vezes, uma reunião pré-PEI é útil para examinar os resultados das avaliações ou discutir planos preliminares. Isso pode dar aos pais a oportunidade de assimilar os relatórios e discuti-los entre si e com profissionais externos antes que a reunião de planejamento ocorra. Os pais sempre podem trazer alguém para a reunião – pode ser um porta-voz, um profissional ou um advogado. Se adequado, a criança também pode tomar parte na reunião. Os pais podem fazer suas próprias anotações e lembrar-se de sempre ter tudo documentado no papel – uma promessa verbal sem documentação por escrito não irá funcionar tão bem quanto uma promessa por escrito. Após a reunião do PEI, os pais devem receber uma cópia do documento e algum registro da reunião. Ao recebê-los, devem lê-los cuidadosamente e fazer adendos ou correções por escrito. Eles devem procurar participar da reunião de modo ativo – são as pessoas que mais conhecem a criança e estão na melhor posição para falar sobre ela.

A norma legal é educação *adequada*, não a melhor. A escola não é obrigada a oferecer o método de instrução específico que os pais escolherem; por exemplo, ela não tem que oferecer somente instrução baseada na análise do comportamento aplicada (ABA). É responsabilidade da instituição assegurar que os pais conheçam a gama de programas e serviços disponíveis. Isso pode incluir escolas particulares ou mesmo programas residenciais. O fato específico de que a escola tem, por exemplo, uma sala de aula com crianças com autismo não significa que esta será sempre a inserção certa para uma criança com autismo. De acordo com a lei, o objetivo deve ser a inserção menos restritiva possível. Portanto, escolas particulares e, em especial, programas residenciais costumam ser experimentados somente depois que outras colocações não tiverem obtido êxito. A criança pode ter um PEI maravilhoso, mas, se a escola não o respeitar, ele não será de muita ajuda. Foram raras as ocasiões em que ficamos surpresos com o fato de o PEI ser pouco desenvolvido, mas o programa da escola ser muito bom. Também já vimos ocasiões em que, na tentativa de abranger todos os problemas possíveis, o PEI tinha mais de cem páginas em espaço simples; nesse caso, a tentativa de fazer tudo certo resultou em um documento complicado demais para ser útil.

EDUCAÇÃO ESPECIAL E SERVIÇOS RELACIONADOS

A IDEA abrange a educação especial e "serviços de atendimento relacionados". Estes últimos incluem diversas outras intervenções concebidas para atender às necessidades da criança e possibilitar que participe e se beneficie da educação especial, como, por exemplo, terapia da fala e da linguagem, terapia ocupacional e fisioterapia, ou outros serviços de um psicólogo ou paraprofissional. Uma tecnologia auxiliar também está incluída. Além disso, o transporte recai nessa categoria, como, por exemplo, um ônibus especial para ir e voltar da escola. A maioria dos serviços médicos está especificamente excluída. Falaremos com brevidade sobre as coberturas de seguro para problemas médicos no final deste capítulo.

Ambiente menos restritivo possível

Tenha em mente que a PL 94-142 foi promulgada em uma época em que havia muito interesse nos Estados Unidos com relação aos direitos civis para grupos de minorias, entre eles indivíduos com necessidades especiais. Alguns dos termos (*integrado* ou *segregado*) comportam parte do contexto mais amplo da época em que a lei foi aprovada.

A lei determina que as crianças recebam escolarização no **ambiente menos restritivo possível (LRE)** adequado a sua aprendizagem. A intenção da legislação é que elas sejam educadas em ambientes que sejam normativos, ou seja, nos quais convivam com pares não deficientes com desenvolvimento típico. Existe um corpo de trabalho sobre como fazer isso com crianças com autismo e particularmente crianças pequenas com autismo (Kohler & Strain, 1999; Martins, Harris, & Handleman, 2014). À medida que as crianças crescem, esse pode ser um problema mais complicado. Algumas escolas insistirão que incluem todos de modo adequado ao longo do ensino médio; algumas vezes, isso pode resultar em situações lamentáveis. Por exemplo, vimos um garoto de 16 anos com autismo, não verbal e cognitivamente comprometido, incluído em classes convencionais do ensino médio em uma época em que ainda não conseguia tomar banho de forma independente, muito menos entender o material apresentado; ele deveria ter sido ajudado quanto ao autocuidado e outras questões relevantes em classes que observassem seu potencial para atividades adultas.

Como era de se esperar, o tema da inclusão e das escolas especiais (i.e., "segregadas") tem sido o foco de muito litígio, e em muitos Estados norte-americanos o padrão é agora duplo: (1) a criança pode ser educada de modo adequado no ambiente geral da sala de aula se forem prestados serviços adicionais e, (2) se o aluno estiver em um ambiente mais restrito, como ele poderá ser integrado a contextos tradicionais até o limite máximo apropriado? Esse direito de não ser segregado é considerado uma questão de direitos civis, embora alguns pais acreditem que seus filhos receberão atendimento melhor ou mais adequado em ambientes especializados separados, já que esses locais podem ter professores mais experientes e recursos especializados.

Ao ajudar os pais a pensar sobre as opções, várias considerações podem se aplicar. Estas incluem os benefícios para o aluno de estar em uma sala de aula regular com apoio *versus* uma sala de aula de educação especial independente ou outra mais segregada, os benefícios para o indivíduo e seus pares que não têm deficiências de estar em uma sala de aula integrada, bem como a perturbação para a educação de outros estudantes, caso haja, causada pelo comportamento da criança. O indivíduo não pode ser colocado em um ambiente inadequado simplesmente porque é menos oneroso.

Participação na tomada de decisão e proteções legais

As famílias são especificamente incluídas no processo de tomada de decisão, segundo a IDEA. Os pais e, na medida do possível, os alunos devem participar de forma significativa do processo decisório. Os pais têm papel importante em todo o procedimento, e diversas salvaguardas são aplicadas para proteger seus direitos e os da criança. Os prestadores de cuidados primários também podem e devem participar, sobretudo em situações complexas. Na realidade, é claro, muitas coisas diferentes podem impedir que os pais sejam fortes defensores, como, por exemplo, seus níveis de sofisticação, barreiras de linguagem e outras questões concomitantes. As proteções traduzidas na lei norte-americana incluem os direitos dos pais de revisar e receber cópias dos registros, participar das reuniões do PEI, participar na tomada de decisão e consentir (ou não) com o programa proposto (PEI). Há exigências específicas quanto a notificação das reuniões, direito de solicitar avaliações independentes e provisão aos pais de notificações e explicações de seus direitos. Também há um procedimento para resolver disputas entre os pais e as escolas, concebido para promover o acordo entre as partes e proteger os direitos do aluno. Esses mecanismos de resolução de disputas são a mediação ou o que chamamos de *audiências de devido processo*. Devido processo é o que a Constituição norte-americana requer antes de privar alguém da vida, da liberdade ou da propriedade. Ao nomear a audiência de apelação para educação especial como *devido processo*, o Congresso estava enfatizando a importância do direito à educação e do processo utilizado para desenvolver o plano. Os tribunais do país consideram a adesão a esses direitos ao devido processo tão importantes quanto o conteúdo do PEI e a natureza do programa educacional. De fato, ironicamente, os tribunais e auditores têm mais probabilidade de reverter uma decisão de um distrito escolar em virtude de uma falha em fornecer as salvaguardas do devido processo do que em virtude de uma decisão educacional. A esperança e a expectativa é a de que um processo justo e aberto deve produzir um programa educacional adequado. O Quadro 6.2 descreve os termos comuns associados aos direitos e às salvaguardas segundo a IDEA.

Os pais devem participar da reunião e do processo de planejamento do PEI. Há algumas dicas para você caso seja solicitado a examinar uma proposta de PEI e fazer recomendações aos pais. É possível que os PEIs sejam muito curtos ou muito longos (o recorde que já vimos é de cem páginas). Muito curto significa ausência de detalhes suficientes em termos de avaliação e plano. Muito longo significa que todos estão sobrecarregados e possivelmente não conseguirão manter os objetivos em mente. As metas devem ser descritas e mensuráveis. Devem ser fornecidas as formas de documentar o progresso com relação a esses objetivos para que, se a criança não as estiver atingindo, possa ser convocada outra reunião do PEI para redefinir o plano. Os porta-vozes dos pais que acompanharam o processo (algumas vezes com um treinamento adicional) podem ser úteis para pais que ainda estão começando a lidar com isso.

PROBLEMAS ESPECIAIS PARA CRIANÇAS PEQUENAS

Conforme mencionamos no Capítulo 7, a IDEA também oferece um programa para apoiar os serviços de intervenção precoce em crianças desde o nascimento até os 3 anos de idade. Esses programas (algumas vezes deno-

> **QUADRO 6.2 Direitos e salvaguardas segundo a IDEA**
>
> *Normas de notificação.* A escola deve notificar os pais por escrito sobre as mudanças propostas (p. ex., na colocação ou no programa) e seus direitos (p. ex., expressar queixas ou contestar uma mudança planejada).
> *Consentimento dos pais.* Os pais devem dar consentimento para que uma avaliação seja feita, ou, se for feita reavaliação, as escolas têm o direito de ir buscá-la caso os pais não consintam; porém, para fazer isso, devem passar pelos procedimentos de devido processo ou mediação.
> *Mediação.* Em vez de passar pelo devido processo, os pais e as escolas podem usar o processo de mediação mais informal para resolver disputas.
> *Devido processo.* Os pais ou a escola podem solicitar uma audiência de devido processo para resolver disputas em qualquer estágio do processo (desde a avaliação, o planejamento e a colocação, até a revisão). Os pais devem ser informados de seus direitos e das possibilidades de representação legal gratuita ou com baixo custo. A audiência de devido processo é similar a uma audiência judicial comum (porém menos formal), e os pais e a escola podem ser representados por advogados. Todo um processo de apelação também está disponível.
> *Permanecer imóvel.* A disposição de permanecer imóvel significa que, se uma criança está em um programa e há uma disputa quanto a sua mudança para outro, isso não poderá ser feito até que seja obtida uma decisão quanto a sua colocação; isto é, a escola não pode unilateralmente remover uma criança de um programa (os pais, é claro, podem). Na prática, isso costuma significar que, quando uma disputa está em andamento, a criança permanece onde está até que a disputa seja resolvida.

minados *Birth to Three* ou serviços de atendimento de *intervenção precoce*) oferecem uma ampla gama de serviços. A lei estadunidense tinha a pretensão de oferecer um programa de serviços bastante abrangente. Na realidade, o grau de sofisticação e intensidade desses serviços, mais uma vez, varia consideravelmente de um Estado norte-americano para outro e até mesmo de cidade para cidade. Algumas crianças pequenas com autismo podem precisar e ter direito a serviços mais intensos do que aqueles que costumam ser oferecidos.

Crianças pequenas também apresentam problemas especiais para ***mainstreaming***, ou **inclusão**. *Não* é comum que crianças com menos de 3 anos estejam em configurações de grupo (escola). Algumas vezes, os pais já organizaram um programa de instrução doméstico, e inúmeros programas de intervenção têm um forte componente domiciliar (National Research Council, 2001). Assim, os **serviços de intervenção precoce** são com frequência prestados em casa, e uma modificação da lei norte-americana em 1997 incluiu o termo *ambiente natural* para ser consistente com essa ideia.

Um tipo diferente de plano é desenvolvido para crianças pequenas, denominado ***plano de atendimento familiar individualizado*** **(IFSP)**. Em contraste com o PEI, ele é concebido para ser orientado à família. Há reconhecimento explícito da importância da família no desenvolvimento de crianças muito pequenas e de que a família também precisa de apoio. Assim, para o IFSP, pode haver atenção específica focada na ajuda aos irmãos ou aos pais para que aprendam formas de promover o desenvolvimento da criança.

Encontrar crianças elegíveis é o interesse principal desse programa. A lei dos Estados Unidos determina que uma avaliação seja concluída com rapidez e uma reunião com a família para desenvolver o IFSP seja realizada dentro de 45 dias a partir do encaminhamento. O IFSP deve incluir a discussão do desenvolvimento da criança, as preocupações dos pais e a discussão de como o serviço será prestado e de como o progresso será monitorado. Diferentemente do PEI, o IFSP é revisado a cada seis meses. Quando a criança se aproxima de seu terceiro aniversário, é necessária uma transição por escrito para atendimento baseado na escola (pré-escola), e o processo do PEI pode se iniciar. A IDEA determina que os Estados norte-americanos assegurem que o processo seja concluído até a época em que a criança chega aos 3 anos. Por essa razão, muitos Estados iniciam o processo quando a criança tem 2 anos e meio. A variabilidade dos programas de um Estado para outro e, com frequência, dentro de um mesmo Estado torna importante que os pais e os prestadores de serviço de saúde saibam o que se encontra disponível em cada local.

Planos 504 e ADA

Conforme já mencionamos, nos Estados Unidos, uma lei diferente (**seção 504 da lei Americans with Disabilities Act [ADA] de 1973**) tem a ver com alunos da escola pública com deficiências, com definição abrangente para todos os transtornos. Ela é concebida, de forma similar a um PEI, para ajudar um aluno com deficiência a participar de modo mais efetivo na escola com adaptações e modificações do currículo. A definição aqui é muito mais ampla do que a da IDEA e inclui crianças que têm uma deficiência física ou mental que "substancialmente" causa dificuldades, como, por exemplo, na aprendizagem e na participação na escola. Isso tem a ver com uma condição persistente, e essa seção com frequência é utilizada ou invocada quando uma criança tem problemas de atenção ou dificuldades de aprendizagem, como, por exemplo, para que seja permitido um tempo extra nas provas. Os pais ou as escolas podem dar início ao processo para um plano 504. A escola leva em consideração a documentação sobre a deficiência (p. ex., do prestador de cuidados primários ou de um especialista), observações da instituição ou dos pais, resultados da avaliação da criança feita pela escola, além do desempenho acadêmico do indivíduo. Podem ser feitas avaliações externas (independentes) e apresentadas pelos pais ou solicitadas pelos pais ou pela escola (obviamente os pais teriam que dar consentimento). Inúmeras salvaguardas são desenvolvidas para proteger o aluno. As escolas variam consideravelmente na maneira como fazem planos 504. Em geral, o plano irá documentar os serviços adicionais, apoio ou adaptações especiais que a criança irá obter, quem fornecerá os recursos, etc. O plano 504 costuma ser muito menos detalhado do que o PEI e não inclui objetivos anuais (importantes para documentar o progresso de crianças com TEA). Como regra, os pais devem buscar um PEI em vez de planos 504.

Problemas de disciplina

Problemas de comportamento podem levar as escolas a considerar ações disciplinares. Como se pode imaginar, isso fica mais complicado se a criança tem uma deficiência. Segundo a IDEA, mesmo na seção 504 e na ADA, adaptações plausíveis podem ser solicitadas (e essas solicitações em geral devem ser atendidas); por exemplo, uma criança com autismo que é sensível a sons altos não deve ser suspensa da escola se tiver um ataque de pânico e fugir durante um exercício de incêndio. A instituição deve ter programas de intervenção comportamental adequados em vigor; se não tiver, não pode suspender a criança. Se um aluno tiver um plano e ainda assim ocorrerem problemas, a equipe precisa revisar o plano de comportamento. Há problemas muito específicos, entre eles a possibilidade de o comportamento ser uma manifestação da deficiência, que deve ser considerada antes que o aluno possa ser suspenso, e a duração das suspensões em particular requer exame cuidadoso, segundo a IDEA. Mesmo que um aluno seja suspenso, a escola em geral é obrigada a continuar prestando serviços educacionais. A suspensão não é uma desculpa para excluir as crianças com deficiências do atendimento escolar.

Para situações muito graves (p. ex., envolvendo armas ou perigo para os demais alunos), a criança pode ser colocada em um ambiente alternativo por até 45 dias, durante os quais a equipe do PEI irá examinar o PEI e a colocação. Há aspectos especiais da disposição da lei de permanecer imóvel e considerações específicas para situações nas quais o comportamento da criança é um perigo para si mesma e para os demais. Se a inserção educacional de um aluno está sendo alterada em decorrência de violações do código de conduta, deve haver uma "determinação da manifestação" para indicar se o comportamento foi resultado da deficiência da criança ou de uma falha do distrito em fornecer intervenção comportamental ou programa educacional adequados.

Problemas na transição de adolescentes e jovens adultos

Conforme discutiremos mais detalhadamente no Capítulo 9, o planejamento da transição deve ter início no ensino médio. O **plano de transição** deve ser individualizado, refletir os pontos fortes e interesses dos alunos e incluir oportunidades de desenvolver competências comunitárias e de trabalho. Esse plano é desenvolvido pela equipe do PEI e deve incluir objetivos mensuráveis com serviços adequados para atender às necessidades do aluno. Deve haver a identificação de quem será responsável pelo quê. O aluno deve ser informado dos objetivos. Um ano antes de o estudante se tornar legalmente adulto, a lei requer que ele seja notificado disso (nos Estados Unidos, a maioridade legal varia de Estado para Estado). Discutiremos isso com mais detalhes no Capítulo 9 (a lista de leituras sugeridas naquele capítulo também menciona alguns recursos na *web* que podem ser úteis). Observe que uma seção diferente da ADA se aplica a adaptações para alunos na faculdade e na escola profissionalizante, bem como no ambiente de trabalho. Falaremos mais sobre isso no Capítulo 9.

Serviços privados

Os pais podem retirar seu filho de um programa escolar que não consideram adequado. Eles podem proporcionar instrução em domicílio junto com atendimento, como terapia ocupacional ou fonoaudiologia, em regime privado. As escolas podem ser responsáveis pelo reembolso das despesas dos pais se o PEI não for considerado adequado e se o programa prestado pelos pais for educacionalmente benéfico. Os pais devem entender que não há garantia de que serão reembolsados – apenas de que podem solicitar reembolso.

Questões relacionadas a seguro

A crise atual no sistema de seguro-saúde nos Estados Unidos tem um lamentável impacto na qualidade e na quantidade da assistência prestada a indivíduos com todos os tipos de deficiências. Infelizmente, apesar do considerável exagero em propagandas sobre vários programas de seguros e organização de manutenção da saúde (HMO), essa assistência com frequência não está disponível nem é oferecida.

Os pais devem procurar programas de seguro de qualidade. Outra tática lamentável que as companhias de seguro utilizam é tentar evitar pagar por serviços auxiliares, porém importantes, como terapia ocupacional ou fisioterapia ou serviços para fala-linguagem; elas podem dizer que estes devem ser oferecidos pelas escolas, e não pagos pela companhia de seguro, que pode tentar efetivamente limitar o acesso a prestadores de serviços mais especializados. Isso é lamentável porque mesmo quando os prestadores de cuidados primários são muito interessados, com frequência precisam ter a opção de solicitar especialistas muito experientes para ajudar quando surgem problemas.

Vários tipos de seguro estão disponíveis. Os planos de saúde tradicionais com remuneração por serviço costumavam ser os únicos disponíveis. Com frequência, eles tinham (e ainda têm) cobertura muito limitada para problemas mentais ou comportamentais. De fato, em muitos Estados norte-americanos, os prestadores de assistência à saúde mental não têm nenhum seguro! Entretanto, vários programas públicos oferecem cobertura de assistência à saúde para famílias que não podem pagar outro seguro. Esses planos oferecem uma cobertura básica para aqueles com necessidades financeiras. De modo um tanto paradoxal, tais programas podem oferecer mais serviços de atendimento a famílias necessitadas do que recebem as famílias com seguro privado. Nesse caso, também há alguma variação de Estado para Estado. Em geral, o prestador de cuidados primários precisa pedir autorização para serviços mais especializados; a gama de opções de tais serviços pode ser mais limitada do que com a remuneração por serviço. Aqueles que pagam serviços particulares, é claro, têm maior variedade de escolha dos prestadores. A transição para a idade adulta também apresenta desafios quanto ao seguro. As controvérsias atuais quanto à cobertura e à revisão do seguro da lei Affordable Care Act, nos Estados Unidos, podem ter um impacto importante.

COORDENAÇÃO ENTRE A ESCOLA E OS PRESTADORES DE SERVIÇOS DE ATENDIMENTO PRIVADOS

O prestador de cuidados primários tem um papel muito importante na coordenação da assistência. Como já discutimos, o modelo do atendimento domiciliar é um excelente recurso nesse aspecto (Cheak-Zamora & Farmer, 2015). Particularmente quando estão envolvidos múltiplos prestadores de cuidados, há um potencial para duplicação (o que nem sempre é ruim) ou terapias que competem entre si. Por exemplo, uma criança pode estar recebendo uma abordagem para estimulação do desenvolvimento do vocabulário na escola e uma abordagem muitíssimo diferente na terapia particular da fala. Tenha em mente que, algumas vezes, isso pode ser bom, mas o que é realmente fundamental aqui é que os dois profissionais (escolar e particular) tenham alguma discussão entre si. Isso também será muito importante se eles estiverem fazendo suas próprias avaliações. Existe um risco potencial de que os escores sejam inflacionados se a criança inadvertidamente receber o mesmo instrumento de avaliação por mais de uma vez dentro de um curto período, o que pode induzir os clínicos ao erro sobre o que de fato está acontecendo.

SERVIÇOS PARA ADULTOS

A prestação de serviços de atendimento (e direitos aos serviços) varia de modo significativo para adultos. Depois que o aluno concluiu o ensino médio, as leis norte-americanas relativas aos serviços educacionais para crianças não mais se aplicam. Para adultos que estão avançando para a escola profissionalizante ou faculdade, existem algumas proteções da ADA (p. ex., em relação à oferta de adaptações plausíveis e apoio na faculdade). Para os adultos que continuam a precisar de serviços mais intensivos, a elegibilidade com frequência está relacionada ao fato de a pessoa também ter ou não uma deficiência intelectual associada (i.e., QI < 70). A qualidade e a quantidade desses direitos variam de acordo com cada Estado norte-americano. Paradoxalmente, com mais crianças pequenas identificadas e recebendo serviços no começo da vida, é provável que menos adultos com TEA se qualifiquem para esses programas. É importante ter uma visão mais abrangente dos serviços na comunidade e das oportunidades potenciais para que o adulto seja envolvido em um trabalho ou mesmo em uma posição voluntária dentro da comunidade. Essa é uma área na qual, esperamos, as coisas irão mudar nos próximos anos com a percepção do número crescente de adultos que continuam a precisar de alguns recursos.

RESUMO

Neste capítulo, examinamos algumas das questões envolvidas na obtenção de serviços para crianças do espectro autista. Nos Estados Unidos, a aprovação da Lei Pública 94-142 e suas várias sucessoras marcou um momento decisivo em nossa abordagem, como sociedade, de crianças com deficiências, bem como resultou em um esforço muito maior para incluir crianças com autismo nas vidas das escolas e comunidades. Uma consequência importante desse esforço foi a tendência geral a melhores resultados. Apesar das suas muitas vantagens, a IDEA não é perfeita. As escolas compreensivelmente se queixam da burocracia e da falta de financiamento por parte do governo norte-americano, o qual nunca correspondeu ao seu compromisso original. Os pais reclamam que a lei não é plenamente implantada e que os procedimentos não são seguidos. Também alegam que querem o melhor para seus filhos, não só o que é adequado. Embora as escolas não sejam obrigadas a pagar tratamentos médicos, há algumas modalidades de tratamento (p. ex., fonoaudiologia, fisioterapia e terapia ocupacional) que claramente se enquadram dentro de uma zona indeterminada, sendo quase médicas, e que as escolas norte-americanas são obrigadas a oferecer como serviços de atendimento relacionados.

REFERÊNCIAS

Cheak-Zamora, N. C., & Farmer, J. E. (2015). The impact of the medical home on access to care for children with autism spectrum disorders. *Journal of Autism & Developmental Disorders, 45*(3), 636–644.

Doehring, P., & Becker-Conttrill, B. (2013). *Autism services across America.* Baltimore, MD: Brookes.

Kohler, F. W., & Strain, P. S. (1999). Maximizing peer-mediated resources integrated preschool classrooms. *Topics in Early Childhood Special Education, 19*(2), 92–102.

Martins, M. P., Harris, S. L., & Handleman, J. S. (2014). Supporting inclusive education. In F. R. Volkmar, S. J. Rogers, R. Paul, & K. A. Pelphrey (Eds.), *Handbook of autism and pervasive developmental disorders* (4th ed., Vol. 2, pp. 858–870). Hoboken, NJ: Wiley.

Mayerson, G. S. (2014). Autism in the courtroom. In F. R. Volkmar, S. J. Rogers, R. Paul, & K. A. Pelphrey (Eds.), *Handbook of autism and pervasive developmental disorders* (4th ed., Vol. 2, pp. 1036–1050). Hoboken, NJ: Wiley.

National Research Council. (2001). *Educating young children with autism.* Washington, DC: National Academies Press.

LEITURAS SUGERIDAS

Addison, A. (2005). *Unfolding the tent: Advocating for your one-of-a-kind child.* Shawnee Mission, KS: Autism Asperger.

Anderson, W., Chitwood, S., & Hayden, D. (2008). *Negotiating the special education maze: A guide for parents and teachers* (4th ed.). Bethesda, MD: Woodbine House.

Bateman, B., & Herr, C. (2006). *Writing measurable IEP goals and objectives.* Verona, WI: Attainment/IEP Resources.

Cohen, J. (2006). *Guns a' blazing: How parents of children on the autism spectrum and schools can work together without a shot being fired.* Shawnee Mission, KS: Autism Asperger.

Cohen, M. (2009). *A guide to special education advocacy: What parents, clinicians and advocates need to know.* London, UK: Jessica Kingsley.

Dawson, P., & Guare, R. (2009). *Smart but scattered: The revolutionary "executive skills" approach to helping kids reach their potential.* New York, NY: Guilford Press.

Dawson, P., & Guare, R. (2016). *The smart but scattered guide to success: How to use your brain's executive skills to keep up, keep calm, and get organized at work and home.* New York, NY: Guilford Press.

Eason, A., & Whitbread, K. (2006). *IEP and inclusion tips for parents and teachers—handout version.* Verona, WI: Attainment/IEP Resources.

Fouse, B. (1999). *Creating a win-win IEP for students with autism: A how-to manual for parents and educators.* Arlington, TX: Future Horizons.

Graham, J. (2008). *Autism, discrimination and the law: A quick guide for parents, educators and employers.* London, UK: Jessica Kingsley.

Guare, R., & Dawson, P. (2013). *Smart but scattered teens: The revolutionary "executive skills" program for helping teens reach their potential.* New York, NY: Guilford Press.

Hope-West, A. (2010). *Securing appropriate education provisions for children with autism spectrum disorders.* London, UK: Jessica Kingsley

Hyatt-Foley, D., & Foley, M. G. (2002). *Getting services for your child on the autism spectrum.* London, UK: Jessica Kingsley.

Lentz, K. (2004). *Hope and dreams: An IEP guide for parents of children with autism spectrum disorders.* Shawnee Mission, KS: Autism Asperger.

Mandlawitz, M. R. (2005). Educating children with autism: Current legal issues. In F. Volkmar, A. Klin, R. Paul, & D. J. Cohen (Eds.), *Handbook of autism and pervasive developmental disorders* (3rd ed., Vol. 2, pp. 1161–1173). New York: Wiley.

Pierangelo, R., & Giuliani, G. (2007). *Understanding, developing, and writing effective IEPs: A step-by-step guide for educators.* Thousand Oaks, CA: Corwin Press.

Shore, S. (2004). *Ask and tell: Self-advocacy and disclosure for people on the autism spectrum.* Shawnee Mission, KS: Autism Asperger.

Siegel, L. (2005). *The complete IEP guide.* Berkeley, CA: Nolo.

Siegel, L. (2007a). *The complete IEP guide: How to advocate for your special ed child* (5th ed.). Berkeley, CA: Nolo.

Siegel, L. (2007b). *Nolo's IEP guide: Learning disabilities.* Berkeley, CA: Nolo.

Silver Lake Editors. (2004). *Kids and health care: Using insurance, cash, and government programs to make sure your children get the best doctors, hospitals and treatments possible.* Los Angeles, CA: Silver Lake.

Winkelstern, J. A., & Jongsma, A. E. (2001). *The special education treatment planner.* Hoboken, NJ: Wiley.

Wright, P., & Wright, P. (2006). *Wrights law: From emotions to advocacy; The special education survival guide* (2nd ed.). Hartfield, VA: Harbor House Law Press.

Wright, P., & Wright, P. (2007). *Wrights law: Special education law* (2nd ed.). Hartfield, VA: Harbor House Law Press.

7

Autismo em bebês e crianças pré-escolares

No passado, o diagnóstico geralmente não ocorria antes que a criança tivesse 3 ou 4 anos de idade. Havia muito menos conhecimento do autismo por parte dos profissionais e pais, nenhum procedimento de rastreio e uma tendência a não valorizar problemas como um atraso na fala – esperava-se que a criança "se desenvolvesse" e superasse isso. Outras limitações eram, e continuam sendo, a forte dependência da história e a falta de conhecimento de como o transtorno se manifesta em crianças muito pequenas. Isso mudou de maneira drástica. Já temos mais conhecimento, os instrumentos de rastreio são utilizados com frequência (veja o Capítulo 3 para uma discussão dos seus usos e limitações) e mais opções de tratamento baseadas em evidências estão disponíveis. Também estamos vendo uma conscientização cada vez maior do risco de recorrência em irmãos e uma crescente literatura sobre a manifestação do autismo no início da vida.

A observação de bebês é complicada porque eles mudam com muita rapidez, e seu comportamento pode apresentar enorme variação. Alguns comportamentos que são perfeitamente adequados em determinada época podem constituir um sinal de alerta em idade posterior. Por exemplo, algumas das brincadeiras simples dos bebês ao explorarem as coisas com a boca se tornam preocupantes se não forem substituídas por habilidades mais avançadas à medida que crescem. É normal nas crianças pequenas o que parece ser uma defasagem importante, por exemplo, entre o que o bebê quer e o quanto ele consegue obter. Tais habilidades se desenvolvem no primeiro ano de vida. A variabilidade no estado (vigília-sono), nos comportamentos e na motivação cria alguns desafios para a avaliação (Chawarska, Klin, & Volkmar, 2008).

SINAIS DE AUTISMO ANTES DE 1 ANO DE IDADE

Na maioria dos casos, os pais começam a ficar preocupados quando o filho não desenvolve palavras, não responde a sons ou parece socialmente desconectado. Leo Kanner (1943) enfatizou essa desconexão ao usar a palavra *autismo* em seu primeiro relato sobre a condição. Outros comportamentos que ele descreveu em crianças um pouco maiores, como, por exemplo, ecolalia, maneirismos motores e estereotipias, requerem mais habilidades comportamentais do que os bebês muito pequenos conseguem reunir. Os problemas na imitação podem incluir lidar com problemas motores (*pat-a-cake*) ou vocais (balbuciar para imitar). Algumas vezes, os bebês que evoluem para autismo evidente são descritos como facilmente sobressaltados ou "na corda bamba" o tempo todo. Ao ser pego no colo, por volta dos 6 meses ou mais, podem parecer moles (baixo tônus) ou muito rígidos (alto tônus). Com frequência, não há resposta ao chamado de seu nome entre 6 e 12 meses.

Examinando-se todos os estudos sobre o desenvolvimento e o comportamento inicial, há seis grupos de comportamentos que as crianças com autismo não apresentam de modo tão regular quanto aquelas com desenvolvimento típico (Chawarska & Volkmar, 2014):

- demonstrar antecipação quanto a ser pega no colo
- demonstrar afeição por pessoas da família
- demonstrar interesse em crianças ou pares que não são seus irmãos
- aproximar-se de uma pessoa familiar
- jogar jogos interativos simples com os outros
- ser muito difíceis (facilmente perturbáveis ou difíceis de ser acalmadas) ou muito passivas

Bebês com desenvolvimento típico se interessam por rostos desde muito cedo, e aos 8 ou 9 meses de idade já estão tão bons em fitar faces que reconhecem de imediato pessoas familiares, bem como, em geral, têm medo de estranhos. Isso não acontece com crianças com autismo. Trabalhos iniciais nessa área, utilizando filmes e vídeos caseiros, também mostram diferenças no primeiro ano de vida em crianças com o transtorno. Verificou-se que as crianças que chegam a um diagnóstico de autismo aparentemente tinham menos probabilidade de olhar para outras pessoas ou de sorrir ou vocalizar para os demais, bem como menos probabilidade de procurar outras pessoas. À medida que os bebês crescem um pouco, eles começam a responder ao próprio nome, mas crianças com autismo, por volta dos 8 a 10 meses, com frequência não gostam de ser tocadas. Alguns dos comportamentos sensoriais incomuns parecem se desenvolver um pouco mais tarde do que outros comportamentos (Chawarska et al., 2008).

Em geral, muitas crianças com autismo parecem exibir diferenças nos primeiros meses de vida. Algumas vezes, os pais notarão as diferenças desde muito cedo. Com maior frequência, eles começam a notar problemas entre 6 e 8 meses de idade, porque a criança não parece muito interessada na interação com os outros. O bebê com autismo ainda pode ter interesse no mundo não social. Não responder ao chamado do próprio nome é uma das manifestações marcantes no fim do primeiro ano de vida (e um item incluído com frequência nos instrumentos de rastreio para o transtorno). Os sintomas sugestivos de autismo no primeiro ano de vida estão resumidos no Quadro 7.1.

SINAIS DE AUTISMO ENTRE 12 E 36 MESES

Por volta de 1 ano de idade, competências sociais ainda mais sofisticadas começam a emergir; por exemplo, competências de atenção compartilhada em geral estão começando a se desenvolver e ajudam os bebês a se envolver

---

QUADRO 7.1 Sintomas de autismo no primeiro ano de vida

Sintomas sociais
- Capacidade limitada de antecipar que será pego no colo
- Baixa frequência do olhar para as pessoas
- Interesse limitado em jogos interativos
- Afeição limitada pelas pessoas da família
- Satisfeito em ficar sozinho

Sintomas da comunicação
- Fraca resposta ao próprio nome (não responde quando chamado)
- Com frequência não olha para objetos que os outros seguram

Interesses restritos e comportamentos estereotipados
- Coloca objetos na boca excessivamente
- Não gosta de ser tocado

Fonte: Reproduzido com permissão de Chawarska e Volkmar (2005, p. 230).

com seus pais e aprender a focar no que é importante no ambiente. Embora saibamos muito sobre isso com base nos relatos dos pais e olhando vídeos caseiros antigos, somente agora estamos começando a coletar boas informações (Mundy & Burnette, 2014).

Mesmo que estejam preocupados desde muito cedo, ainda é comum que os pais comecem a procurar ajuda apenas depois que a criança completa 1 ano. Infelizmente, em geral há um lapso de meses ou anos entre a época em que os pais começaram a se preocupar e o diagnóstico e tratamento de seu filho. Em contrapartida, os pais e os prestadores de assistência de saúde hoje têm mais conhecimento do autismo. Dito isso, ainda pode ser difícil diagnosticar o transtorno em bebês muito novos, e os pais com frequência começam a buscar avaliações depois do primeiro aniversário. Quais tipos de preocupações desencadeiam isso? As razões comuns para os pais procurarem avaliação incluem:

- atraso na fala
- falta de resposta à linguagem (preocupação de que a criança seja surda)
- regressão ou perda das competências ou fracasso em obter os ganhos típicos em competências
- comportamentos incomuns (preocupações, movimentos repetitivos precoces)
- interesse limitado em jogar e interagir com os outros

Os interesses e comportamentos incomuns costumam aparecer depois dos 12 meses e antes dos 3 anos. Estes podem incluir olhar fixamente para ventiladores ou coisas que giram ou o desenvolvimento de movimentos repetitivos (com frequência as mãos ou os dedos). Depois de 1 ano de idade, os tipos de coisas que os pais começam a notar correspondem ao que vemos em crianças mais velhas ao fazer um diagnóstico de autismo: problemas na interação social, na comunicação e nas brincadeiras e respostas incomuns ao ambiente. Dos comportamentos necessários para o diagnóstico, esta última categoria parece ser a que surge mais tarde, algumas vezes criando problemas para o diagnóstico se um bebê tiver problemas nas outras duas áreas, mas ainda não na terceira (Chawarska & Volkmar, 2014).

Depois dos 12 meses, os problemas na comunicação se tornam mais perceptíveis. Estes incluem atrasos no desenvolvimento da linguagem e nos meios de comunicação não verbal, isto é, gestos e contato visual. Crianças pequenas com autismo não costumam usar gestos para apontar, não mostram coisas para as pessoas e raramente dão objetos aos outros para compartilhar ou obter ajuda. Já aquelas com desenvolvimento típico com frequência se engajam em atenção compartilhada, o vai e vem recíproco entre as pessoas sobre uma terceira coisa, em geral um objeto. Digamos, então, que aconteça alguma coisa interessante (ou assustadora), ou talvez apenas algo um pouco novo; o bebê com desenvolvimento típico irá, de modo mais ou menos imediato, checar com os pais, olhando para eles para entender como aceitam a situação, ou então irá olhar para um dos genitores e, depois, para a coisa que o preocupa, e de volta para o pai, chamando sua atenção para a coisa. Crianças pequenas com autismo podem usar seu dedo para apontar para alguma coisa que desejam, mas em geral não usam o contato visual com seu genitor. Elas podem não acompanhar se seu pai aponta para algo e ter pouco interesse em imitar os pais ou irmãos. A preferência da criança por ficar sozinha também pode ser significativa. Sua resposta emocional às coisas pode ser incomum. Ela pode parecer menos sensível à dor ou pode começar a ter sensibilidades gustativas marcantes e preferências alimentares incomuns (em geral se recusando a comer novos alimentos).

Entre 12 e 36 meses de idade, pesquisas com frequência são capazes de comparar crianças com autismo àquelas com outros tipos de problemas, como, por exemplo, fala atrasada. Crianças com o transtorno têm problemas em apontar para mostrar e com o uso de gestos. Aquelas com outros problemas de linguagem são capazes de fazer essas coisas. Quando as crianças crescem um pouco, aquelas com autismo não podem usar a imaginação nas brincadeiras. Os sinais do transtorno em crianças entre 12 e 36 meses estão resumidos no Quadro 7.2.

É sensato perguntar o quanto podemos estar seguros de um diagnóstico no começo da vida. A literatura a esse respeito é bastante clara; aos 3 anos de idade, podemos estar razoavelmente seguros de um diagnóstico, e, antes disso, a questão é geralmente mais do espectro autista *versus* autismo clássico. O diagnóstico é mais sólido quando feito por indivíduos ou equipes experientes (Chawarska & Volkmar, 2014). Em um dos primeiros estudos de *follow-up* de crianças de 2 anos encaminhadas por possível autismo, Lord (1996) acompanhou um grupo de 30 crianças e encontrou vários atributos aos 2 anos que prediziam quais provavelmente teriam o transtorno. Esses atributos incluíam ausência de vários comportamentos sociais (prazer compartilhado, interesse em outras crianças, reciprocidade

> **QUADRO 7.2 Sintomas de autismo: 1 a 3 anos de idade**
>
> **Sintomas sociais**
> - Contato visual anormal
> - Referencial social limitado
> - Interesse limitado em outras crianças
> - Sorriso social limitado
> - Baixa frequência do olhar para as pessoas
> - Variação limitada da expressão facial
> - Compartilhamento limitado de afeto ou prazer
> - Interesse limitado em jogos interativos
> - Brincadeira funcional limitada
> - Sem brincadeiras de faz de conta
> - Imitação motora limitada
>
> **Sintomas na comunicação**
> - Baixa frequência de comunicação verbal ou não verbal
> - Falha em compartilhar interesses (p. ex., apontando, compartilhando, dando, mostrando)
> - Fraca resposta ao chamado do próprio nome
> - Falha em responder a gestos comunicativos (apontando, dando, mostrando)
> - Uso do corpo do outro como instrumento (puxa a mão até o objeto desejado sem fazer contato visual, como se fosse a mão, e não a pessoa, quem detém o objeto)
>
> **Interesses restritos e comportamentos estereotipados**
> - Maneirismos com as mãos ou os dedos
> - Uso inapropriado dos objetos
> - Interesses ou brincadeiras repetitivos
> - Comportamentos sensoriais incomuns
> - Hiper ou hipossensibilidade a sons, textura, gostos, estilos visuais
>
> *Fonte:* Reproduzido com permissão de Chawarska e Volkmar (2005, p. 230).

social, comportamento de saudação) e o uso do corpo de outra pessoa como instrumento (Lord, 1996). Outros problemas incluíam prestar atenção à voz, apontar e compreender gestos. Alguns comportamentos repetitivos e restritos também foram observados, entre eles movimento incomum das mãos e dos dedos e comportamentos sensoriais bizarros. A anormalidade em dois dos comportamentos (mostrar e prestar atenção à voz) pode ser utilizada para classificar de modo correto mais de 80% dos casos. Um dos pontos muito úteis desse estudo foi esclarecer que algumas crianças, aos 2 anos, não apresentavam os movimentos incomuns dos dedos ou das mãos ou as sensibilidades características de autismo, mas começavam a mostrar esse comportamento por volta dos 3 anos. Em outras palavras, parecia que algumas desenvolviam apenas de maneira gradual todos os sintomas tecnicamente necessários para um diagnóstico do transtorno, mas o faziam aos 3 anos de idade. De modo muito menos comum, uma criança que parecia ter autismo quando bebê não apresentava o transtorno posteriormente (depois dos 3 anos).

Devido aos seus problemas na interação social, é importante saber que crianças pequenas com autismo podem formar vínculos com seus pais (Rogers, Ozonoff, & Maslin-Cole, 1993). À primeira vista, isso pode parecer contraintuitivo, considerando-se o que os pais costumam relatar sobre sua experiência com o filho. Curiosamente, o processo de formação do apego pode, algumas vezes, também ser um pouco indiscriminado. Por exemplo, a criança pode desenvolver vínculos com objetos incomuns. Naquelas com desenvolvimento típico, os objetos de apego, também denominados *objetos transicionais*, em geral são macios (ursinho de pelúcia, cobertor), e o objeto real é muito importante. No autismo, os objetos de apego diferem em dois aspectos – por exemplo, são incomuns porque costumam ser duros e não macios, podendo ser caixas de cereais, feixes de gravetos, pedras, aviões de metal, caminhões de bombeiros – e o objeto específico não é tão importante quanto sua classe. Pode ser que os apegos que vemos no autismo sejam mais "estratégicos" do que "de afiliação", ou seja, eles têm menos a ver com conexões puramente sociais.

Os pais são sempre os primeiros a se preocupar? A resposta é não. Em geral, os pais, sobretudo os de primeira viagem, não são os especialistas em desenvolvimento infantil que se tornarão depois que já tiverem tido um filho. Eles podem não se preocupar se a criança já desenvolveu a linguagem. Embora os pais sejam com frequência os primeiros a se preocupar, algumas vezes são os avós (que já têm muita experiência) ou outros membros da família. Às vezes, é o pediatra ou o prestador de cuidados primários (e, como falamos nesta seção, o rastreio para autismo é cada vez mais comum); outras, são os prestadores de cuidados primários que se preocupam quanto ao transtorno em uma criança que parece não estar se desenvolvendo normalmente. Tudo isso reflete a maior conscientização sobre o autismo e o maior acesso a informações a respeito.

TRANSTORNO DE ASPERGER E O ESPECTRO AUTISTA MAIS AMPLO

Muito menos é conhecido sobre o desenvolvimento inicial de crianças com transtorno de Asperger e o espectro autista mais amplo, embora alguns bebês com atraso precoce do tipo visto no autismo claramente evoluam para esta última categoria. No transtorno de Asperger, a maior parte do que sabemos provém de relatos dos pais e, em geral, é muito consistente com o que Asperger disse a princípio, ou seja, que ocorrem dificuldades sociais em face do que parece ser uma boa competência de linguagem (mas não necessariamente de comunicação); portanto, os pais tendem a se preocupar muito mais tarde. A época típica para os pais de uma criança com transtorno de Asperger ficarem preocupados é o ingresso na pré-escola, quando as dificuldades sociais se tornam mais perceptíveis (Volkmar, Klin, & McPartland, 2014). Retardos motores são frequentes, mas os pais não costumam se preocupar porque veem o filho como muito brilhante e verbal. Nessa síndrome, é menos provável que as manifestações motoras incomuns se desenvolvam cedo, e é mais provável que a criança comece a exibir interesses e preocupações incomuns que começam a interferir de outras maneiras em sua vida e na da família. Esses interesses podem incluir horários de trens ou ônibus, o clima, dinossauros ou astronomia. Algumas vezes, a criança se interessa por algo que originalmente a assustava. Por exemplo, pode desenvolver interesse por cobras porque tem medo delas. No entanto, em geral os pais não ficam tão apreensivos até que o filho entre na pré-escola e sejam chamados por um professor preocupado porque a criança não está se adaptando. Com frequência, a criança está interessada em ser social, mas suas tentativas de fazer amizade afastam seus pares, como, por exemplo, ao abraçar crianças que ela mal conhece ou envolvendo-as em longas discussões sobre seu tema de interesse. Algumas vezes, surgem problemas em tolerar mudanças na programação.

RASTREIO PARA AUTISMO E OS PRIMEIROS PASSOS PARA OBTER UM DIAGNÓSTICO E SERVIÇOS

Foram desenvolvidos vários instrumentos de rastreio para autismo. Alguns deles são específicos para o transtorno; outros avaliam o desenvolvimento de modo mais geral (veja o Capítulo 2). Alguns são baseados no relato dos pais, outros na observação de um profissional, e outros, ainda, utilizam ambas as fontes de informação (Ibanez, Stone, & Coonrod, 2014). Essencialmente, todos eles procuram explorar algumas das características do autismo. Nesse momento, o que é de crucial importância são rastreios mais objetivos baseados na fisiologia, por exemplo, de como a criança assimila as informações sociais. Esforços estão em curso para desenvolver essas técnicas. Um exemplo de um método potencial é apresentado na Figura 7.1, que utiliza o acompanhamento da direção do olhar; outros métodos podem examinar aspectos como escuta, processamento ou resposta no EEG a estímulos sociais (Chawarska & Volkmar, 2014; McPartland et al., 2014).

Em geral, a primeira pessoa para quem os pais se voltam quando têm preocupações quanto ao desenvolvimento de seu filho é o prestador de cuidados de saúde da criança. Como discutimos nos Capítulos 2 e 3, a avaliação inicial deve abranger uma história detalhada, incluindo história familiar, análise da gravidez e do parto, história do desenvolvimento, etc. Instrumentos de rastreio específicos, como o M-CHAT, ou outros devem ser utilizados. Uma revisão minuciosa dos sistemas e um exame físico devem ser realizados com atenção às condições genéticas, convulsões ou

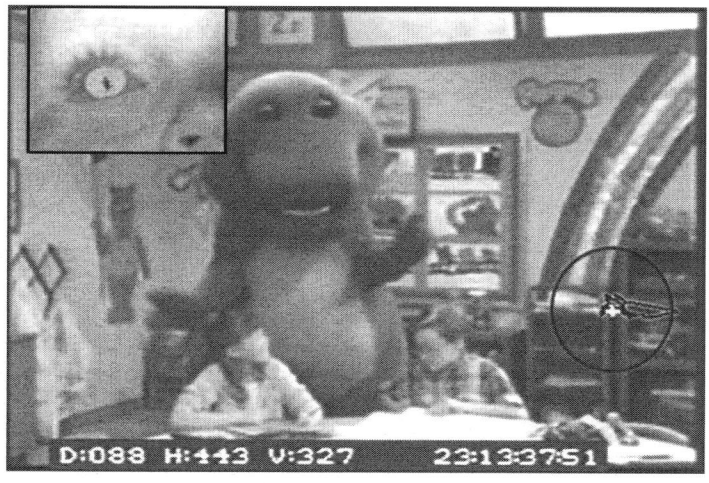

FIGURA 7.1 Padrão do olhar em uma criança de 2 anos com autismo. A imagem é gerada utilizando-se rastreio infravermelho do olho e mostra o olhar incomum de uma criança com o transtorno. Em vez de mirar em algum dos personagens na cena, ela foca no que, para a maioria das crianças na sua idade (e para adultos), seriam detalhes muito menos relevantes.

Fonte: Reproduzida com permissão de Klin, Jones, Schultz e Volkmar (2003, p. 350).

outras deficiências algumas vezes associadas ao transtorno. Uma história familiar de autismo, sobretudo em um dos irmãos, também é um indicador de risco importante. É recomendado realizar teste de audição e visão, e já discutimos que a avaliação genética deve ser cuidadosamente considerada. Tenha em mente que as crianças podem "fracassar" nos rastreios por muitas razões que não têm a ver com o autismo – isso é muito comum. Além disso, o fracasso em um rastreio, por si só, pode sugerir outro problema e requerer o pronto encaminhamento para exames mais aprofundados e avaliações diagnósticas.

Avaliações diagnósticas

Para crianças menores, a obtenção de uma boa avaliação pode ser complicada. Muitos dos problemas associados ao autismo podem interferir, e dificuldades com novas pessoas, lugares e transições criam ainda mais problemas. Dependendo de onde vive a família, a equipe de um programa de intervenção precoce pode ser envolvida e fazer encaminhamento para avaliações mais especializadas. Estas últimas podem incluir avaliações da comunicação, das competências desenvolvimentais e das habilidades motoras, bem como a administração de instrumentos de avaliação diagnóstica (em vez de rastreadores) mais específicos para o transtorno (Lord et al., 2014; Volkmar, Booth, McPartland, & Wiesner, 2014; Volkmar et al., 2014).

É importante acompanhar as famílias e aqueles que fazem as avaliações; há grande chance de que o diagnóstico e os serviços ocorram de modo tardio se o elo mais fraco da cadeia se romper, isto é, se os pais não fizerem o acompanhamento ou se for feita uma avaliação, mas os resultados não forem comunicados a você. Uma função importante do sistema de atendimento residencial (veja o Capítulo 3) para crianças com TEA é a coordenação da assistência e a garantia de que todos os indivíduos envolvidos estejam em sintonia e em comunicação. Atualmente, há uma burocracia adicional para a permissão do compartilhamento de informações, mas isso é muito importante.

Tenha em mente que o importante é a observação da criança na avaliação, além da avaliação dos próprios resultados. Lembre-se também de que os diagnosticadores mais experientes fazem um trabalho melhor do que aqueles com menos experiência e de que o uso de um instrumento específico é menos importante do que o envolvimento de um clínico de fato experiente.

Testes desenvolvimentais

Para crianças pré-escolares, com frequência são utilizados testes desenvolvimentais. Eles são como testes de QI tradicionais em muitos aspectos, mas evitam o uso do termo *QI*; além disso, há muito mais ênfase nas competências emergentes e menos na previsão de longo prazo. Vários testes diferentes podem ser usados; alguns deles estão resumidos na Tabela 7.1. Observe que estes diferem em vários aspectos – por exemplo, o **escore padrão** médio pode ser de 50 (a média), com desvio padrão de 10, e alguns podem incluir relato dos pais, além da avaliação direta. O Apêndice 2 resume aspectos da avaliação psicológica.

TABELA 7.1 Avaliações desenvolvimentais frequentemente usadas

Teste	Comentários
Mullen Scales of Early Learning (Mulen, 1995)	Avaliação administrada individualmente, desde o nascimento até 5 a 8 anos. Leva de 15 a 60 minutos para ser administrada. Escores em habilidade motora grossa e fina, percepção visual (semelhante a aprendizagem não verbal) e linguagem receptiva e expressiva. Separar as habilidades não verbais e verbais é um ganho nessa população.
Battelle Developmental Inventory, 2ª ed. (Newborg, 2005)	Esta avaliação pode ser baseada em testagem estruturada, observação ou entrevista (o teste estruturado é preferível). Voltada para competências em múltiplas áreas e utilizada com frequência para avaliar crianças com potencial retardo no desenvolvimento. Pode ser usada desde o nascimento até os 7 anos e 11 meses.
Bayley Scales of Infant Toddler Development, 3ª ed. (Bayley, 2006)	Revisão de um dos primeiros testes desenvolvimentais. Pode ser utilizado de 1 a 42 meses, e em geral leva de 30 a 90 minutos para ser concluído. São avaliadas competências em muitas áreas (linguagem, cognição, socioemocional, motora e adaptativa).

Nota: Outros testes também estão disponíveis. Observe que o termo *testes desenvolvimentais* enfatiza que estes *não* são simplesmente tratados como avaliações de QI; os escores destes últimos começam a ser mais preditivos do sucesso final na escola apenas quando a criança ingressa na escola (o que não surpreende). É importante que os profissionais e os pais percebam que pode haver mudanças tremendas durante os primeiros anos de vida – sobretudo em crianças com TEA –, e os resultados não devem ser tomados como um previsor do resultado final.

Atrasos no desenvolvimento da fala e da comunicação são comuns em crianças com autismo e incluem as competências (balbucio, desenvolvimento da prosódia típica, alternância "conversacional") que surgem antes que as primeiras palavras sejam ouvidas. Em crianças com desenvolvimento típico, as competências de comunicação se desenvolvem em paralelo com as sociais; por exemplo, em torno dos 6 meses de idade, bebês com desenvolvimento típico começam a coordenar o contato visual com os gestos quando pedem as coisas (olhando para o genitor enquanto alcançam um objeto), e um foco de interesse compartilhado se torna importante. Por sua vez, as crianças com TEA podem não fazer contato visual ou fazê-lo apenas em situações muito específicas. Elas com frequência não checam com os pais quando algo interessante acontece no ambiente (uma falha na atenção compartilhada) e podem não responder ao chamado do próprio nome.

Em geral, um fonoaudiólogo verificará algum aspecto na avaliação inicial e quase sempre estará envolvido na avaliação depois que a criança ingressar na escola. Alguns dos mesmos instrumentos de avaliação (p. ex., medidas da compreensão ou do vocabulário falado) também podem ser aplicados por um psicólogo, mas outras ferramentas requerem as competências especiais do fonoaudiólogo. Alguns dos instrumentos de avaliação utilizados com maior frequência estão resumidos na Tabela 7.2.

Além da testagem formal, o fonoaudiólogo examinará toda a gama de comportamentos envolvidos na comunicação, entre eles o alcance e os tipos de sons produzidos, as características incomuns da linguagem (como linguagem ecoada, inversão dos pronomes), a presença de linguagem incomum ou idiossincrásica (uso de palavras ou frases que são específicas daquele indivíduo) e outras características vistas no autismo. Para crianças que têm alguma linguagem falada, um foco no seu uso social (o que os fonoaudiólogos chamam de ***pragmática***) também será incluído. Em geral, o fonoaudiólogo utilizará uma variedade de procedimentos para ver o que a criança fará para se comunicar e, se ela for verbal, tentará obter uma amostra de sua linguagem para ver o que fará para pedir ajuda, protestar, solicitar, etc.

Além dos resultados da testagem formal, as observações do terapeuta ocupacional, do psicólogo ou do fonoaudiólogo também podem contribuir para o planejamento da intervenção. Por exemplo, embora o profissional possa ter de fornecer certos itens de determinadas maneiras para administrar o teste da forma correta, há muitas oportunidades para ver como a criança aborda as tarefas, quais tipos de coisas o examinador pode fazer

TABELA 7.2 Avaliações selecionadas da linguagem e da comunicação

Peabody Picture Vocabulary Test, 4ª ed. (Dunn & Dunn, 2007)	O teste examina a compreensão das palavras (vocabulário de uma só palavra) em crianças de 2 anos e meio até a idade adulta. Este é um teste bem estabelecido e utilizado com frequência. É dada uma palavra à criança, e solicita-se que a escolha em um painel de figuras.
Expressive One Word Picture Vocabulary Test, 4ª ed. (Martin & Brownell, 2011)	Este teste é utilizado em crianças de 2 anos até a idade adulta e avalia a habilidade de nomear objetos, ações e conceitos. É mostrada uma figura à criança, que deve nomeá-la. O teste é bem feito e é usado com frequência.
Rossetti Infant Toddler Language Scale	Este teste avalia a comunicação (não apenas o vocabulário) em crianças desde o nascimento até os 3 anos. É um **teste referenciado a critérios** que examina competências de comunicação verbal e pré-verbal. A informação provém da observação direta e do relato dos pais.
The New Reynell Developmental Language Scale (Edwards Letts, & Sinka, 2011)	Esta é uma revisão das versões anteriores. Utilizada dos 2 aos 7 anos e 5 meses, avalia a compreensão e a produção por meio de materiais baseados na brincadeira. Útil na documentação de discrepâncias importantes na recepção e na produção (o nível do vocabulário).
Communication and Symbolic Behavior Scales (Wetherby & Prizant, 2002)	Este teste é concebido para bebês e crianças pequenas e avalia as competências de comunicação e o desenvolvimento simbólico. Leva cerca de 1 hora para ser concluído e inclui classificações em várias áreas diferentes.
Clinical Evaluation of Language Fundamentals-Preschool-2 (Wiig, Seecord, & Semel, 2006)	Este teste avalia uma gama de competências de linguagem em crianças pré-escolares (dos 3 aos 6 anos e 11 meses). É administrado individualmente; é menos apropriado quando estão presentes atrasos graves.

para deixá-la interessada e formas para mantê-la engajada. Esses tipos de observações com frequência podem ser facilmente utilizados para ajudar a desenvolver o programa de intervenção. Além dos vários instrumentos de rastreio e avaliação, foi desenvolvida uma gama de avaliações específicas para o autismo ou diagnóstico de TEA – as quais serão discutidas em mais detalhes no Capítulo 8. Elas incluem relatos dos pais e instrumentos de observação direta. A escala Autism Diagnostic Observation (ADOS) é usada com mais frequência. A utilização de todos esses instrumentos pode fornecer informações importantes que complementam, mas não substituem, a avaliação clínica minuciosa.

ACESSO A SERVIÇOS PARA CRIANÇAS MUITO PEQUENAS

A legislação nos Estados Unidos define como responsabilidade da escola fornecer educação pública adequada gratuita (FAPE) para todas as crianças, iniciando aos 3 anos de idade. Antes disso, uma lei federal diferente se aplica a bebês e crianças pequenas com deficiências. Diferentemente da lei para crianças em idade escolar, os Estados norte-americanos têm opção de participar da oferta de serviços no começo da infância. Os pais podem ser solicitados a contribuir com parte dos custos, mas as famílias que não podem pagar ainda assim devem ter acesso aos serviços. Depois que uma criança é encaminhada à agência responsável, esta deve realizar uma avaliação e desenvolver um plano de atendimento familiar individualizado (IFSP) que seja semelhante ao plano educacional individualizado (PEI) desenvolvido para crianças em idade escolar. Discutimos questões de direitos legais no Capítulo 6. Assim como acontece com o PEI subsequente, existe a obrigatoriedade de revisão regular. O apoio à família é de crucial importância.

Lamentavelmente, os serviços de intervenção precoce nos Estados Unidos são muito variáveis – algumas vezes de um Estado para outro e, outras, de cidade para cidade. Mesmo quando as formas de intervenção precoce diferem, os objetivos em geral são os mesmos: minimizar qualquer perturbação que o autismo ou outra condição cause no desenvolvimento da criança e promover os caminhos para a aprendizagem (National Research Council, 2001).

Crianças pequenas com autismo são excelentes candidatas à intervenção precoce. Elas podem ser ensinadas por vários métodos, e é enquanto são pequenas que têm maior probabilidade de aprender novas competências. Quando completam 3 anos, nos Estados Unidos, o distrito escolar é obrigado a fornecer serviços, e em muitos casos isso funciona bem porque pode ser oferecido um programa mais intensivo e é muito mais fácil coordenar todos os serviços em um único ambiente.

Em geral, os pais norte-americanos terão que informar o distrito escolar de que têm um filho de 3 anos (ou quase 3 anos) com necessidade de serviços pré-escolares especiais. Os prestadores de intervenção precoce devem trabalhar para coordenar uma transferência suave, e os pais devem fazer parte desse processo e dar seu consentimento.

CONTEÚDO DO PROGRAMA

Como discutimos no Capítulo 5, um volume significativo de trabalhos demonstrou a importância do diagnóstico e da intervenção precoces para melhorar os resultados em longo prazo. O relatório do National Research Council (2001) enfatiza que as evidências para a eficácia de muitos programas são robustas. Uma gama de opções se encontra disponível, inclusive aquelas baseadas no modelo de abordagem da análise do comportamento aplicada (ABA) (Harris & Weiss, 2007) (provavelmente a mais conhecida, sendo algumas vezes chamada de tratamento Lovaas, nome de seu criador) (Lovaas & Smith, 1988). Outros programas podem focar mais nos ambientes naturais e visar os comportamentos considerados mais críticos e importantes (i.e., programas de treinamento de respostas pivotais) (Koegel & Koegel, 2006). Outros, ainda, são mais baseados no desenvolvimento, dando à criança um papel para ajudar a definir a agenda do que será aprendido. O modelo de Intervenção Precoce (Rogers, Dawson, & Vismara, 2012), o modelo Greenspan (usado pela abordagem Floortime, Profectum ou P.L.A.Y.) (Greenspan & Wieder, 2009) e os modelos SCERTS (Prizant, Wetherby, Rubin, Laurent, & Rydell, 2004; Wetherby & Woods, 2008) são exemplos desses programas. Em outros casos, temos o que poderíamos chamar de programas ecléticos, escolhidos com base em uma série de técnicas – um dos exemplos mais conhecidos é o TEACCH, programa para autismo do Estado da Carolina do Norte, nos Estados Unidos (Weterlin, Turner-Brown, Harris, Mesibov, & Delmolino, 2012).

Lamentavelmente, é comum que a escola queira que a criança esteja no "seu" programa para autismo. Algumas vezes, isso é como tentar encaixar um bloco quadrado em um orifício redondo! Em contrapartida, muitos programas, provavelmente a maior parte deles, funcionam bem para a maioria das crianças. Porém, quando há uma exceção, pais e professores precisam ser mais criativos ao pensar em soluções. É importante lembrar os pais de que a escola deve ter um programa para essa criança! Bons programas devem ter um foco explícito no ensino das competências de comunicação e interação social, lidar com problemas de comportamento, estimular a interação social e a brincadeira, além da generalização das competências. Também haverá um foco na organização e na atenção, as quais se tornam cada vez mais importantes à medida que a criança vai crescendo. A parte de comunicação do programa deve reunir todos os aspectos relevantes da comunicação, inclusive compreensão (linguagem receptiva), fala (linguagem expressiva) e uso da linguagem social (linguagem pragmática). Uma vez que a comunicação também é intrinsecamente social, em geral há um foco nos aspectos sociais da linguagem e da comunicação. Os tipos de atividades que são trabalhadas incluem imitação dos movimentos ou sons que outras pessoas fazem, desenvolvimento do vocabulário, uso de palavras para os objetos, ações ou ambos, desenvolvimento de sentenças e acréscimo de particularidades da linguagem, começando por palavras como *sim* e *não* e avançando para conceitos mais sofisticados. Para crianças que têm problemas com a comunicação verbal, encontra-se disponível uma variedade de métodos alternativos, entre eles troca de figuras, recursos visuais, sistemas computadorizados e aplicativos ou linguagem de sinais (Hodgdon, 2011; Mirenda, 2014). Como discutimos no Capítulo 5, os pais algumas vezes presumem que, se o terapeuta quer utilizar esses métodos, isso significa que ele desistiu da ideia de que a criança consiga falar. Na verdade, tudo o que puder ser feito no sentido de auxiliar a criança a aprender a se comunicar pode ajudá-la a, por fim, aprender a falar (Mirenda, 2014).

As competências de autoajuda podem ser uma grande fonte de dificuldade para adolescentes e adultos, e é importante que o ensino da independência pessoal e da autossuficiência já se inicie na pré-escola. Algumas crianças pequenas com autismo têm competências motoras muito boas desde cedo; outras apresentam atraso. À medida que o tempo passa, essas competências com frequência se tornam muito mais sociais (pense no quanto você tem que se relacionar socialmente para jogar futebol ou beisebol). Para estimular seu desenvolvimento, a intervenção precoce não raramente foca em atividades que envolvem grandes movimentos musculares (habilidades de motricidade ampla), como andar de triciclo ou chutar uma bola, além de habilidades motoras finas, como construir com blocos, desenhar um losango ou cortar papel com tesoura. Ambos os tipos de competências são importantes. Com frequência, em relação ao trabalho com problemas motores, há o trabalho com as competências sensoriais. Este pode focar em ajudar a criança a tolerar uma maior gama de sensações ou materiais. Em geral, o fisioterapeuta e, particularmente, o terapeuta ocupacional estarão envolvidos nas intervenções sensoriais e motoras.

Treinamento esfincteriano

O treinamento esfincteriano pode apresentar desafios para a criança com autismo. Para aquela com desenvolvimento típico, o processo costuma ser concluído por volta dos 3 anos, com frequência ocorrendo um pouco antes nas meninas do que nos meninos. Essa conquista se fundamenta em três fatores: desejo de agradar aos pais, suficiente controle motor e compreensão do que é desejado. Se algum desses aspectos estiver comprometido, o processo será mais desafiador, e isso em geral acontece com a criança com autismo. Como ocorre com aquelas com desenvolvimento típico, a consistência dos pais e o uso de uma abordagem planejada e deliberada podem ser úteis. Inúmeros recursos excelentes estão disponíveis (Wheeler, 2007). Alguns dos requisitos e recursos para o treinamento esfincteriano estão resumidos no Quadro 7.3.

Ensino de competências lúdicas e sociais

Você pode achar que brincar é algo que não precisa ser ensinado, mas, em relação a crianças com autismo, você está errado. Para a criança típica, a brincadeira inicial envolve muita exploração das sensações, cores e cheiros dos objetos ou os sons que eles produzem. Para a criança com habilidades sociais normais, isso muda de modo drástico no segundo ano de vida, quando a brincadeira se concentra mais na função das coisas (carros são para andar, copos são para beber líquidos). Isso é seguido pela brincadeira imaginativa, muito mais complicada. A brincadeira estabelece a base para inúmeros outros desenvolvimentos essenciais para a criança em crescimento. Ela a ajuda a aprender flexibilidade: o copo pode ser um copo ou uma banheira ou um foguete – o que você quiser que seja. A brincadeira também se torna muito social, com as crianças aprendendo a se movimentar de modo muito rápido, com os papéis das pessoas e materiais a mudar

> **QUADRO 7.3** Treinamento esfincteriano em TEA – aspectos básicos
>
> **Requisitos para o treinamento esfincteriano**
> - Compreender o que é desejado
> - Motivação para fazer o que é desejado
> - Coordenação motora
>
> **Obstáculos ao treinamento esfincteriano em TEA**
> - Problemas cognitivos (pode não compreender o que é solicitado)
> - Problemas sociais (problemas com imitação e com a consciência corporal)
> - Problemas motores e sensoriais (podem interferir)
>
> **Abordagens para o treinamento esfincteriano**
> - Desenvolver uma rotina, estar atento aos horários ideais
> - Desenvolver um sistema para comunicação das necessidades (palavras, figuras, trocar objetos)
> - Planejar o vestuário com antecedência (para agilizar as tentativas)
> - Usar tabelas e recursos visuais
> - Identificar áreas de problema (o som do vaso sanitário)
> - Refletir sobre os problemas motores (uma escadinha pode ajudar a criança)
> - Promover elogio e **reforço** dos sucessos
> - Manter linguagem simples (também usar recursos visuais)
> - Praticar em ambientes menos familiares (encorajar a generalização)
>
> *Fonte:* Reproduzido e adaptado de Volkmar e Wiesner (2009, p. 212-213)

com rapidez. Entre as suas muitas funções, a brincadeira também as ajuda a desenvolver formas mais sofisticadas de pensamento; esse é o começo da capacidade de imaginar como as coisas poderiam ser e da capacidade de desmontar o mundo e montá-lo de novo, algumas vezes de formas muito criativas. Uma vez que a brincadeira é também muito simbólica, ela está intimamente relacionada ao desenvolvimento cognitivo e da linguagem. Assim, para as crianças com desenvolvimento típico, a brincadeira abre uma porta para novos mundos, e elas aprendem a buscar novas experiências com as quais podem aprender. Para aquelas com autismo, são muitos os desafios. Essas crianças não gostam muito da interação social; também não gostam particularmente de coisas novas e dos desafios que essas coisas apresentam.

Em geral, crianças com autismo começam a exibir problemas nas brincadeiras em torno de 1 ano de idade. Em contraste com a brincadeira imaginativa na criança com desenvolvimento típico, aquela com autismo pode se fixar em um aspecto de um material – algumas vezes um aspecto que não é muito produtivo, como seu gosto ou cheiro. Por volta dos 2 anos, os padrões incomuns do brincar são com frequência muito marcantes, e em torno dos 3 anos eles tendem a ser muito drásticos. A brincadeira imaginativa não entra em cena como de costume. Em vez disso, as crianças tendem a ficar fixadas em uma variedade limitada de materiais, com frequência querendo brincar com brinquedos simples de causa e efeito (apertam um botão e alguma coisa acontece), o tipo de comportamento lúdico mais típico de crianças muito mais novas. Felizmente, é possível ensinar de maneira explícita as competências necessárias para a brincadeira. O uso de pares com desenvolvimento típico pode ser muito útil nesse aspecto (Wolfberg & Schuler, 1999).

Os programas de pré-escola para crianças com TEA em geral irão incluir um foco muito explícito e importante no ensino de uma variedade de competências sociais, como imitação, atenção compartilhada, engajamento afetivo, além de aspectos de competências para comunicação, brincadeira e aprender a aprender. Embora os programas variem, também têm muitos pontos em comum (National Research Council, 2001). Alguns podem enfatizar o uso de rotinas, horários e apoio visual, e outros podem enfatizar a interação com os pares ou o ensino incidental. Há aqueles que focam em métodos mais naturalistas, e outros que focam na aprendizagem de tentativa discreta, sobretudo no começo do tratamento.

Lamentavelmente, ainda não sabemos por que algumas crianças respondem melhor às intervenções do que outras. Algumas vezes (com a sabedoria da retrospectiva), isso parece previsível – por exemplo, a criança que era muito desinteressada em outras pessoas *versus* aquela que era interessada, mas muito estranha. Aparentemente, as crianças que têm maior atraso cognitivo quando o tratamento é iniciado têm menos probabilidade de melhorar, embora, é claro, elas também estejam começando de uma posição que exige mais recuperação. Os pais, compreensivelmente, querem uma opinião sobre o prognóstico de longo prazo de seu filho, porém é impossível fazer isso. A boa notícia é que há muito potencial para mudança. A má notícia é que nem sempre sabemos quem irá mudar e em que direção. Outro problema importante para a previsão é que, nos anos pré-escolares, os testes que utilizamos para observar o desenvolvimento cognitivo e a linguagem nos informam sobre a criança em relação a outras da mesma idade, mas não sobre o futuro. A razão para isso é que apenas quando as crianças (de todos os tipos) ficam mais velhas é que os testes tradicionais de inteligência ou habilidade cognitiva começam a explorar os tipos de competências intimamente relacionados ao sucesso na escola.

Bebês e pré-escolares e problemas de assistência médica

Como já enfatizamos, muitas coisas podem ser feitas para apoiar uma boa assistência médica nessa população. O momento do diagnóstico inicial e da oferta de serviços é de particular importância para os pais se sentirem apoiados pelo prestador de cuidados primários e para que o profissional assuma o que provavelmente será um papel central de longo prazo na coordenação das informações, avaliações e serviços; a abordagem do sistema de atendimento residencial tem muitas vantagens a esse respeito (Volkmar, Rowberry et al., 2014). Inúmeras modificações relativamente simples nos procedimentos (veja o Capítulo 3) podem tornar as visitas ao consultório mais toleráveis para todos os envolvidos. O uso de aplicativos visuais, histórias, etc., pode ajudar a criança e os pais a se sentirem mais à vontade. Além de coordenar os vários profissionais educacionais, médicos e outros prestadores de serviços envolvidos, o prestador de cuidados primários será capaz de manter uma perspectiva única da criança no contexto de sua família e comunidade.

É importante vigilância para as condições associadas no momento do diagnóstico inicial e em longo prazo – há risco aumentado para o desenvolvimento de transtorno convulsivo durante a infância até a adolescência, se não além. Como já observamos, controvérsias sobre as vacinas lamentavelmente fizeram muitos pais retardarem a obtenção das imunizações adequadas. Do mesmo modo, a tendência a evitar visitas ao dentista pode ter um impacto muito triste no longo prazo sobre a qualidade de vida da criança. Preocupações com segurança nessa faixa etária são sempre uma questão importante, que são ainda mais intensificadas pelo aumento de acidentes e lesões em crianças com TEA. Problemas com fugas (*bolting*) quando as crianças ficam maiores e com fraco controle dos impulsos podem resultar em lesão acidental e morte (falamos mais sobre questões de segurança no Capítulo 4).

RESUMO

Neste capítulo, examinamos alguns aspectos do que sabemos sobre o autismo e condições relacionadas quando aparecem em bebês e crianças pequenas. Até pouco tempo, a maior parte das informações sobre esse tema provinha da memória dos pais ou do estudo retrospectivo de crianças por meio de videoteipes. A maioria dos pais de crianças com autismo começa a se preocupar com o desenvolvimento de seus filhos no primeiro ou segundo ano de vida. As primeiras características do transtorno tendem a se enquadrar em dois grupos: engajamento social e habilidades iniciais de comunicação. Embora se desenvolvam interesses sensoriais e motores incomuns, eles com frequência ocorrem um pouco mais tarde, em geral por volta dos 3 anos, mas esses problemas podem ser precedidos por sensibilidades sensoriais incomuns, que, como Kanner sugeriu, estão em forte contraste com a falta de interesse da criança no mundo social.

Quando os pais estão preocupados, o prestador de cuidados de saúde costuma ser o primeiro profissional a ver a criança, a conduzir uma avaliação inicial e a sugerir uma avaliação mais aprofundada. Dependendo dos resultados obtidos, podem ser prestados serviços de atendimento mesmo antes de a criança ser elegível para programas escolares (aos 3 anos). Os perfis incomuns de pontos fortes e fracos em crianças no espectro autista podem apresentar alguns desafios para intervenção. Aparentemente, no cômputo geral, a intervenção precoce e mais intensiva é a mais efetiva. Os pais precisam contornar os desafios de lidar com dois sistemas: o sistema de intervenção precoce e, depois, as escolas públicas. Inúmeros programas bem documentados estão disponíveis para crianças um pouco mais velhas. À medida que aumentar o interesse no diagnóstico precoce de autismo, sem dúvida haverá mais interesse em programas de avaliação também para crianças com menos de 3 anos. Dito isso, ainda haverá diferenças individuais, e prever o que irá acontecer a uma criança específica costuma ser difícil. Um desafio importante para a pesquisa atual é o desenvolvimento de melhores instrumentos para rastreio e avaliação de crianças com possível autismo ou transtornos relacionados. Atualmente, vários estudos estão em andamento em diferentes lugares dos Estados Unidos, com frequência estudando crianças que têm irmãos identificados com autismo. Nossa esperança é a de que essas pesquisas resultem em intervenções mais precoces e mais efetivas.

REFERÊNCIAS

Bayley, N. (2006). *Bayley scales of infant and toddler development* (3rd ed.). San Antonio, TX: Harcourt Assessment.

Chawarska, K., Klin, A., & Volkmar, F. R. (2008). *Autism spectrum disorders in infants and toddlers: Diagnosis, assessment, and treatment*. New York, NY: Guilford Press.

Chawarska, K., & Volkmar, F. R. (2005). Autism in infancy and early childhood. In F. Volkmar, A. Klin, R. Paul, & D. J. Cohen (Eds.), *Handbook of autism and pervasive developmental disorders* (3rd ed., Vol. 1, pp. 70-78). New York: Wiley.

Chawarska, K., & Volkmar, F. R. (2014). Autism in infancy and early childhood. In In F. R. Volkmar, S. J. Rogers, R. Paul, & K. A. Pelphrey (Eds.), *Handbook of autism and pervasive developmental disorders* (4th ed., Vol. 1, pp. 223-246). New York: Wiley.

Dunn, L. M., & Dunn, D. M. (2007). *Peabody Picture Vocabulary Test* (4th ed.) (PPVT-4). Minneapolis, MN: NCS Pearson.

Edwards, S., Letts, C., & Sinka, I. (2011). *The New Reynell Developmental Language Scales*. London, UK: GL Assessment Ltd.

Greenspan, S. I., & Wieder, S. (2009). *Engaging autism: Using the floortime approach to help children relate, communicate, and think*. Cambridge, MA: Da Capo Lifelong Books.

Harris, S., & Weiss, M. J. (2007). *Right from the start: Behavioral intervention for young children with autism* (2nd ed.). Bethesda, MD: Woodbine House.

Hodgdon, L. (2011). *Visual strategies for improving communication: Practical supports for school and home*. Troy, MI: QuirkRoberts Publishing.

Ibanez, L. V., Stone, W. L., & Coonrod, E. E. (2014). Screening for autism in young children. In F. R. Volkmar, S. J. Rogers, R. Paul, & K. A. Pelphrey (Eds.), *Handbook of autism and pervasive developmental disorders* (4th ed., Vol. 2, pp. 585-608). New York: Wiley.

Kanner, L. (1943). Autistic disturbances of affective contact. *Nervous Child, 2,* 217-250.

Klin, A., Jones, W., Schultz, R., & Volkmar, F. (2003). The enactive mind from actions to cognition: Lessons from autism. *Philosophical Transactions of the Royal Society,* p. 350.

Koegel, R. L., & Koegel, L. K. (Eds.). (2006). *Pivotal response treatments for autism: Communication, social, & academic development*. Baltimore, MD: Brookes.

Lord, C. (1996). Follow-up of two-year-olds referred for possible autism. *Journal of Child Psychology and Psychiatry, 36*(8), 1065-1076.

Lord, C., Corsello, C., Grzadzinski, R., Volkmar, F. R., Paul, R., Rogers, S. J., & and Pelphrey, K. A. (2014). Diagnostic instruments in autistic spectrum disorders. In F. R. Volkmar, S. J. Rogers, R. Paul, & K. A. Pelphrey (Eds.), *Handbook of autism and pervasive developmental disorders* (4th ed., Vol. 2, pp. 730-771). New York: Wiley.

Lovaas, O., & Smith, T. (1988). Intensive behavioral treatment for young autistic children. In B. B. Lahey & A. E. Kazdin (Eds.), *Advances in clinical child psychology* 11, pp. 285-324). New York, NY: Springer Science + Business Media.

Martin, N. A., & Brownell, R. (2011). *Expressive One-Word Picture Vocabulary Test* (4th ed.). Novato, CA: Academic Therapy.

McPartland, J. C., Tillman, R. M., Yang, D.Y.J., Bernier, R. A., Pelphrey, K. A. Volkmar, F. R., Paul, R., Rogers, S. J., & Pelphrey, K. A. (2014). The social neuroscience of autism spectrum disorder. In F. R. Volkmar, S. J. Rogers, R. Paul, & K. A. Pelphrey (Eds.), *Handbook of autism and pervasive developmental disorders* (4th ed., Vol. 1, pp. 482-496). New York: Wiley.

Mirenda, P. (2014). Augmentative and alternative communication. In In F. R. Volkmar, S. J. Rogers, R. Paul, & K. A. Pelphrey (Eds.), *Handbook of autism and pervasive developmental disorders* (4th ed., Vol. 2, pp. 813-825). New York: Wiley.

Mullen, E. (1995). *Mullen scales of early learning* (AGS ed.). Circle Pines, MN: American Guidance Service.

Mundy, P., & Burnette, C. (2014). Joint attention and neurodevelopmental models of autism. In F. R. Volkmar, S. J. Rogers, R. Paul, & K. A. Pelphrey (Eds.), *Handbook of autism and pervasive developmental disorders* (4th ed., Vol. 2, pp. 650–681). New York: Wiley.

National Research Council. (2001). *Educating young children with autism*. Washington, DC: National Academies Press.

Newborg, J. (2005). *Battelle Developental Inventory* (2nd ed.). Itaska, IL: Riberside.

Prizant, B., Wetherby, A. M., Rubin, E., Laurent, A. C., & Rydell, P. J. (2004). *The SCERTS model: Enhancing communication and socioemotional abilities of children with autism spectrum disorder*. Baltimore, MD: Brookes.

Rogers, S. J., Dawson, G., & Vismara, L. A. (2012). *An early start for your child with autism: Using everyday activities to help kids connect, communicate, and learn*. New York, NY: Guilford Press.

Rogers, S. J., Ozonoff, S., & Maslin-Cole, C. (1993). Developmental aspects of attachment behavior in young children with pervasive developmental disorders. *Journal of the American Academy of Child & Adolescent Psychiatry, 32*(6), 1274–1282.

Volkmar, F. R., Booth, L. L., McPartland, J. C., & Wiesner, L. A. (2014). Clinical evaluation in multidisciplinary settings. In F. R. Volkmar, S. J. Rogers, R. Paul, & K. A. Pelphrey (Eds.), *Handbook of autism and pervasive developmental disorders* (4th ed., Vol. 2, pp. 661–672). New York: Wiley.

Volkmar, F. R., Klin, A., & McPartland, J. C. (2014). *Asperger syndrome: Assessing and treating high--functioning autism spectrum disorders* (pp. 1–42). New York, NY: Guilford Press.

Volkmar, F. R., Rowberry, J., de Vinck-Baroody, O., Gupta, A. R., Leung, J., Meyers, J., Vaswani, N., & Wiesner, L. A. (2014). Medical care in autism and related conditions. In F. R. Volkmar, S. J. Rogers, R. Paul, & K. A. Pelphrey (Eds.), *Handbook of autism and pervasive developmental disorders* (4th ed., Vol. 1, pp. 532–555). New York: Wiley.

Welterlin, A., Turner-Brown, L. M., Harris, S., Mesibov, G., & Delmolino, L. (2012). The home TEACCHing program for toddlers with autism. *Journal of Autism and Developmental Disorders, 42*(9), 1827–1835.

Wetherby, A., & Prizant, P. (2002). *Communication and Symbolic Behavior Scale*. Baltimore, MD: Paul H. Brookes.

Wheeler, M. (2007). *Toilet training for individuals with autism and other developmental issues*. Arlington TX: Future Horizons

Wiig, E. H., Secord, W. A., & Sempel, E. (2006). *Clinical Evaluation of Language Fundamentals–Preschool (2nd. ed.) (CELF P-2)*. San Antonio, TX: Harcourt Assessment.

Wolfberg, P. J., & Schuler, A. L. (1999). Fostering peer interaction, imaginative play and spontaneous language children with autism. *Child Language Teaching & Therapy, 15*(1), 41–52.

LEITURAS SUGERIDAS

Bailey, K. (2008). Supporting families. In K. Chawarska, A. Klin, & F. R. Volkmar (Eds.), *Autism spectrum disorders in infants and toddlers: Diagnosis, assessment, and treatment* (pp. 300–326). New York, NY: Guilford Press.

Baker, J. (2003). *The social skills picture book teaching play, emotion, and communication to children with autism*. Arlington, TX: Future Horizons.

Barbera, M. L., & Rasmussen, T. (2007). *The verbal behavior approach: How to teach children with autism and related disorders*. London, UK: Jessica Kingsley.

Baron-Cohen, S., Allen, J., & Gillberg, C. (1992). Can autism be detected at 18-months? The needle, the haystack, and the CHAT. *British Journal of Psychiatry, 161*(1), 839–843.

Baronet, G. T., Wakeford, L., & David, F. J. (2008). Understanding, assessing, and treating sensory-motor issues. In K. Chawarska, A. Klin, & F. R. Volkmar (Eds.), *Autism spectrum disorders in infants and toddlers: Diagnosis, assessment, and treatment* (pp. 104–140). New York, NY: Guilford Press.

Batts, B. (2010). *Ready, set, potty! Toilet training for children with autism and other developmental disorders*. London, UK: Jessica Kingsley.

Begun, R. W. (Ed.). (1995). *Ready-to-use social skills lessons & activities for grades preK–K*. San Francisco, CA: Jossey-Bass.

Bishop, S. L., Luyster, R., Richler, J., & Lord, C. (2008). Diagnostic assessment. In K. Chawarska, A. Klin, & F. R. Volkmar (Eds.), *Autism spectrum disorders in infants and toddlers: Diagnosis, assessment, and treatment* (pp. 23–49). New York, NY: Guilford Press.

Bondy, A., & Frost, L. (2001). *A picture's worth: PECS and other visual communication strategies in autism*. Bethesda, MD: Woodbine House.

Bretherton, A. V., & Tonger, B. L. (2005). *Preschoolers with autism: An education and skills training programme for parents*. London, UK: Jessica Kingsley.

Brinton, B., Robinson, L. A., & Fujiki, M. (2004). Description of a program for social language intervention: If you can have a conversation, you can have a relationship. *Language, Speech, and Hearing Services in Schools, 35,* 283–290.

Cafiero, J. M. (2005). *Meaningful exchange for people with autism: An introduction to augmenting & alternative communication; Topics in autism*. Bethesda, MD: Woodbine House.

Chawarska, K., & Bearss, K. (2008). Assessment of cognitive and adaptive skills. In K. Chawarska, A. Klin, & F. R. Volkmar (Eds.), *Autism spectrum disorders in infants and toddlers: Diagnosis, assessment, and treatment* (pp. 50–75). New York, NY: Guilford Press.

Chawarska, K., Klin, A., Paul, R., & Volkmar, F. (2007). Autism spectrum disorder in the second year: Stability and change in syndrome expression. *Journal of Child Psychology and Psychiatry and Allied Disciplines, 48*(2), 128–138.

Dawson, G., Meltzoff, A. N., Osterling, J., & Rinaldi, J. (1998). Neuropsycho- logical correlates of early symptoms of autism. *Child Development, 69*(5), 1276–1285.

DiLavore, P. C., Lord, C., & Rutter, M. (1995). Prelinguistic autism diagnostic observation schedule. *Journal of Autism and Developmental Disorders, 25*(4), 355–379.

Eikeseth, S., Smith, T., Jahr, E., & Eldevik, S. (2002). Intensive behavioral treatment at school for 4- to 7-year-old children with autism: A 1-year comparison controlled study. *Behavior Modification, 26*(1), 49–68.

Fein, D., Helt, M., Brennan, L., & Barton, M. (2016). *The activity kit for babies and toddlers at risk: How to use every day routines to build social and communication skills*. New York, NY: Guilford Press.

Goldstein, H. (2002). *Promoting social communication: Children with developmental disabilities from birth to adolescence*. Baltimore, MD: Brookes.

Greenspan, S. I. (2006). *Engaging autism: Helping children relate, communicate and think with the DIR floortime approach*. Cambridge, MA: De Capo Lifelong Books.

Handleman, J. S., & Harris, S. L. (1994, 2001, 2008). *Preschool education programs for children with autism*. Austin, TX: PRO-ED.

Hoskins, B. (1996). *Conversations: A framework for language intervention*. Eau Claire, WI: Thinking Publications.

Jahr, D., Eldevid, S., & Eileseth, S. (2000). Teaching children with autism to initiate and sustain cooperative play. *Research in Developmental Disabilities, 21,* 151–169.

Kasari, C. (2002). Assessing change in early intervention programs for children with autism. *Journal of Autism & Developmental Disorders, 32*(5), 447–461.

Klein, M., Cook, R. E., & Richardson-Gibbs, A. M. (2001). *Strategies for including children with special needs in early childhood settings*. Albany, NY: Delmar.

Klin, A., Chawarska, K., Paul, R., Rubin, E., Morgan, T., Wiesner, L., & Volkmar, F. R. (2004). Autism in a 15-month-old child. *American Journal of Psychiatry, 161*(11), 1981–1988.

Klin, A., Saulnier, C., Chawarska, K., & Volkmar, F. R. (2008). Case studies of infants first evaluated in the second year of life. In K. Chawarska, A. Klin, & F. R. Volkmar (Eds.), *Autism spectrum disorders in infants and toddlers: Diagnosis, assessment, and treatment* (pp. 949–969). New York, NY: Guilford Press.

Koegel, L. K., Koegel, R. L., Fredeen, R. M., & Gengoux, G. W. (2008). Naturalistic behavior approaches to treatment. In K. Chawarska, A. Klin, & R. Volkmar (Eds.), *Autism spectrum disorders in infants and toddlers: Diagnosis, assessment, and treatment* (pp. 207–242). New York, NY: Guilford Press.

Lord, C., Shulman, C., & DiLavore, P. (2004). Regression and word loss in autistic spectrum disorders. *Journal of Child Psychology and Psychiatry, 45*(5), 936–955.

Lytel, J. (2008). *Act early against autism: Give your child a fighting chance from the start*. New York, NY: Perigree Trade.

Maestro, S., Muratori, F., Barbieri, F., Casella, C., Cattaneo, V., Cavallaro, M., et al. (2009). Attentional skills during the first 6 months of age in autism spectrum disorder. *Journal of the American Academy of Child and Adolescent Psychiatry, 34*(3), 947–952.

Matson, J. L., & Minshawi, N. F. (2006). *Early intervention for autism spectrum disorders: A critical analysis*. Philadelphia, PA: Elsevier.

Maurice, C., Green, G., & Luce, S. C. (Eds.). (1996). *Behavioral intervention for young children with autism: A manual for parents and professionals*. Austin, TX: PRO-ED.

McClannahan, L. E., & Krantz, P. J. (2005). *Teaching conversation to children with autism: Scripts and script fading*. Bethesda, MD: Woodbine House.

McGinnis, E., & Goldstein, A. P. (1990). *Skillstreaming in early childhood: Teaching prosocial skills to the preschool and kindergarten child*. Champaign, IL: Research Press.

National Research Council. (Ed.). (2009). *Educating children with autism*. Washington, DC: National Academies Press.

Osterling, J. A., & Dawson, G. (1994). Early recognition of children with autism: A study of first birthday home videotapes. *Journal of Autism and Developmental Disorders, 24*(3), 247–257.

Paul, R. (2008). Communication development and assessment. In K. Chawarska, Klin, & F. R. Volkmar (Eds.), *Autism spectrum disorders in infants and toddlers: Diagnosis, assessment, and treatment* (pp. 76–103). New York, NY: Guilford Press.

Pepper, J., & Weitzman, E. (2004). *It take two to talk: A practical guide for parents of children with language delay*. Toronto, ON, Canada: The Hanen Centre.

Prizant, B. M., Wetherby, A. M., Rubin, E., Laurent, A., & Rydell, P. (2006). *The SCERTS model: A comprehensive educational approach for children with autism spectrum disorders*. Baltimore, MD: Brookes.

Quill, K. (1995). *Teaching children with autism: Strategies to enhance communication and socialization*. Albany, NY: Delmar.

Quill, K. (2000). *Do watch listen say: Social and communication intervention for children with autism*. Baltimore, MD: Brookes.

Robins, D. L., Fein, D., Barton, M. L., & Green, J. A. (2009). The Modified Checklist for Autism in Toddlers: An initial study investigating the early detection of autism and pervasive developmental disorders. *Journal of Autism and Developmental Disorders, 31*, 131–144.

Siperstein, G., & Richards, E. (2004). *Promoting social success*. Baltimore, MD: Brookes.

Stone, W. L., Ousley, O. Y., Hepburn, S. L., Hogan, K. L., & Brown, C. S. (1999). Patterns of adaptive behavior in very young children with autism. *American Journal on Mental Retardation, 104*(2), 187–199.

Strain, P. S., Kerr, M. M., & Ragand, E. U. (1979). Effects of peer-mediated social initiations and prompting/reinforcement procedures of the social behavior of autistic children. *Journal of Autism and Developmental Disorders, 9*, 41–54.

Volkmar, F. R., & Wiesner, E. A. (2009). *A practical guide to autism: What every parent, family member, and teacher needs to know*. Hoboken, NJ: Wiley.

Weiss, M. J., & Harris, S. L. (2001). *Reaching out, joining in: Teaching social skills to young children with autism*. Bethesda, MD: Woodbine House.

Wetherby, A. M., & Woods, J. (2008). Developmental approaches to treatment. In K. Chawarska, A. Klin, & F. R. Volkmar (Eds.), *Autism spectrum disorders in infants and toddlers: Diagnosis, assessment, and treatment* (pp. 170–206). New York, NY: Guilford Press.

Wetherby, A. M., Yonclas, D. G., & Bryan, A. A. (1989). Communicative profiles of preschool children with handicaps: Implications for early identification. *Journal of Speech and Hearing Disorders, 54*(2), 148–158.

Whalen, C., & Schreibman, L. (2003). Joint attention training for children with autism using behavior modification procedures. *Journal of Child Psychology and Psychiatry and Allied Disciplines, 44*(3), 456–468.

Wheeler, M. (2004). *Toilet training for individuals with autism and related disorders: A comprehensive guide for parents and teachers*. Arlington, TX: Future Horizons.

Wiseman, N. D. (2006). *Could it be autism? A parent's guide to the first signs and next steps*. New York, NY: Broadway Books.

Wolfberg, P. J. (2003). *Peer play and the autism spectrum: The art of guiding children's socialization and imagination. Integrated play groups field manual*. Shawnee Mission, KS: Autism Asperger.

8

Crianças em idade escolar

As crianças com TEAs enfrentam novos desafios nos ensinos fundamental e médio. As expectativas mudam de acordo com a crescente maturidade psicológica e física, com novas perspectivas de independência e aprendizagem autodirigida. As transições dentro da escola e com frequência entre escolas apresentam outros desafios. Várias opções estão disponíveis – desde a educação totalmente convencional até a totalmente especial. Muitas das mesmas considerações sobre os problemas e os programas relevantes para crianças menores (Capítulo 7) continuam a se aplicar, embora com maior ênfase no desempenho acadêmico.

No primeiro ano escolar surgem as primeiras divergências importantes na aprendizagem de muitas crianças com TEAs. Algumas delas terão feito progresso substancial, e outras continuarão a enfrentar desafios significativos. Ainda não sabemos por que algumas parecem se sair melhor do que outras, mesmo em programas que parecem muito parecidos e adequados. Por volta dos 6 anos, podemos ter uma noção muito melhor da habilidade da criança para se comunicar e das suas habilidades verbais em mais longo prazo. Também nessa época os testes tradicionais de inteligência começam a ser mais preditivos (o que também vale para crianças com desenvolvimento típico), embora ganhos e perdas no QI possam ocorrer posteriormente. A inclusão com os pares pode ser mais problemática se persistirem as dificuldades com a brincadeira, a interação social, os interesses incomuns e os comportamentos bizarros, bem como se os pares e professores estiverem despreparados. É provável que não cause surpresa o fato de que alguns dos lugares mais prazerosos para as crianças com desenvolvimento típico (p. ex., recreio, educação física, cantina) possam ser os mais estressantes para aquelas com TEA.

DESENVOLVIMENTO E COMPORTAMENTO

Quando as crianças com autismo e transtorno de Asperger atingem a idade escolar tradicional, elas se deparam com novos desafios. As demandas acadêmicas aumentam de maneira substancial (e isso continua ao longo dos anos). Menos suporte pode ser dado, e o ambiente convencional apresenta alguns desafios, bem como oportunidades, sobretudo em termos de competências sociais e problemas de organização. A pressão pelo aumento da independência se torna mais forte. As competências adaptativas representam importantes desafios, mas também oportunidades, como, por exemplo, quando a criança pode ser ajudada pelos pais (e professores) a aplicar competências acadêmicas em ambientes da comunidade. Os problemas de comportamento algumas vezes aumentam, em particular quando a criança entra na adolescência. O manejo físico de uma criança maior pode ser um problema para alguns pais. O que antes era visto como demonstrações "engraçadinhas" por parte de uma criança pré-escolar pode se tornar uma fonte de embaraço para os pais e os irmãos. Neste capítulo, examinaremos alguns dos desafios e oportunidades para a criança com TEA em idade escolar.

Competências sociais e estilo

As pesquisas nos mostram que dificuldades no processamento cerebral de estímulos sociais representam um desafio importante para a aprendizagem e a interação social. As múltiplas pistas que costumam estar presentes na interação social são fonte de dificuldade e afetam outros aspectos da aprendizagem (Pierce & Schreibman, 1997). Vários estilos sociais são observados: a criança pode ser muito isolada e indiferente ou pode ser interessada, mas inadequada. Algumas não procuram as outras pessoas e podem evitar ativamente o contato social; estas costumam ser as mais prejudicadas do ponto de vista cognitivo. Algumas crianças aceitam com maior passividade a interação social, e algumas, mais aptas cognitivamente e mais velhas, se tornam "ativas, mas estranhas" (Wing & Gould, 1979): com claro interesse social, mas estilos de engajamento excêntricos, como, por exemplo, ficar praticamente debaixo do nariz do interlocutor, falando sobre sua coleção de trens.

Para crianças com desenvolvimento típico, a evolução emocional seguiu em um ritmo muito rápido, com ganhos no desenvolvimento social. Na época em que ingressam na escola, são capazes de refletir sobre seus próprios sentimentos e experiências e sobre os dos outros. Elas têm clara noção do que deixa a si ou aos outros felizes, ansiosos ou tristes e usam esses sentimentos e observações para ajudar a regular seu comportamento. Infelizmente, as crianças com TEA com frequência têm um desenvolvimento emocional peculiar e muito idiossincrásico.

Esses problemas não são necessariamente exclusivos do autismo; por exemplo, crianças com problemas de aprendizagem ou síndrome de Down também podem ter dificuldades nessa área. Em termos práticos, pais e professores costumam observar respostas emocionais incomuns. Estas podem assumir a forma de respostas de prazer ou desprazer muito idiossincrásicas em reação ao que, em outros aspectos, parecem ser eventos triviais. Em contrapartida, a criança pode ter uma reação mínima ao que a maioria de nós veria como um evento importante na vida. Quando pessoas com autismo mais aptas cognitivamente escrevem sobre suas emoções, com frequência relatam sentimentos de ansiedade, medo e frustração (veja o Quadro 8.1). As crianças podem dizer coisas (que, com frequência, são de fato verdade) muito dolorosas para o sentimento alheio, com pouco reconhecimento disso.

Também há diferenças na maneira como crianças do espectro autista demonstram sentimentos; por exemplo, as expressões podem ser muito idiossincrásicas. É provável que o conjunto de dificuldades sociais e problemas de comunicação, com frequência acompanhados por algum grau de problema no processamento cognitivo, justifique essas diferenças. As distinções nos processos cerebrais da informação social também podem ter um impacto; por exemplo, diferenças no processamento facial podem revelar redução na importância do rosto como fonte de informa-

QUADRO 8.1 Ansiedade e autismo: um relato na primeira pessoa

Eu vivia em um mundo de devaneios e medo girando em torno de mim. Não me importava com os sentimentos humanos ou com as outras pessoas. Eu tinha medo de tudo! Ficava aterrorizado com entrar na água e nadar, bem como com sons altos; no escuro, tinha pesadelos terríveis e repetitivos, e ocasionalmente ouvia ruídos eletrônicos com os pesadelos. Eu acordava tão aterrorizado e desorientado que, por alguns minutos, não conseguia encontrar o caminho para sair do quarto. Sentia como se estivesse sendo arrastado para o inferno. Tinha medo de coisas simples, como entrar embaixo do chuveiro, cortar as unhas, sabão nos olhos, atrações em parques de diversões.

Fonte: Reproduzido com permissão de Volkmar e Cohen (1985, p. 49).

ção. O ritmo rápido e a natureza multimodal da interação social típica impõem desafios adicionais. Alguns programas foram desenvolvidos para treinar o reconhecimento emocional e melhorar a resposta, embora nem sempre esteja claro como seus resultados se traduzem para situações no mundo real.

O brincar

Como acontece com outras competências, o brincar evolui em uma sequência esperada nas crianças com desenvolvimento típico, as quais passam da simples manipulação dos objetos para uma atividade imaginativa cada vez mais complexa, de modo que, na época em que ingressam na escola, são capazes de se envolver em atividades de faz de conta elaboradas e muito sofisticadas, bem como se engajam em brincadeiras com outras crianças. As atividades lúdicas auxiliam a criança a aprender e estimulam uma gama de competências, como autorregulação, linguagem e memória. Devido às múltiplas áreas de desafio, não surpreende que as crianças com TEAs ingressem na escola primária sem essas competências. Assim como as crianças menores, elas são menos interessadas na brincadeira, particularmente a brincadeira social, e seu brincar pode consistir em ações repetitivas em vez de na imaginação mais dramática. Ao atingir a idade escolar, muitas crianças com TEAs terão adquirido pelo menos algumas competências lúdicas que podem ser apoiadas e expandidas em programas da escola.

Várias técnicas têm sido utilizadas para melhorar as competências lúdicas. Estas incluem esforços orientados pelo professor e focados nos pares (em seguida falaremos mais sobre o uso dos pares). Técnicas de reforço comportamental podem ser empregadas para aumentar o brincar interativo, por exemplo, reforçando o contato e o uso de uma maior variedade de materiais lúdicos. Para algumas crianças, competências mais básicas, como atenção compartilhada ou competências básicas de linguagem, precisam ser ensinadas. Modelar a brincadeira interativa também pode ser efetivo. Para alguns alunos, fornecer roteiros pode ser útil. A utilização de motivações específicas da criança (p. ex., brinquedos que lhe são de maior interesse) pode ajudar. Os pares podem ser muito efetivos para ensinar a brincar, sobretudo se receberem alguma estrutura e orientação (Carter, Cushing, & Kennedy, 2009).

Linguagem e comunicação

Os problemas na comunicação são universais para crianças com TEAs. No passado, cerca de 50% das crianças diagnosticadas com autismo estrito eram, em grande parte, não verbais na época em que entravam na escola; com detecção e intervenção mais precoces, esse número está significativamente reduzido – talvez para 30%. Como ocorre nas demais áreas do desenvolvimento, a variabilidade nos níveis de desenvolvimento funcional é ampla. Alguns alunos podem ingressar no 1º ano com linguagem mínima. Outros – aqueles com transtorno de Asperger – podem ter um vocabulário surpreendente, mas ainda apresentar problemas comunicativos. Alunos com capacidade verbal mínima podem ter problemas com alguns dos aspectos sociais básicos da comunicação, como, por exemplo, atenção compartilhada ou compreensão de gestos simples. Está claro que pelo menos alguma linguagem na época da entrada na escola é um indicador significativo de melhor prognóstico. Dito isso, mesmo em alunos com linguagem mínima, ganhos adicionais são possíveis e desejáveis. Em geral, melhores níveis de linguagem estarão fortemente relacionados com melhores competências sociais, menos problemas de comportamento e, por fim, maior independência pessoal e autossuficiência.

Crianças verbais podem ter uma linguagem incomum em muitos aspectos. Os inúmeros e diferentes problemas incluem ecolalia, inversões de pronomes, entonação e volume da fala incomuns (o que os fonoaudiólogos chamam de *registro*) e problemas no uso da linguagem social. A ecolalia, a repetição da fala, é vista em crianças muito pequenas com desenvolvimento típico. É comum para indivíduos verbais com TEAs, mas nem sempre é vista. Pode ser imediata (repetição de algo recentemente ouvido ou dito) ou remota (alguma coisa dita dias, semanas ou meses atrás – inclusive na TV ou no rádio). Logo no início da história do autismo, a ecolalia era vista como algo ruim e que deveria ser eliminado. Várias linhas de trabalho diferentes mudaram essa visão. Conforme observado, bebês com desenvolvimento normal ecoam a linguagem quando estão começando a falar, e foram identificadas muitas funções adaptativas diferentes desse comportamento, por exemplo, ao tentar manter uma conversação ou recordar alguma coisa. A ecolalia também é vista hoje como manifestação de um problema mais geral na aprendizagem, com uma tendência de muitas crianças com TEAs de aprender a linguagem em blocos, em vez de palavras isoladas. Quando elas aprendem uma linguagem mais complexa, a ecolalia tende a diminuir.

Uma etapa intermediária nesse processo ocorre quando o indivíduo começa a transformar alguma parte da linguagem ecoada, isto é, modifica um pouco para que não seja totalmente em eco (denominada *ecolalia mitigada*), e é um sinal de que sua linguagem está progredindo.

A princípio, problemas com o uso dos pronomes foram observados por Kanner em sua descrição original do autismo. Os erros no uso dos pronomes pessoais (em particular a inversão dos pronomes eu-você) foram descritos há muito tempo como características das crianças verbais com TEAs. Entre aquelas com desenvolvimento típico, o uso dos pronomes se torna razoavelmente bem estabelecido por volta dos 2 ou 3 anos. Os pronomes são complicados devido à natureza das mudanças pronominais dependendo do contexto (p. ex., se eu tiver uma caneta vermelha, ela é *minha* caneta vermelha, mas se eu a der a Mary, ela é *sua* caneta vermelha). A tendência a ecoar também pode contribuir para problemas com os pronomes; por exemplo, se a criança repetir o último pronome ouvido, com frequência ele será incorreto. Problemas com os pronomes podem ser mais frequentes no autismo do que no transtorno de Asperger. Quando eles ocorrem, podem ser fonte de confusão – algumas vezes porque a linguagem da criança parece bem organizada em outros aspectos.

Dificuldades com a prosódia, o aspecto musical da fala e do registro, também são frequentes em crianças com TEAs verbais e mais aptas do ponto de vista cognitivo. A prosódia pode estar muito prejudicada, e o indivíduo fala com voz similar à de um robô, ou monotônica. A prosódia ajuda na conversação, indicando, entre outras coisas, áreas de especial importância e ênfase. Nos TEAs, pode haver alguma inflexão da voz, mas o padrão de inflexão pode não corresponder ao uso comum (p. ex., palavras atípicas são inflexionadas). Os problemas no registro significam que, diferentemente da maioria de nós, que utiliza centenas de diferentes volumes de voz, a criança com TEA tem apenas um – com frequência alto. A prosódia tem sido foco de relativamente pouco estudo, mas há pesquisas limitadas disponíveis, como, por exemplo, o trabalho de nossa colega Rhea Paul (Paul, Augustyn, Klin, & Volkmar, 2005).

O uso social da linguagem, denominado *pragmática*, pode ser problemático para alunos com TEAs mais aptos cognitivamente. Estão presentes dificuldades em manter uma conversa, como, por exemplo, querer falar apenas sobre uma coisa e não permitir que o interlocutor fale, e podem refletir o problema social de se colocar no lugar da outra pessoa (p. ex., iniciar uma conversa na metade, em vez de pelo começo). Uma área particular de dificuldade resulta de combinações sutis de características da linguagem, como as discrepâncias entre o uso da palavra e o tom, como no sarcasmo. Humor, ironia, linguagem ambígua e linguagem figurativa podem representar grandes obstáculos à comunicação. Myles, Trautman e Schelvan (2004) apresentam uma lista muito útil de frases e expressões idiomáticas com linguagem figurativa que podem ser ensinadas de modo explícito. Tarefas aparentemente simples que envolvem boa educação podem ser um problema. Por exemplo, um homem com autismo que certa vez trabalhou para um de nós como copista recebeu um papel com uma observação, destacada em amarelo, que perguntava se ele poderia fazer três cópias; o papel foi devolvido com a palavra *sim* escrita no bilhete – mas sem as cópias.

Uma área final de desafio pode residir na habilidade da criança de gerar linguagem narrativa, ou seja, contar uma história. Tipicamente, uma história terá início, meio e fim. Há algumas regras básicas – determinadas pela cultura (p. ex., sobre os personagens, o enredo, os sentimentos, etc.). A geração de narrativas pode ser uma área de desafio para crianças com TEA. Se você encontra um livro com figuras (mas sem palavras) e pede à criança com TEA para contar a história, ela pode focar em apenas um elemento e não ter uma perspectiva mais abrangente. A importância das dificuldades nessa área relaciona-se, entre outras coisas, com a relevância da capacidade das pessoas de gerar suas narrativas internas, como, por exemplo, recordar os eventos do dia e planejar e organizar suas vidas. Esses problemas podem ser vistos em crianças mais velhas e mais aptas em relação a sua dificuldade nas aulas do idioma com histórias e contos que focam em sentimentos e nuanças da comunicação e da interação, com menos ênfase na geração de fatos. Várias abordagens podem ser usadas para ajudar os alunos, entre elas o foco explícito na identificação do enredo relevante e aspectos narrativos, como, por exemplo, *quem* são os envolvidos, *onde* eles estão, *o que* estão fazendo, *quando* o fazem e *por que* o fazem. Alguns recursos de computador dedicados a como contar histórias e narrativas (p. ex., o programa Storybook Weaver) podem ser utilizados para as crianças trabalharem no desenvolvimento dessas habilidades.

Diferentes estratégias podem ser empregadas para facilitar a comunicação em crianças com TEAs. Para aquelas com linguagem verbal limitada, uma ênfase na comunicação, definida de modo amplo, é indicada. Técnicas comportamentais podem ser empregadas para aumentar o uso das palavras. Conforme discutido previamente, para crianças com vocabulário limitado ou inexistente, a troca de figuras ou objetos ou outros recursos de comunicação aumentativa podem ser úteis. Para aquelas que apresentam verbalidade, inúmeras técnicas de intervenção estão disponíveis e devem ser adaptadas às suas necessidades específicas. Com frequência, há ênfase inicial no desenvolvimento do vocabulário, mas é importante que não sejam negligenciados aspectos de generalização e o desenvolvimento da linguagem mais complexa. Para os alunos mais aptos do ponto de vista cognitivo, em particular aqueles com transtorno de Asperger, pode haver amplo vocabulário, mas competência de comunicação pobre. A fala da criança pode ser estranhamente inflexionada e pedante, com um aspecto um tanto "profissional" (um grande problema para os pares). Para esse grupo, deve haver forte ênfase no ensino explícito de regras de conversação, com muitas oportunidades para prática e crítica associadas a um forte programa para aquisição de competências sociais. As competências de linguagem e sociais estão intimamente relacionadas. Com frequência, mas não sempre, os ganhos em ambas as áreas prosseguem em paralelo. Para algumas crianças, mesmo os ganhos importantes nas habilidades de linguagem podem não estar associados a ganhos sociais similares, como a habilidade de se colocar no lugar do outro (teoria da mente). A pobre habilidade de julgamento social, associada à **rigidez** e à **resistência à mudança**, e a ênfase em contar a verdade podem provocar algumas situações complicadas. Felizmente, quando é fornecido apoio adequado, as crianças com TEAs podem se tornar mais comunicativas, e, com frequência, professores e pais descobrem que elas têm muito a dizer.

PROBLEMAS SENSORIAIS E COMPORTAMENTAIS

Os comportamentos estereotipados e repetitivos são frequentes em crianças em idade escolar e tendem a ser um pouco mais comuns em alunos com níveis mais baixos de habilidade cognitiva. Para crianças mais aptas, esses comportamentos podem assumir a forma de interesses ou preocupações intensos e, com frequência, incomuns; por exemplo, a criança pode ter fixação pelo canal de previsão do tempo ou pelos horários de trens, ônibus ou dos programas da TV. Tais comportamentos também podem ser observados junto com respostas sensoriais incomuns.

A observação das crianças ao longo do tempo revela alguma mudança. Por exemplo, o comportamento repetitivo inicial pode começar de forma muito simples, mas, com o tempo, se tornar muito mais complicado. Rigidez incomum e dificuldades de lidar com situações novas são frequentes. Alguns estudos sugeriram que esses comportamentos incomuns, em particular os movimentos estereotipados mais comuns, se tornam menos frequentes à medida que a criança se aproxima da adolescência, embora alguns indivíduos os mantenham na vida adulta. Ocasionalmente, a rigidez e a natureza repetitiva de alguns dos comportamentos exibidos são levadas em consideração para sugerir a presença de transtorno obsessivo-compulsivo (TOC). Entretanto, os movimentos estereotipados mais tradicionais vistos em crianças com autismo costumam ser menos complexos do que os do TOC. Para aquelas mais aptas do ponto de vista cognitivo, outra diferenciação é que indivíduos com TOC em geral *não gostam* de sua preocupação – isto é, eles gostariam de *não* ser tão preocupados; o mesmo não ocorre com crianças mais aptas com transtorno de Asperger, que costumam gostar de seu interesse especial.

É importante observar que respostas sensoriais incomuns e comportamentos estereotipados são vistos em uma gama de transtornos desenvolvimentais, inclusive na deficiência intelectual (veja o Capítulo 3). Quando estão presentes, no entanto, podem representar obstáculos significativos à intervenção. Métodos comportamentais (Capítulo 10) e tratamentos medicamentosos (Capítulo 11) podem ser utilizados de forma efetiva. Como ocorre com outras áreas, sempre há a necessidade de equilibrar os potenciais benefícios e riscos. Os comportamentos e as respostas sensoriais incomuns que interferem na aprendizagem da criança são os que devem ser visados adequadamente pela intervenção medicamentosa ou comportamental. Há algumas evidências de que, quando feitas de forma criteriosa, essas intervenções podem melhorar de modo significativo a aprendizagem da criança.

DIFERENÇAS DE GÊNERO

Em geral, mais meninos do que meninas têm autismo e TEAs – com taxas de 3 a 4 vezes mais altas nos meninos. Entre os indivíduos com transtorno de Asperger, a taxa pode ser muito mais alta – com os meninos superando as meninas em uma razão de 20 para 1. Isso, infelizmente, significa que as informações sobre garotas com TEAs em geral são muito limitadas. Por exemplo, pesquisadores algumas vezes excluíram meninas da participação em estudos de pesquisa. Há algumas sugestões de diferenças na apresentação. Para garotas com autismo, como grupo, costuma haver problemas cognitivos mais graves. Quando meninas com autismo ou TEAs têm funcionamento superior, há algumas sugestões de diferenças na maneira como elas se apresentam; por exemplo, em geral elas podem ser mais preocupadas com a impressão que causam nos seus pares. As meninas com autismo e transtorno de Asperger podem ter ainda mais problemas para se adaptar socialmente do que os garotos. No entanto, elas apresentam menos problemas de comportamento, e o grau das dificuldades sociais pode ser um pouco menor. No ensino médio, as meninas com TEAs podem ser mais ansiosas do que os meninos e mais estressadas pelas demandas sociais. No entanto, elas também podem ter melhores competências lúdicas e de comunicação e ser menos propensas a problemas de atenção do que eles (Nichols, Moravick, & Tetenbaum, 2009). Elas também enfrentam desafios especiais em termos de segurança pessoal e sexualidade. É importante que pais e professores reflitam sobre os problemas especiais que as garotas com TEAs enfrentam. Várias teorias tentaram explicar as diferenças entre meninos e meninas. O pesquisador britânico Simon Baron-Cohen (2003) sugeriu que essas diferenças talvez estejam relacionadas a diferenças sexuais no cérebro. No entanto, algumas das diferenças na apresentação clínica do autismo e do transtorno de Asperger em garotas podem estar relacionadas a diferenças sexuais mais gerais. Independentemente da causa, o fato de as meninas terem TEA com menor frequência leva a alguns desafios nos programas escolares; por exemplo, há a probabilidade de o número de meninas em classes de educação especial ser significativamente menor em comparação ao número de meninos, e as oportunidades para interação com outras meninas com desenvolvimento típico podem ser limitadas.

PROBLEMAS RELACIONADOS COM A ESCOLA

A escola apresenta muitos desafios para a criança com TEA. Estes incluem o complicado ambiente de aprendizagem, além dos desafios sociais – de comunicação, emocionais e acadêmicos – intrínsecos à experiência escolar. As diferenças nas respostas a situações e contextos se tornam muito mais importantes, e a criança tem, pela primeira vez, que se tornar muito mais diferenciada em seu comportamento e em suas respostas. Há muito mais expectativas de aprendizagem autodirigida, e a organização costuma vir de dentro da criança, e não da estrutura externa. Os problemas com a interação social e a comunicação podem ter impacto negativo na relação com os pares. Para o aluno mais apto do ponto de vista cognitivo, isso pode estar combinado com uma crescente consciência de estar isolado e sentir-se diferente.

Alguns alunos com TEAs terão bom desempenho acadêmico, sobretudo em áreas mais "baseadas em fatos" e, de modo mais particular, naquelas em que têm um interesse ou habilidade especial. Outras crianças terão tipos e graus variáveis de dificuldades de aprendizagem. Algumas atingem a idade escolar, mas são não verbais ou são em grande parte não verbais, e, assim, temas acadêmicos tradicionais lhes são de pouco interesse. Em tais casos, aumentar as competências de comunicação e participar de situações de aprendizagem estruturadas são objetivos relevantes.

Professores e outras pessoas com frequência utilizam a competência de linguagem da criança como uma medida de sua habilidade global; para aquelas que estão se desenvolvendo de maneira típica, isso em geral é aceitável. No entanto, para aquelas com TEAs, há alguns obstáculos. As crianças com apresentações do autismo mais clássico podem ter habilidades verbais muito menos desenvolvidas do que as não verbais, e há o perigo de que as escolas se programem *somente* para as competências verbais inferiores. Em contrapartida, alunos com transtorno de Asperger podem ter competências verbais muito melhores, mas áreas de grande dificuldade com outros tipos de tarefas; assim, os professores podem não perceber a gravidade dos problemas sociais nesse grupo. É preciso enfatizar que os recursos adequados devem ser fornecidos levando em consideração as necessidades específicas do indivíduo. A obra *Reaching and teaching the child with autism spectrum disorder*, de Mackenzie (2008), discute essas questões com mais detalhes.

RENDIMENTO ACADÊMICO E CURRÍCULO

Várias considerações surgem ao se pensar os objetivos para o programa acadêmico. Alunos com TEAs apresentam aos professores alguns desafios incomuns. É importante que os objetivos especificados para os estudantes em seu plano educacional individualizado (PEI) e no ambiente de sua sala de aula sejam adequados do ponto de vista desenvolvimental. Essas metas também devem ser inseridas de modo realista no contexto mais amplo do currículo. A definição do que é adequado irá variar de maneira considerável de criança para criança. Algumas vezes, o programa regular, frequentemente com alguma modificação, pode atender às necessidades do aluno. Outras vezes, um ambiente menor de ensino será mais útil. Conforme observamos, os perfis dos pontos fortes e fracos relativos podem e irão variar de modo considerável de uma criança para outra; assim, não existe uma abordagem simples que sirva para todas (Tsatsanis, 2004). Embora os perfis cognitivos possam ajudar ao pensarmos sobre as estratégias de ensino e os objetivos mais adequados, outras questões – por exemplo, problemas de comportamento, dificuldades sociais, problemas sensoriais e dificuldades com transições e mudança – também precisam ser consideradas. As dificuldades de atenção e organização, combinadas com falta de atenção social, impõem outros problemas. Quando são dadas medicações para ajudar com os problemas associados, os efeitos colaterais podem complicar o ensino. A idade do aluno também pode ser relevante; por exemplo, atividades ou materiais que são apropriados para crianças muito mais novas podem atrair o interesse do indivíduo com TEA, mas há risco de que as crianças com desenvolvimento típico reajam de forma negativa.

Em geral, os objetivos visados incluirão competências de interação social e ampliação da comunicação, além de objetivos acadêmicos mais tradicionais (veja Kluth, 2003, para uma discussão dos procedimentos e estratégias de ensino). Estimular outras habilidades, como competências para períodos de lazer e adaptativas, também é importante. Algumas das áreas gerais que são abordadas no PEI para uma criança em idade escolar estão listadas no Quadro 8.2. Tenha em mente que se trata de uma lista geral e que o PEI deve ser adaptado a cada aluno; lembre-se também, como já foi discutido, de que o PEI precisa atingir um equilíbrio razoável – ter alguns objetivos (visão) de curto, médio e mais longo prazo junto com dados objetivos para monitorar o progresso. É importante que haja comunicação contínua com os pais.

Há diversas formas de apoiar a aprendizagem, as quais devem estar adequadas às necessidades individuais de cada aluno. Elas podem variar de recursos organizacionais simples (horários por escrito ou visuais) até procedimentos muito mais sofisticados tecnologicamente (computadores, assistentes pessoais digitais, programas de conversão de texto para voz, etc.). Para alguns estudantes, ocorre genuína atração pela tecnologia computacional – ela é previsível e governada por regras, e a carga de informações pode ser adaptada para o aluno e combinar informações auditivas e visuais de formas muito interessantes. Moore (2002) oferece várias sugestões para auxiliar nas questões de organização; por exemplo, a codificação por cores pode ajudar todos os alunos na sala de aula. Recursos tecnológicos vêm se tornando cada vez mais sofisticados; o fonoaudiólogo e o terapeuta

QUADRO 8.2 Áreas a considerar para abordar no PEI para crianças em idade escolar

Competências sociais e dificuldades sociais
- Métodos para o ensino de competências sociais
- Compreensão das pistas sociais e das emoções
- Resposta social adequada, iniciação
- Ensino explícito referente à solução de problemas sociais
- Ensino de rotinas sociais

Aumento do autoconhecimento e autodefesa
- Aumento da consciência de sentimentos e emoções
- Uso de estratégias adequadas para ansiedade e situações problemáticas
- Ensino da autodefesa e estratégias para buscar assistência
- Aprendizagem sobre quando pedir ajuda – por exemplo, até mesmo o aprendizado de um gestual para "ajuda" pode reduzir substancialmente problemas de comportamento

Competências de comunicação e linguagem
- Uso da comunicação aumentativa, quando apropriado
- Aumento gradual na complexidade da comunicação falada e escrita
- Compreensão da linguagem social: pistas não verbais, prosódia, volume da voz
- Competências conversacionais e pragmáticas
- Iniciar e terminar uma conversa
- Responder às pistas
- Aprender a linguagem figurativa e não literal

Competências organizacionais
- Organizadores visuais e por escrito, como horários, listas, códigos por cores
- Trabalhar de forma independente por períodos mais longos
- Manejo de materiais e tarefas (incluindo a autocorreção)
- Uso do teclado (quando indicado) e recursos do computador
- Uso do computador e recursos *on-line* para auxiliar na organização

Problemas comportamentais e sensoriais
- Abordar problemas de comportamento específicos ou problemas sensoriais
- Aumentar a flexibilidade e a habilidade para lidar com as transições
- Uso de recursos da terapia ocupacional (TO) para abordar os problemas sensoriais

Fonte: Reproduzido com permissão de Volkmar & Wiesner (2009, p. 243-244).

ocupacional podem com frequência ser úteis para refletir sobre o uso de tecnologias auxiliares (veja o Capítulo 6). A instrução assistida por computador pode ser útil de várias maneiras. Alunos que têm dificuldades na escrita podem tirar proveito da utilização de *software* para organização (p. ex., Kidspiration, www.inspiration.com), e, se a criança puder usar um *laptop*, o potencial para outros recursos (verificação ortográfica e gramatical) também está presente. Para alguns estudantes, um *software* de reconhecimento de voz pode ser útil: ele transforma em texto as palavras faladas e pode ser particularmente útil para aqueles com problemas motores finos. Ao se pensar em tais sistemas, quaisquer dificuldades que o aluno tiver com o fluxo da fala devem ser levadas em consideração; por exemplo, alguns sistemas podem auxiliar estudantes cuja fala é mais lenta devido a problemas de articulação. O terapeuta ocupacional pode ser útil para pensar em abordagens para problemas de escrita e uma gama de alternativas, dos programas de computador mais sofisticados até intervenções muito mais simples, como o uso de uma prancheta para auxiliar a escrita à mão (Myles, 2005). Nesse aspecto, é importante observar que o valor de algumas das coisas mais simples – horários visuais, pré-ensino, o uso de listas e *checklists*, tabelas, etc. – não deve ser subestimado. A tecnologia obviamente não é um substituto para a instrução efetiva.

Sempre que possível, os interesses e as motivações especiais do aluno com TEA devem ser utilizados. Kluth e Schwarz (2008) dão alguns exemplos disso. Com frequência, pode ocorrer um ensino "incidental" considerável no tema de interesse ou fascinação especial. Isso nem sempre é fácil de fazer, mas, mesmo quando não é, dar ao aluno a oportunidade de dedicar algum tempo a uma área de interesse especial pode ser uma forma de recompensa e motivação. Os desafios para crianças com TEAs – sobretudo aquelas cujas competências verbais são menos avançadas do que outras habilidades não verbais – incluem dificuldades no processamento auditivo. A linguagem falada é acelerada e efêmera (em contraste com as imagens e a palavra escrita). Em tais situações, os professores devem planejar um tempo extra para processamento, fornecer recursos visuais relevantes (descrições, *checklists*) e manter uma linguagem simples e direta (Myles & Adreon, 2001). Para alunos mais aptos do ponto de vista cognitivo e que têm problemas com o ritmo da classe, o uso de notas escritas (p. ex., de outro estudante) ou mesmo gravações das aulas e discussões pode ser de muito valor. Moore (2002) tem algumas sugestões muito úteis, entre as quais várias possibilidades para auxiliar os alunos por meio do uso de estratégias para fazer anotações. Scott, Clark e Brady (2000) fazem uma revisão excelente dos recursos educacionais.

Os professores também devem estar cientes de que, embora pequenos grupos possam ser bons ambientes de aprendizagem para crianças com TEAs, o trabalho em grupo precisa ser monitorado com cuidado. Com frequência, o estudante com TEA precisará de apoio antecipadamente, como a revisão de conceitos-chave, termos e objetivos, também com recursos escritos ou visuais disponíveis, se necessário. Antes de tudo, o professor e depois outros alunos (esperamos que tendo o professor como modelo) devem demonstrar consideração e respeito pelo estudante com TEA. Por exemplo, se o aluno fizer um comentário fora do tema, o professor pode ajudar a redirecionar a conversa de volta para o tema em questão. Em seguida, falaremos mais sobre como ajudar os pares.

Algumas crianças no espectro autista têm um interesse inicial – e algumas vezes muito precoce – em símbolos icônicos, incluindo letras e números. Algumas delas se tornam leitoras precoces, às vezes até mesmo o que se denominou leitoras *hiperléxicas* (competências de leitura muito avançadas para a idade cronológica). Em contraste com a linguagem falada, a escrita é estática e, para muitas crianças, muito mais fácil de dominar. Conforme já observamos, é importante que os professores e pais compreendam que a decodificação da leitura (literalmente falar as palavras em voz alta) pode ser muito superior – ilusoriamente superior – à real compreensão da criança.

Vários procedimentos podem ser adotados para encorajar a alfabetização. Estes incluem disponibilizar livros e programas de processamento de palavras, reservar um tempo de leitura para a criança e encorajar as competências de leitura e alfabetização relacionadas. Alguns programas de computador disponíveis (p. ex., Living Books) podem ser muito motivadores para os alunos. O programa de leitura deve ter ênfase no fortalecimento das competências de compreensão. É importante que os professores tenham em mente a possibilidade de que estudantes com TEAs se saiam bem na compreensão de fatos básicos, mas não captem outros aspectos importantes das histórias, relacionados a emoções, intenções e questões relacionadas. Para fins de teste, os professores podem considerar algumas formas de minimizar a carga do processamento adicional da linguagem; por exemplo, diferentemente de perguntas com final aberto, perguntas com múltipla escolha, do tipo sim-não e com preenchimento de lacunas podem refletir de forma mais acurada a habilidade do aluno de compreender as informações transmitidas.

A ortografia pode ser bastante desafiadora para alunos com TEAs. Isso é particularmente verdadeiro para a língua inglesa, que faz empréstimos de outras línguas e tem um conjunto de regras complexas. Os alunos podem utilizar uma gama de diferentes estratégias, e é importante compreender as fontes dos erros na tentativa de fornecer soluções (Attwood, 1998). Os computadores podem ser usados para ajudar a ensinar e, quando adequado, para auxiliar os alunos na verificação ortográfica de seu trabalho. O monitoramento dos pares também pode ser valioso. Algumas vezes, a ortografia e alguma outra área podem constituir uma tarefa de casa tão difícil que acabe consumindo muito tempo, e o aluno com TEA fique emperrado nela, por exemplo, trabalhando na ortografia em detrimento de tudo o mais. Quando isso acontece, a modificação das regras pode ser útil, como, por exemplo, utilizar um cronômetro visual para dar ao aluno um determinado período para se concentrar nessa questão – ao final do qual ele interrompe a atividade, independentemente de onde se encontrar na lista de correção ortográfica. Myles e Adreon (2001) oferecem uma excelente discussão de questões relacionadas à tarefa de casa.

As habilidades matemáticas são muito variáveis. Conceitos matemáticos básicos podem representar grandes desafios para alguns alunos, e outros podem estar anos à frente de seus colegas. Alguns indivíduos podem se engajar em competências *savant* prodigiosas (p. ex., cálculos de calendário) (Thioux, Stark, Klaiman, & Schultz, 2006). Outros têm interesse em certos tipos de equações ou áreas da matemática. Pistas visuais e abordagens multissensoriais (p. ex., TouchMath) podem ser úteis. Algumas crianças são muito boas na compreensão dos fatos matemáticos básicos devido ao seu ponto forte em memorização por repetição; as mesmas crianças podem não ter compreensão tão boa dos princípios subjacentes. O monitoramento dos pares e o uso de materiais concretos (p. ex., dinheiro) podem ser úteis. Assim como ocorre com outras habilidades, a generalização é importante.

PROCEDIMENTOS E PROGRAMAS DE ENSINO

Discutimos amplamente procedimentos de ensino específicos no Capítulo 6 e listamos alguns dos muitos recursos e programas potenciais que os professores podem empregar no trabalho com crianças no espectro autista. Esses programas têm muitas áreas de semelhança e algumas de diferença. A maioria é muito baseada no comportamento, utiliza procedimentos como tentativas discretas e treinamento de respostas pivotais e trabalha com o ensino de rotinas funcionais. Outros têm um forte componente desenvolvimental, em que o acompanhamento da motivação da criança se torna mais importante. É crucial que o currículo seja apropriado para o nível de habilidade do indivíduo, levando em consideração seus níveis de desenvolvimento e idade cronológica e, na medida do possível, seus interesses e motivações específicos. O material curricular e as estratégias de ensino precisam ser considerados com cuidado. Procedimentos de respostas pivotais podem, por exemplo, ser utilizados para vários fins. Existem vantagens no uso de várias estratégias e abordagens de materiais de ensino, como, por exemplo, para reforçar as competências de generalização (veja Arick, Krug, Fullerton, Loos, & Falco, 2005, para uma discussão). Para crianças em idade escolar, os problemas sensoriais precisam ser trabalhados para melhorar a aprendizagem. As abordagens de ensino (p. ex., o uso de recursos visuais, o fornecimento de auxílios para organização e suportes) precisam ser adaptadas para cada aluno específico. À medida que a criança evolui na escola, as demandas acadêmicas se tornam mais desafiadoras, com maiores expectativas quanto ao pensamento abstrato e à auto-organização. Isso pode levar a dificuldades atencionais e comportamentais, e os professores devem ter cuidado ao monitorar os alunos para assegurar que o que parece falta de atenção, de fato, não reflita maior desafio cognitivo; assim, deve ser realizada avaliação periódica.

Conforme observado no Capítulo 6, foram desenvolvidos vários modelos de instrução e currículos. Por exemplo, o programa Support and Treatment for Autism and Related Disorders (STAR) oferece uma gama de treinamentos e materiais de ensino úteis no desenvolvimento de programas de tratamento comportamental individualizado para as crianças e suas famílias. Ele faz uso de inúmeros métodos diferentes (p. ex., tentativas discretas, treinamento de respostas pivotais, troca de figuras, comportamento verbal e outros procedimentos comportamentais), e seu *website* (www.starautismprogram.com) traz informações adicionais e *links* para treinamento e outros materiais, inclusive DVDs. Esse programa tem a grande vantagem de fornecer planos de aula detalhados junto com o material de ensino e sistemas de dados, incluindo avaliações baseadas no currículo em inúmeras áreas relevantes, como rotinas funcionais, linguagem receptiva e expressiva, etc. O sistema de dados ajuda a monitorar o progresso e pode ser utilizado para auxiliar a documentar o progresso conforme especificado no PEI. Outros programas podem lançar mão do método Treatment and Education of Autistic and Related Communication Handicapped Children (TEACCH). Essa abordagem, originária da Universidade da Carolina do Norte, em Chapel Hill, nos Estados Unidos, foi iniciada por Eric Schopler e continua sob a direção de Gary Mesibov. A abordagem baseia-se em inúmeras metodologias diferentes no desenvolvimento de programas individualizados para os alunos e suas famílias. Inclui atenção especial aos métodos de ensino, à estrutura do ambiente de aprendizagem e ao uso de recursos visuais, entre outros, no ensino. Materiais e informações sobre treinamento são fornecidos no *website* do TEACCH (www.teacch.com). Alguns resumos excelentes da ampla gama de abordagens curriculares e comportamentos úteis para os professores encontram-se disponíveis (p. ex., Hall, 2008).

Programas como o TEACCH enfatizam a importância de considerar cuidadosamente a sala de aula e sua estrutura para a aprendizagem. Por exemplo, a colocação da criança com TEA na fila da frente (para estar perto do professor) pode ser adequada. As regras, os horários, etc., da sala de aula podem ser exibidos em destaque na frente da sala. Moore (2002) faz inúmeras sugestões para ajudar a criança com transtorno de Asperger, e muitas delas também se aplicariam a outros alunos no espectro autista. A atenção aos aspectos físicos do ambiente da sala de aula pode revelar fatores específicos ou distrações que precisam receber atenção, como, por exemplo, mudar a criança para uma área onde tenha exposição reduzida a estímulos exteriores. Para aqueles que precisam se movimentar de uma sala para outra, a possibilidade de saírem um pouco antes de tocar o sinal pode ser útil. O uso de apoio visual e orientações claras também é indicado. As instruções devem ser dadas levando-se em consideração o nível de linguagem da criança. Para alunos – em particular aqueles com transtorno de Asperger – que têm problemas com a escrita à mão ou cuja ansiedade seja um fator de interferência, uma prova modificada pode ser apropriada; por exemplo, pode ser considerada uma prova na biblioteca, em um local silencioso, ou com utilização de um formato diferente (exame oral vs. escrito) ou, ainda, a realização da prova em vários períodos mais curtos. Dependendo das mudanças materiais no formato da prova (p. ex., verdadeiro ou falso ou múltipla escolha), pode haver melhores opções para avaliação do conhecimento do que testes com perguntas abertas (veja Moore, 2002). As notas podem ser, algumas vezes, fonte de ansiedade, e o professor e o aluno podem trabalhar juntos para desenvolver uma forma simples de dar *feedback* com orientações explícitas sobre como as notas são calculadas.

INCLUSÃO E PREPARAÇÃO DOS PARES

Alunos com TEAs estão cada vez mais incluídos em ambientes convencionais. O diagnóstico precoce e a intervenção mais intensiva permitiram que muitas crianças com TEAs passassem a ter condições de ser integralmente incluídas no momento em que chegam ao 1º ano. Para outras, até mesmo a possibilidade de passar parte do dia em um ambiente convencional pode proporcionar oportunidades importantes de interação positiva com os pares e sucesso acadêmico (veja Handlman, Harris, & Martins, 2005, para uma discussão detalhada; e Myles, 2005, para estratégias específicas para alunos com transtorno de Asperger).

Vários termos são empregados, de forma mais ou menos intercambiável, para descrever oportunidades educacionais convencionais (p. ex., *salas de aula inclusivas*, *inclusão* ou *integração*), e diversos modelos de inclusão foram desenvolvidos. Por exemplo, às vezes as crianças, sobretudo as menores, podem estar em uma turma de educação especial na qual há alguns pares com desenvolvimento típico. Em geral, a inclusão se refere a qualquer momento em que a criança com TEA está com seus pares com desenvolvimento típico na escola. Muitas variações na inclusão são possíveis. A criança com TEA pode ser incluída em algumas classes, mas não em outras. Estratégias específicas podem ser usadas em situações particulares; por exemplo, o método das estratégias de aprendizagem assistida pelos pares (PALS) foi empregado para trabalhar com matemática e leitura (veja Utley & Mortweek, 1997). Os alunos com TEA mais aptos do ponto de vista cognitivo (p. ex., aqueles com transtorno de Asperger) podem ser mais prontamente incluídos em classes acadêmicas, e serviços especiais podem ser oferecidos em horários menos estruturados quando é mais provável que a criança tenha dificuldades (p. ex., almoço, recreio, educação física). Em alguns casos, sistemas de pares e outros suportes podem ser utilizados de maneira adequada nesses horários para apoiar a inclusão da criança com TEA. Redes de apoio podem ser criadas de várias maneiras, como, por exemplo, por meio da abordagem **Círculo de Amigos** (Schlieder, 2007). Vários procedimentos para apoio dos pares se encontram disponíveis (veja Carter et al., 2009). Educação física adaptada também pode ser útil.

Para crianças com TEAs que têm maiores desafios cognitivos e comportamentais, a inclusão pode ocorrer apenas em contextos muito específicos, nos quais exista a possibilidade de oferecer altos níveis de apoio adulto. Embora muitos procedimentos tradicionais tenham sido baseados no trabalho com crianças menores, tem havido um foco crescente em crianças em idade escolar, e está claro que os pares com desenvolvimento típico podem ser um maravilhoso modelo para os jovens estudantes com TEA. De fato, os pares podem ser professores e apoiadores muito eficazes, embora algum grau de treinamento e apoio seja necessário para que essa eficácia exista – isto é, simplesmente ter uma criança com TEA na sala de aula não é, por si só, suficiente (Carter et al., 2009). Vários programas já utilizaram crianças com desenvolvimento típico em idade de escola elementar ou no início do ensino médio para aumentar os contatos sociais e as relações com semelhantes (p. ex., Haring & Breen, 1992; Morrison, Kamps, Garcia, & Parker, 2001). Em um estudo, Pierce e Schreibman (1997) conseguiram treinar pares da escola elementar em uma versão modificada do treinamento de respostas pivotais (PRT) com notável sucesso.

Várias questões devem ser observadas na seleção dos pares para trabalhar com a criança com TEA, como o nível de deficiência que o paciente exibe, a motivação e o interesse da criança com desenvolvimento típico, o grau de supervisão e apoio que esta precisa, etc. Carter e colaboradores (2009) resumiram alguns dos prós e contras das diferentes abordagens para esse recrutamento, como a identificação dos indivíduos que serão mentores, recomendações ao professor, anúncios em sala de aula, etc. Os pares podem precisar de algum treinamento mínimo, mas podem se beneficiar com esse trabalho. Eles podem ser designados como acompanhantes ou participar dos grupos de competências sociais. Para alunos com TEAs mais jovens e menos avançados do ponto de vista social, pré-ensino, roteiros sociais e outros suportes podem ser de grande ajuda. Outra abordagem utilizou o exame de vídeos de interação social com pares para o ensino de competências sociais (Thiemann & Goldstein, 2009). São muitas as atividades que podem incorporar o apoio dos pares, desde acompanhar o aluno de uma classe para outra até auxiliar na tarefa de casa, revisar as lições e o conteúdo da aula e ajudar com a comunicação, apenas para citar algumas (veja Carter et al., 2009).

O apoio dos pares pode ser de particular utilidade em alguns daqueles momentos mais desafiadores do dia para alunos com TEAs – notadamente, almoço, recreio, transições de uma sala de aula para outra e educação física. A educação física pode ser um desafio especial para esses estudantes; por exemplo, podem levar mais tempo para trocar de roupa que outras crianças; o vai e vem no vestiário talvez seja muito; e esportes de equipe podem ser muito desafiadores devido à combinação de exigências de competências organizacionais, motoras e sociais. Pode-se utilizar a educação física adaptada quando apropriado, com professores especialmente treinados que trabalham com alunos em grupos menores.

Os professores e os membros da equipe da escola também devem ter em mente a importância mais geral de fornecer informações para todo o corpo discente sobre deficiências. Esta pode ser uma abordagem mais genérica no começo, como, por exemplo, encorajando a discussão sobre as formas como as pessoas lidam com dificuldades e deficiências, fazendo os alunos participarem de atividades que os ajudem a entender os desafios impostos pelas deficiências e usando vídeos e uma discussão em classe ou na escola para apresentar informações e encorajar uma atmosfera de tolerância e respeito mútuo. Hoje, vários recursos específicos relevantes para autismo, transtorno de Asperger e transtornos relacionados estão disponíveis, entre eles alguns excelentes vídeos e livros infantis. Todos os alunos conhecerão alguém com alguma deficiência (mesmo que seja uma deficiência menor, como usar óculos). Temos boas lembranças de participar de uma das classes de 3º ano de nossa filha e realizar um exercício sobre deficiência em geral, no qual as crianças puderam sentir na pele como é ser uma criança com deficiência visual (com uma venda nos olhos e uma bengala para tentar se locomover), cadeirante ou que necessite de muletas.

Além da preparação dos pares, o professor em sala de aula se beneficiará do treinamento em métodos de apoio à inclusão. Ele precisa levar em consideração o papel dos pares, a natureza das atividades, o apoio aos pares e as necessidades da criança com TEA. Escolher atividades divertidas e motivadoras ajudará a aumentar o interesse tanto do aluno com TEA como dos demais alunos. O professor também deve levar em consideração a organização física da sala e antecipar planos para lidar com problemas comportamentais. Em geral, o objetivo deve consistir em tornar o professor uma presença em segundo plano e um facilitador depois que as atividades estiverem em andamento – com, dentro do possível, a interação e o *feedback* vindo dos alunos que interagem entre si. Deve-se enfatizar que os pares precisam de preparo e apoio, sobretudo nas primeiras fases do processo.

A discussão sobre estratégias de apoio dos pares e do professor também levanta uma questão importante: dar apoio suficiente, mas não excessivo. Apoios prontamente disponíveis, como os pares, são muito menos intrusivos e, com frequência, mais eficazes do que outros (p. ex., auxiliar pedagógico). Assistentes e outros profissionais têm papel importante, mas, como acontece com os alunos e professores, precisam de preparo para desempenhá-lo. Eles estão presentes na sala de aula para facilitar a adaptação do(s) estudante(s) com necessidades especiais, mas devem manter um equilíbrio cuidadoso, por exemplo, no encorajamento da interação com os pares e dos níveis crescentes de autonomia e independência para o aluno com TEA. Ter um auxiliar pedagógico que gruda como cola no estudante pode ser desencorajador para as crianças com desenvolvimento típico. Eles devem sempre ter em mente o objetivo geral de estimular a inclusão e a participação na sala de aula, bem como pensar em como sua intervenção pode ajudar o estudante a se tornar mais independente.

BULLYING E PROVOCAÇÃO

Lamentavelmente, um dos problemas que surgem com a exposição de crianças do espectro autista a pares com desenvolvimento típico é o potencial para que ocorra provocação ou *bullying*. Embora os dados sobre esse tema sejam limitados em alguns aspectos, está bastante claro que crianças com TEA – talvez em particular aquelas com transtorno de Asperger e autismo com alto funcionamento – têm mais probabilidade de sofrer *bullying* do que seus pares com desenvolvimento típico. Os indivíduos de funcionamento superior com TEAs também são, de modo lamentável, aqueles que têm maior potencial para problemas posteriores de autoestima, devido a suas habilidades cognitivas superiores. Considerando que são os indivíduos com maior probabilidade de inclusão em classes regulares, há claramente um potencial para problemas significativos.

Alguns dos fatores que predispõem crianças com TEAs a provocações e *bullying* incluem suas dificuldades na leitura de pistas sociais e no manejo com o ritmo acelerado da interação social. Os interesses incomuns podem fazê-las se sobressair entre os pares e ser percebidas como profundamente chatas. Questões de linguagem podem ser um problema – dificuldades com linguagem mais sofisticada e figuras de linguagem podem causar confusão. A criança com TEA pode dizer alguma coisa sem a intenção de ser engraçada e se sentir mal quando riem dela.

O *bullying* pode ser verbal ou físico. Também pode ser bastante explícito ou muito mais sutil, por exemplo, envolvendo exclusão ou isolamento de um grupo. Pode assumir, ainda, a forma de fofoca maliciosa. Algumas vezes, pode haver uma linha tênue para definir o que é *bullying* e o que não é (p. ex., o professor que usa sarcasmo ou ridiculariza). O *bullying* pode ser uma situação isolada, ou constante e frequente. Como observa Heinrichs (2003), os tipos dessa prática variam com o nível de desenvolvimento da criança, de modo que aquelas menores têm maior probabilidade de exibir agressão física ou verbal em relação a pares do mesmo sexo, enquanto, no início da adolescência, o *bullying* social, entre outros tipos, se torna mais comum e afeta pares do mesmo sexo e do sexo oposto.

Fatores que parecem aumentar o potencial para sofrer *bullying* incluem isolamento social e "esquisitice" social. Dificuldades com o uso da linguagem em geral e da linguagem social (pragmática) em particular também são fatores de risco. Os indivíduos com TEAs têm problemas para compreender formas de humor mais sofisticadas, e isso, junto com estilos de comunicação idiossincrásicos, contribui para o risco de vir a sofrer *bullying*. É provável que excentricidade social, isolamento social e aquilo que parece ser egocentrismo também contribuam para esse problema. Um estudo (Little, 2002) constatou que crianças com transtorno de Asperger ou com o perfil de **transtorno de aprendizagem não verbal (TANV)** tinham quatro vezes mais chance de se tornar vítimas dessas provocações. O *bullying* leva a estresse e sintomas estressantes, bem como pode precipitar agressão, além de depressão e sintomas de ansiedade. Na descrição original dessa condição que agora recebe seu nome, Hans Asperger comentou sobre o potencial para tais problemas.

Embora as definições de *bullying* variem um pouco, quase todas envolvem alguma noção do aluno sobre ter poder sobre outro. Como observa Attwood (2008), o problema é mais provável em situações em que os adultos não estão monitorando de perto (p. ex., corredores, recreio, arenas de esportes ou ginásios). Ele também pode acontecer fora da escola, como, por exemplo, no parque do bairro ou mesmo com os irmãos. Conforme observado, professores e outros adultos com autoridade podem às vezes usar de sarcasmo até um ponto em que isso se torna *bullying*. Attwood (2008) também comenta sobre um problema que temos visto com certa frequência – crianças do espectro autista excessivamente crédulas podem ser aliciadas por outros alunos, os quais utilizam sua ânsia por amizade e aceitação como um caminho para fazê-las se envolver em comportamentos inadequados. Um exemplo disso seria o menino que aceita acionar o alarme de incêndio por sugestão de um dos pares, o qual lhe disse que, se não aceitasse, seria um covarde.

Lamentavelmente, alguns dos mesmos problemas que contribuem para *bullying* também tornam menos provável que a criança mais apta com TEA o reporte. A criança pode temer retaliação ou vingança, pode não entender a motivação da agressão e, com frequência, não pensa em pedir ajuda aos adultos. Em consequência, o professor e os pais só tomam conhecimento do problema quando a criança entra em tratamento devido a sintomas de ansiedade ou depressão (Attwood, 2008). Algumas vezes, as crianças começarão a ter crises nervosas por coisas aparentemente triviais, e pode ser descoberto que o indivíduo está vivenciando considerável estresse devido às provocações. É importante que pais e professores estejam atentos a sinais de possível *bullying* e que o ambiente da escola desestimule sua ocorrência.

A prevenção do *bullying* requer uma abordagem ampla, com treinamento dos membros da equipe e professores, discussão e regras explícitas em classe contra essa prática, monitoramento e intervenção quando ocorrer *bullying* e promoção de competência social para todos os envolvidos (inclusive o agressor). Tolerância zero parece ser uma boa solução, mas também acarreta problemas – por exemplo, pode desencorajar sua denúncia (Heinrichs, 2003). Ter uma discussão explícita com todos os alunos e um código de conduta estabelecido na escola pode ser útil. É importante (para a vítima e o observador) o ensino explícito sobre como obter ajuda. Um programa eficaz de prevenção de *bullying* também incluirá estratégias sensíveis para ajudar os estudantes que são vítimas e para os que são agressores (algumas vezes, há sobreposição dos dois grupos). Por fim, como assinala Heinrichs, é importante ajudar o aluno com TEA a entender as diferenças entre conflitos normais com os pares e *bullying*. Esses esclarecimentos podem ser particularmente úteis para alunos mais aptos com TEAs que têm problemas para diferenciar entre o *bullying* e os altos e baixos normais das relações sociais. Vários recursos para prevenir e lidar com o problema são apresentados por Heinrichs (2003) e Dubin e Carley (2007).

RESUMO

Neste capítulo, falamos sobre alguns dos problemas que afetam crianças em idade escolar e suas famílias. Em alguns aspectos, essa é a faixa etária sobre a qual mais sabemos, pelo menos em termos de pesquisa. São muitas as oportunidades para crescimento positivo e mudanças no comportamento nesse período. No entanto, questões relacionadas ao manejo comportamental também podem se tornar muito mais importantes. Pais e professores devem prestar atenção às competências acadêmicas e não acadêmicas. Há um potencial para que as crianças aprendam competências isoladas, e a família tem papel crucial para ajudá-las a aprender a generalizar as competências. Pais e professores também devem estar atentos à possibilidade de problemas com *bullying* nessa faixa etária.

REFERÊNCIAS

Arick, J. R., Krug, D. A., Fullerton, A., Loos, L., & Falco, R. (2005). School-based programs. In F. Volkmar, A. Klin, R. Paul, & D. J. Cohen (Eds.), *Handbook of autism and pervasive developmental disorders* (3rd ed., Vol. 2, pp. 1003–1028). New York: Wiley.

Attwood, T. (1998). *Asperger's syndrome: A guide for parents and professionals.* London, UK: Jessica Kingsley.

Attwood, T. (2008). *The complete guide to Asperger's syndrome.* London, UK: Jessica Kingsley.

Baron-Cohen, S. (2003). *The essential difference: Male and female brains and the truth about autism.* New York, NY: Basic Books.

Carter, E. W., Cushing, L. S., & Kennedy, C. H. (2009). *Peer support strategies for improving all student's social lives and learning.* Baltimore, MD: Brookes.

Dubin, N., & Carley, M. J. (2007). *Asperger syndrome and bullying: Strategies and solutions.* London, UK: Jessica Kingsley.

Hall, L. J. (2008). *Autism spectrum disorders: From theory to practice.* Upper Saddle River, NJ: Prentice Hall.

Handleman, J. S., Harris, S. L., & Martins, M. (2005). Helping children with autism enter the mainstream. In F. Volkmar, A. Klin, R. Paul, & D. J. Cohen (Eds.), *Handbook of autism and pervasive developmental disorders* (3rd ed., Vol. 2, pp. 1029–1042). New York: Wiley.

Haring, T. G., & Breen, C. G. (1992). A peer-mediated social network intervention to enhance the social integration of persons with moderate and severe disabilities. *Journal of Applied Behavior Analysis, 25,* 319–333.

Heinrichs, R. (2003). *Perfect targets: Asperger syndrome and bullying—practical solutions for surviving the social world.* Shawnee Mission, KS: Autism Asperger.

Kluth, P. (2003). *You're going to love this kid: Teaching students with autism in the inclusive classroom.* Baltimore, MD: Brookes.

Kluth, P., & Schwarz, P. (2008). *Just give him the whale: 20 ways to use fascinations, areas of expertise and strengths to support students with autism.* Baltimore, MD: Brookes.

Little, L. (2002). Middle-class mothers' perceptions of peer and sibling victimization among children with Asperger's syndrome and nonverbal learning disorders. *Issues in Comprehensive Pediatric Nursing, 25,* 43–57.

Mackenzie, H. (2008). *Reaching and teaching the child with autism spectrum disorder: Using learning preferences and strengths.* London, UK: Jessica Kingsley.

Moore, S. T. (2002). *Asperger syndrome and the elementary school experience: Practical solutions for academic & social difficulties.* Shawnee Mission, KS: Autism Asperger.

Morrison, L., Kamps, D., Garcia, J., & Parker, D. (2001). Peer mediation and monitoring strategies to improve initiations and social skills for students with autism. *Journal of Positive Behavior Interventions, 3,* 237–250.

Myles, B. S. (2005). *Children and youth with Asperger syndrome: Strategies for success in inclusive settings.* Thousand Oaks, CA: Corwin Press.

Myles, B. S., & Adreon, D. (2001). *Asperger syndrome and adolescence: Practical solutions for school success.* Shawnee Mission, KS: Autism Asperger.

Myles, B. S., Trautman, M. L., & Schelvan, R. L. (2004). *The hidden curriculum: Practical solutions for understanding unstated rules in social situations.* Shawnee Mission, KS: Autism Asperger.

Nichols, S., Moravick, G., & Tetenbaum, S. P. (2009). *Girls growing up on the autism spectrum.* London, UK: Jessica Kingsley.

Paul, R., Augustyn, A, Klin, A., & Volkmar, F. R. (2005). Perception and production of prosody by speakers with autism spectrum disorders. *Journal of Autism and Developmental Disorders, 35*(2), 205–220.

Pierce, K., & Schreibman, L. (1997). Using peer trainers to promote social behavior in autism: Are they effective at enhancing multiple social modalities? *Focus on Autism & Other Developmental Disabilities, 12,* 207–298.

Schlieder, M. (2007). *With open arms: Creating school communities of support for kids with social challenges using Circle of Friends, extracurricular activities, and learning teams.* Shawnee Mission, KS: Autism Asperger.

Scott, J., Clark, C., & Brady, M. (2000). *Students with autism: Characteristics and instruction programming.* San Diego, CA: Singular.

Thiemann, K. S., & Goldstein, H. (2009). Social stories, written text cues, and video feedback: Effects on social communication of children with autism. *Journal of Applied Behavior Analysis, 34,* 425–446.

Thioux, M., Stark, D. E., Klaiman, C., & Schultz, R. T. (2006). The day of the week when you were born in 700 ms: Calendar computation in an autistic savant. *Journal of Experimental Psychology: Human Perception and Performance, 32*(5), 9955–9968.

Tsatsanis, K. D. (2004). Heterogeneity in learning type in Asperger syndrome and high-functioning autism. *Topics in Language Disorders, 24*(4), 260–270.

Utley, C. A., & Mortweek, S. L. (1997). Peer-mediated instruction and intervention. *Focus on Exceptional Children, 29*(5), 9–24.

Volkmar, F., & Cohen, D. (1985). The experience of infantile autism: A first person account by Tony W. *Journal of Autism and Developmental Disorders, 15,* 47–54.

Volkmar, F. R., & Wiesner, L. (2009). *A practical guide to autism.* Hoboken, NJ: John Wiley.

Wing, L., & Gould, J. (1979). Severe impairments of social interaction and associated abnormalities. *Journal of Autism and Developmental Disorders, 9*(9), 11–29.

LEITURAS SUGERIDAS

Aarons, M., & Gittens, T. (1998). *Autism: A social skills approach for children and adolescents.* Bradwell Abbey, Milton Keynes, UK: Speechmark.

Adreon, D., & Stella, J. (2001). Transition to middle and high school: Increasing the success of students with Asperger's syndrome. *Intervention in School and Clinic, 36,* 266–271.

Aspy, R., Grossman, B., & Mesibov, G. B. (2007). *The Ziggurat model: A framework for designing comprehensive interventions for individuals with high-functioning autism and Asperger syndrome.* Shawnee Mission, KS: Autism Asperger.

Baker, J. (2001). *Social skills picture book: Teaching play, emotion, and communication to children with autism.* Arlington, TX: Future Horizons.

Baron-Cohen, S. (2008). *Autism and Asperger syndrome (the facts).* New York, NY: Oxford University Press.

Bishop, B. (2003). *My friend with autism: A coloring book for peers and siblings.* Arlington, TX: Future Horizons.

Brock, S. E., Jimerson, S. R., & Hansen, R. L. (2006). *Identifying, assessing, and treating autism at school.* New York, NY: Springer.

Buron, K. D. (2007). *A 5 is against the law! Social boundaries straight up.* Shawnee Mission, KS: Autism Asperger.

Buron, K. D., & Curtis, M. (2004). *Incredible 5-point scale: Assisting students with autism spectrum disorders in understanding social interactions and controlling their emotional responses.* Shawnee Mission, KS: Autism Asperger.

Burrows, E. L., & Wagner, S. J. (2004). *Understanding Asperger's syndrome: Fast facts-a guide for teachers and educators to address the needs of the student.* Arlington, TX: Future Horizons.

Carter, E. W. (2008). *Peer support strategies for improving all students' social lives and learning.* Baltimore, MD: Brookes.

Carter, M., & Santomoura, J. (2004). *Space travelers: An interactive program for developing social understanding, social competence and social skills for students with AS, autism and other social cognitive challenges.* Shawnee Mission, KS: Autism Asperger.

Cook, J., & Hartman, C. (2008). *My mouth is a volcano!* Chattanooga, TN: National Center for Youth Issues.

Coulter, D. (Producer/Director). (2000). *Asperger syndrome: Success in the mainstream classroom* [DVD]. Winston Salem, NC: Coulter Video.

Coulter, D. (Producer/Director). (2006a). *Intricate minds: Understanding classmates with Asperger syndrome* [DVD]. Winston Salem, NC: Coulter Video.

Coulter, D. (Producer/Director). (2006b). *Intricate minds II: Understanding elementary school classmates with Asperger syndrome* [DVD]. Winston Salem, NC: Coulter Video.

Coulter, D. (Producer/Director). (2006c). *Intricate minds III: Understanding elementary school classmates who think differently* [DVD]. Winston Salem, NC: Coulter Video.

Crary, E., & Casebolt, P. (1990). *Pick up your socks ... and other skills growing children need.* Seattle, WA: Parenting Press.

Dunn, M. A. (2005). *S.O.S. Social skills in our schools: A social skills program for children with pervasive developmental disorders, including high-functioning autism and Asperger syndrome, and their typical peers.* Shawnee Mission, KS: Autism Asperger.

Edwards, A. (2001). *Taking autism to school.* Hawthorne, NY: JayJo Books.

Ernsperger, L. (2002). *Keys to success for teaching students with autism.* Arlington, TX: Future Horizons.

Faherty, C., & Mesibov, G. B. (2000). *Asperger's: What does it mean to me?* Arlington, TX: Future Horizons.

Fein, D., & Dunn, M. (2007). *Autism in your classroom: A general educator's guide to students with autism spectrum disorders.* Bethesda, MD: Woodbine House.

Flowers, T. (1996). *Reaching the child with autism through art: Practical, "fun" activities to enhance motor skills and improve tactile and concept awareness.* Arlington, TX: Future Horizons.

Grandin, T., & Barron, S. (2006). *The unwritten rules of social relationships: Decoding social mysteries through the unique perspectives of autism.* Arlington, TX: Future Horizons.

Gray, C. (2000). *The new social story book.* Arlington, TX: Future Horizons.

Gutstein, S. E. (2001). *Autism Asperger's: Solving the relationship puzzle—a new developmental program that opens the door to lifelong social and emotional growth.* Arlington, TX: Future Horizons.

Heflin, L. J., & Alaimo, D. F. (2007). *Students with autism spectrum disorders: Effective instructional practices.* Upper Saddle River, NJ: Pearson.

Hobson, P. (2005). Autism and emotion. In F. Volkmar, A. Klin, R. Paul, & D. J. Cohen (Eds.), *Handbook of autism and pervasive developmental disorders* (3rd ed., Vol. 1, pp. 406–424). New York: Wiley.

Howlin, P. (1998). *Children with autism and Asperger syndrome: A guide for practitioners and careers.* Hoboken, NJ: Wiley.

Jaffe, A., & Gardner, L. (2006). *My book of feelings: How to control and react to the size of your emotions.* Shawnee Mission, KS: Autism Asperger.

Kluth, P., & Chandler-Olcott, K. (2008). *"A land we can share": Teaching literacy to students with autism.* Baltimore, MD: Brookes.

Koegel, R. L., & Koegel, L. K. (1995). *Teaching children with autism: Strategies for initiating positive interactions and improving learning opportunities*. Baltimore, MD: Brookes.

Koegel, R. L., Koegel, L. K., & Brookman, L. I. (2003). Empirically supported pivotal response interventions for children with autism. In A. E. Kazdin & J. R. Weisz (Eds.), *Evidence-based psychotherapies for children and adolescents* (pp. 341–357). New York, NY: Guilford Press.

Koegel, L. K., & LaZebnik, C. (2009). *Growing up on the spectrum*. New York, NY: Penguin Books.

Larson, E. M. (2006). *I am utterly unique: Celebrating the strengths of children with Asperger syndrome and high-functioning autism*. Shawnee Mission, KS: Autism Asperger.

Ludwig, T. (2006). *Just kidding*. Berkeley, CA: Tricycle Press.

McClannahan, L. E., & Krantz, P. J. (2005). *Teaching conversation to children with autism: Scripts and script fading*. Bethesda, MD: Woodbine House.

McKinnon, K., & Kremps, J. L. (2005). *Social skills solutions: A hands-on manual for teaching social skills to children with autism*. New York: DRL Books.

Myles, B. S. (2001). *Asperger syndrome and sensory issues: Practical solutions for making sense of the world*. Shawnee Mission, KS: Autism Asperger.

Myles, B. S., & Southwick, J. (1999). *Asperger syndrome and difficult moments: Practical solutions for tantrums, rage, and meltdowns*. Shawnee Mission, KS: Autism Asperger.

Naylor, P. R. (1994). *King of the playground*. New York: Aladdin Paperbacks.

Ozonoff, S., Dawson, G., & McPartland, J. (2002). *A parent's guide to Asperger syndrome and high-functioning autism: How to meet the challenges and help your child thrive*. New York, NY: Guilford Press.

Pierce, K., & Schreibman, L. (1997). Multiple peer use of pivotal response training to increase social behaviors of classmates with autism: Results from trained and untrained peers. *Journal of Applied Behavioral Analysis, 30*(9), 957–960.

Quill, K. (1995). *Teaching children with autism: Strategies to enhance communication and socialization*. New York, NY: Delmar.

Silverman, S., & Weinfeld, R. (2007). *School success for kids with Asperger's syndrome: A practical guide for parents and teachers*. Waco, TX: Prufrock Press.

Small, M., & Kontente, L. (2003). *Everyday solutions: A practical guide for families of children with autism spectrum disorder*. Shawnee Mission, KS: Autism Asperger.

Strachan, J., & Schnurr, R. G. (1999). *Asperger's huh? A child's perspective*. Gloucester, ON, Canada: Anisor.

Strong, C. J., & North, K. H. (1996). *The magic of stories*. Eau Claire, WI: Thinking Publications.

Tsatsanis, K. D., Foley, C., & Donehower, C. (2004). Contemporary outcome research and programming guidelines for Asperger's syndrome and high functioning autism. *Topics in Language Disorders, 24*(4), 249–259.

Vicker, B. (2007). *Sharing information about your child with autism spectrum disorder: What do respite or alternative caregivers need to know?* Shawnee Mission, KS: Autism Asperger.

Weber, J. D. (2000). *Children with Fragile X syndrome: A parents' guide*. Bethesda, MD: Woodbine House.

Winter, M. (2003). *Asperger syndrome: What teachers need to know*. London, UK: Jessica Kingsley.

9

Adolescentes e adultos

A adolescência pode apresentar desafios para as crianças e para seus pais, bem como consistir em um período de mudanças positivas ou, algumas vezes, negativas. Embora os problemas variem com os níveis das habilidades cognitiva e comunicativa, as alterações corporais, a maturação sexual e as emoções envolvem desafios. Trata-se também de uma época em que deve se iniciar o planejamento da transição – para alguns indivíduos, isso pode significar a ida para a universidade ou escola profissionalizante –, com todas as mudanças implicadas no tornar-se independente. Para outros, o objetivo pode ser viver longe dos pais, em um ambiente no qual exista algum nível de supervisão. Algumas vezes, os adultos continuarão morando com os pais, mas têm um emprego, talvez com apoio, durante o dia. Para outros, pode haver uma opção de residência coletiva com **emprego com apoio**. A assistência médica apresenta desafios especiais para essa população – a pesquisa é muito limitada, o conhecimento entre os prestadores de serviços para adultos muitas vezes também é limitado, a cobertura do seguro é inconsistente, e o apoio pode ser pouco e disperso. Paradoxalmente, nos Estados Unidos, os indivíduos com funcionamento cognitivo superior podem ser os que estão em maior risco, porque os Estados prestam serviços apenas a adultos com nível intelectual mais baixo. Felizmente, com os melhores resultados e maior conhecimento, isso pode começar a mudar (Burke & Stoddart, 2014; Volkmar, Reichow, & McPartland, 2014; Volkmar et al., 2014).

ADOLESCÊNCIA

O aumento da estatura da criança na adolescência pode tornar o manejo comportamental mais desafiador; por exemplo, pode ser mais difícil de conter fisicamente um comportamento agressivo ou autoagressivo. Como ocorre em outros momentos na vida do indivíduo, o prestador de cuidados primários deve estar alerta a qualquer contribuição física potencial para o aumento dos problemas; por exemplo, problemas dentários (em especial o surgimento dos dentes do siso) e infecções de ouvido podem iniciar ou desencadear mais autoagressão em pacientes não verbais. Algumas vezes, ocorre novo início de transtornos convulsivos. Para adolescentes isolados socialmente, sobretudo aqueles que fazem uso de determinadas medicações relacionadas ao comportamento, pode se iniciar obesidade.

O número de crianças que melhoram sua comunicação, suas competências sociais e seu comportamento durante a adolescência varia de estudo para estudo e depende da definição de melhora, mas parece estar entre 40 e, talvez, 80% dos casos. Em alguns, a melhora é muito significativa, e às vezes a pessoa, quando jovem adulta, até mesmo parece "perder" o diagnóstico de autismo, embora algumas dificuldades associadas (ansiedade social e "esquisitice", problemas de humor, etc.) possam persistir (Fein et al., 2013). Os indivíduos, provavelmente em cerca de 10% dos casos, parecem apresentar um declínio na adolescência. Isso pode estar associado a novos problemas médicos, como convulsões.

Algumas vezes, crianças que apresentam ganhos importantes também desenvolvem a percepção de que são diferentes e têm desejo de se adequar. Elas podem ser excelentes candidatas a psicoterapia ou aconselhamento, bem como estar em risco aumentado para ansiedade ou depressão (Lugnegard, Hallerback, & Gillberg, 2011). Lamentavelmente, são essas crianças mais aptas do ponto de vista cognitivo que costumam receber a menor quantidade de serviços na escola. Elas podem se beneficiar do ensino explícito de competências sociais e da participação em atividades cuidadosamente selecionadas na comunidade, onde poderão ter a oportunidade de generalizar as competências. De fato, muitas atividades podem ser terapêuticas sem ser psicoterapia! Às vezes, psicoterapia ou uso de medicamentos podem ser úteis (Wood et al., 2015).

Sexualidade

A sexualidade envolve uma série de questões complicadas para crianças com desenvolvimento típico, e ainda mais para aquelas com alguma vulnerabilidade desenvolvimental. Os pais costumam se preocupar com o desenvolvimento sexual. Os problemas comportamentais ou emocionais podem se intensificar, com frequência alguns meses antes de serem detectados os primeiros sinais de desenvolvimento sexual. Como acontece com outros adolescentes, é importante o acompanhamento do crescimento físico e dos estágios da adolescência. Certamente, a puberdade é impulsionada pela biologia, e não pelo nível de desenvolvimento. As transições e mudanças dessa etapa podem ser muito mais difíceis para as crianças com TEAs. Sempre que possível, devem ser feitas tentativas de educar sobre a puberdade e as mudanças corporais – o que é mais desafiador para indivíduos não verbais, mas, mesmo assim, existem alguns bons recursos disponíveis (veja a lista de leituras sugeridas ao final deste capítulo).

Devido ao isolamento social, os adolescentes com TEA podem ter menos acesso às fontes de informação que costumam estar disponíveis (p. ex., irmãos e pares). Assim, é importante que o prestador de cuidados primários possa auxiliar o adolescente a se abrir à discussão desses tópicos e os ajude a encontrar outros recursos úteis, como, por exemplo, grupos de apoio para adolescentes com TEA. Alguns jovens com autismo terão fortes desejos sexuais; outros não. Algumas crianças, em particular aquelas com funcionamento superior, podem ser muito motivadas a ter um namorado ou namorada, e algumas vezes essa motivação extra as ajuda a alcançar ganhos significativos. É importante perceber que o desejo sexual está muito atrelado a sentimentos sobre relacionamentos – devido aos problemas com as competências sociais, isso é muito complicado para o adolescente com TEA, e em geral é necessário ensino explícito (p. ex., sobre o que é e o que não é adequado). Lamentavelmente, uma das principais fontes de informação disponíveis para crianças com desenvolvimento típico (i.e., seus pares) não está disponível do mesmo modo para a criança com TEA. As dificuldades de aprendizagem da criança e a ansiedade dos adultos podem acrescentar outros desafios na abordagem desse tema! Com melhores resultados e o aumento das competências sociais, alguns dos indivíduos aptos dos pontos de vista social e cognitivo têm sido cada vez mais capazes de se envolver em relacionamentos de longo prazo, e alguns até já se casaram.

Ao ajudar a pessoa a aprender a desenvolver relacionamentos, tenha em mente que os prestadores de cuidados devem tornar a experiência da aprendizagem o mais positiva possível, ensinando tanto o que fazer como o que não fazer. Experiências acompanhadas de perto, começando por atividades com os pares e pelo aprendizado de como se adequar a eles (em termos de roupas, aparência e música), poderão ser bastante úteis. É muito importante ensinar a diferença entre o que pensamos e o que dizemos (Lorimer, Simpson, Myles, & Ganz, 2002; Myles, 2004) e entre o que é feito em público e o que é privado. O ensino explícito sobre distância física, toque, etc., é essencial. Um grupo de competências sociais com outros adolescentes pode ser de grande ajuda.

Em alguns casos, a masturbação pode ser fonte de constrangimento para os pais e irmãos. O ensino explícito sobre o que se faz e onde é muito importante – isso pode ser feito mesmo com alunos com cognição mais limitada. Para os pais, o contato sexual inadequado é com frequência uma preocupação, e ensinar sobre limites e o comportamento adequado por parte dos outros deve ser uma prioridade. Diversos programas e currículos estão disponíveis (veja a lista de leituras sugeridas ao final do capítulo). Esses programas podem ajudar a ensinar sobre os níveis de intimidade de forma muito explícita.

Tanto as meninas quanto os meninos devem estar preparados (dentro do possível) para a puberdade. Para as meninas, isso pode incluir ensinar sobre o início da menstruação e os cuidados pessoais. Algumas serão capazes de se conduzir sozinhas com orientação dos cuidadores, mas outras poderão precisar de supervisão mais direta ou de ajuda durante o período menstrual. Para aquelas com competências de comunicação mais limitadas, as cólicas podem ser uma causa de mudança no comportamento e costumam ser tratadas com anti-inflamatórios não esteroides (AINEs) ou, em alguns casos, com anticoncepcionais. Sempre que possível, as meninas também devem ser preparadas para seu primeiro exame ginecológico, o qual, desde que não tenham surgido outros problemas, com frequência pode ser adiado até os 18 ou mesmo 20 anos.

Para os meninos, o início da puberdade inclui ereções e poluções noturnas (ambas podem ser perturbadoras), além das mudanças do crescimento e maior massa muscular. Para aqueles mais verbais, mais uma vez, o ensino explícito será útil e até mesmo tranquilizador. Quando a puberdade tem início, o exame dos genitais também cria a oportunidade de ensinar. Tanto os meninos quanto as meninas devem receber imunização contra o papilomavírus humano (HPV).

Quando os adolescentes se tornam jovens adultos, podem precisar encontrar novos prestadores de assistência de saúde. Alguns pediatras podem se dispor a continuar o atendimento para adolescentes ou jovens adultos com TEA até a casa dos 20 anos. Quando eles atingem seus 30 anos – ou antes disso, para alguns médicos –, os pais terão de encontrar um clínico geral ou médico de família que os atenda. A principal razão pela qual os pais precisarão trocar para um clínico geral ou médico de família é que, à medida que o adolescente ou jovem adulto com TEA vai crescendo, ele pode desenvolver os mesmos tipos de problemas médicos que as outras pessoas mais velhas. Por exemplo, adultos com autismo estão sujeitos a apresentar todas as condições médicas relacionadas à idade adulta, como hipertensão, colesterol alto, doença cardíaca, etc. Os pediatras se sentem pouco à vontade para lidar com problemas como hipertensão, que são muito menos comuns na infância.

A necessidade de controle de natalidade pode surgir em vários contextos, como, por exemplo, se um adolescente está em um relacionamento de mais longa duração. Como acontece com outros adolescentes, a atividade sexual acarreta riscos potenciais de doenças sexualmente transmissíveis, e parte da tarefa do prestador de cuidados primários é estar disponível para o indivíduo e sua família. Além disso, para outros jovens, questões de identidade de gênero emergem na infância ou adolescência.

Ensino médio: desafios e oportunidades

O ensino médio apresenta diversos desafios: a necessidade de níveis mais altos de competências sociais e funcionamento executivo mais complexo (p. ex., quando a criança tem um papel maior no monitoramento das tarefas, se movimenta de uma sala para outra, etc.). As exigências acadêmicas podem ser maiores – um desafio para alunos menos aptos do ponto de vista cognitivo. Mesmo para os mais aptos, há uma necessidade crítica de que os pais, a escola e os prestadores de cuidados foquem nas competências adaptativas – isto é, transferindo as competências para o mundo real. O ambiente físico do ensino médio pode ser desafiador. As demandas de autocuidado e higiene pessoal são altas; os adolescentes com frequência são muito cuidadosos quanto a aparência (mesmo quando ostentam uma estudada aparência descuidada), asseio, etc. A aceitação por parte dos pares é motivo de grande preocupação. Muitos alunos ainda terão um PEI, e os objetivos para a aprendizagem social, além das competências adaptativas, organizacionais e executivas, podem ser abordados de maneira explícita nesse plano. Dependendo das necessidades do indivíduo, os serviços no ensino médio podem ser prestados até os 21 anos. Além disso, é importante perceber que, como parte do processo do PEI, poderão ser solicitados teste vocacional e outras avaliações.

Lamentavelmente, cerca de 70% das crianças com TEAs vivenciam alguns aspectos de *bullying* (Cappadocia, Weiss, & Pepler, 2012). O inverso disso é visto algumas vezes: a tentativa inadequada de aproximação de outros alunos – seja como amigos, seja como parceiros românticos. Isso pode ser uma fonte importante de dificuldades legais. O ensino de comportamentos sociais adequados e limites apropriados é essencial.

Transição do ensino médio

Um número crescente de alunos com TEAs está chegando até a universidade ou o ensino profissionalizante. Diversos programas especiais nos Estados Unidos também oferecem apoio para a transição desses alunos, com ensino explícito sobre as competências necessárias para frequentar a universidade e viver de forma independente. Os estudantes e os pais precisam entender que frequentar a universidade não é um direito. Ao contrário, a lei norte-americana aplicável nesse caso tem a ver com a não discriminação de alunos com deficiências. Isso significa que (1) os estudantes devem se autoidentificar como portadores de alguma deficiência perante o gabinete para pessoas com deficiências da universidade (os pais não podem fazer isso) e apresentar a documentação necessária; e (2) a universidade ou escola profissionalizante deve fazer as adaptações adequadas com base nas necessidades documentadas (p. ex., tutores, tempo extra para as provas, etc.). Em contraste com o que ocorre nos ensinos fundamental e médio, os alunos com comportamento inadequado podem ser desligados dos programas com muita rapidez. Felizmente, diversos recursos encontram-se disponíveis, embora possam variar de instituição de ensino para instituição de ensino; o apoio pode vir do gabinete para pessoas com deficiências, dos tutores e mentores, bem como dos terapeutas (Cappadocia et al., 2012).

Enquanto os alunos (e os pais) pensam sobre empregos apropriados, eles devem ter uma noção realista de seus pontos fortes e fracos, bem como de quão bons esses possíveis empregos podem ser considerando-se tais pontos (Lawer, Brusilovsky, Salzer, & Mandell, 2009). As competências para viver de forma independente devem ser ensinadas de maneira explícita, e uma excelente variedade de suporte tecnológico está disponível, como, por exemplo, o uso de iPads ou iPods para apoio organizacional (Kellems & Morningstar, 2012).

MUDANÇA PARA A IDADE ADULTA

Os primeiros estudos dos desfechos do autismo não foram muito encorajadores, com talvez cerca de 5% das crianças tornando-se adultos autossuficientes, mas isso começou a mudar com os mandatos para educação, além de tratamentos mais sofisticados e efetivos (Howlin, Volkmar, Paul, Rogers, & Pelphrey, 2014). Vários fatores parecem ser importantes na previsão do resultado. Um deles é a presença de linguagem verdadeiramente comunicativa (por volta dos 5 anos de idade), outro é a habilidade cognitiva não verbal na faixa da normalidade, e outro, ainda, é a capacidade de autossuficiência e independência. Alguns trabalhos tentaram refinar os fatores preditivos iniciais; por exemplo, o tamanho do vocabulário foi considerado um bom indicador dos desfechos, embora isso seja controverso. O envolvimento familiar é essencial no ensino de competências adaptativas no mundo real (capacidades para autossuficiência pessoal e independência). Muitos jovens no final da adolescência passarão a ter boas habilidades cognitivas, mas pobres competências para a vida real.

Saúde mental e problemas médicos

Como é o caso para outros adolescentes, alguns indivíduos desenvolvem novos problemas de saúde mental. Para aqueles mais aptos do ponto de vista cognitivo, estes mais frequentemente incluem maiores dificuldades com problemas de depressão e ansiedade. Para alguns deles, a consciência de ser ou sentir-se "diferente" pode, por um lado, motivar mudança, mas, por outro, também contribuir para problemas de saúde mental (Ghaziuddin, 2005). Também pode haver taxas mais altas de ansiedade e depressão em membros da família, sugerindo algum risco genético aumentado (Rutter & Thapar, 2014).

As questões de segurança podem continuar a ser uma preocupação para adolescentes e adultos. Dirigir (para os mais aptos cognitivamente) pode ser uma opção, mas requer uma extraordinária variedade de competências, entre elas consciência social, multitarefas (funcionamento executivo) e consciência constante do ambiente – todas as coisas que podem ser um desafio para o indivíduo com TEA (Huang, Kao, Curry, & Durbin, 2012). O julgamento social prejudicado pode levar ao envolvimento em situações de risco ou perigosas, e, para aqueles com ansiedade ou problemas de humor, a automedicação com álcool ou drogas também pode ser um problema (Palmqvist, Edman, & Bolte, 2014).

Vida adulta e problemas ocupacionais

Assim como para todos nós, o principal desafio da adultez é o funcionamento independente. Mesmo quando problemas de aprendizagem e comportamento tornam isso menos provável, o objetivo geral deve ser ajudar o indivíduo a obter o máximo possível de autossuficiência e independência. Para um número cada vez maior de indivíduos, a independência adulta é possível, e, embora os desafios permaneçam, mais recursos estão disponíveis para ajudá-los a alcançar esse objetivo. Infelizmente, existe uma variabilidade considerável entre os Estados norte-americanos quanto ao que está de fato disponível. Nos Estados Unidos, existem alguns recursos federais voltados para o treinamento vocacional, objetivando a colocação no mercado de trabalho, de alunos com deficiências substanciais, e, em geral, os departamentos estaduais de serviços vocacionais (algumas vezes chamados de **Departamento de Reabilitação Vocacional**, ou **DVR**) são as agências incumbidas de fornecê-lo. Se os adultos se qualificam, pode ser desenvolvido um plano para emprego – semelhante ao PEI. Várias outras leis federais norte-americanas, e, às vezes, algumas leis estaduais, podem se aplicar. Estas têm a ver com discriminação contra indivíduos com deficiências. Em âmbito federal, a lei Americans with Disabilities Act, de 1990, com frequência é a mais relevante. Ela proíbe a discriminação baseada na deficiência e se aplica a diversos contextos, entre eles empregadores privados, universidades, serviço público, etc.

Os recursos da comunidade estão muito aquém do que precisamos para ajudar adolescentes e adultos a ingressar na força de trabalho. É importante que todos os envolvidos percebam que não há obrigações ou direitos relativos ao emprego para adultos, diferentemente do direito a educação gratuita e adequada nos Estados Unidos. Alguns pais tomam os assuntos em suas próprias mãos e desenvolvem diversas oportunidades vocacionais potenciais – o que varia tremendamente por região. O planejamento da transição é obrigatório para crianças com deficiências como parte de um PEI que se inicia até seu 16º aniversário, e o aluno em idade de frequentar o ensino médio deve ser incluído nesse processo. Lamentavelmente, mesmo o melhor planejamento será de pouco benefício se poucas oportunidades e recursos estiverem disponíveis. O apoio da família é importante, assim como os recursos na comunidade.

Em geral, os empregos que colocam menos ênfase nas competências sociais (na medida do possível) costumam ser mais adequados. A marcante variabilidade nas habilidades sociais, comunicativas e cognitivas origina problemas significativos para assegurar a colocação no mercado. Os interesses individuais e os pontos fortes e fracos da pessoa sempre devem ser levados em conta. A gama de opções para adultos inclui:

- *Emprego protegido.* Esta costumava ser a ocupação mais comum para adultos com deficiência mental ou cognitiva, mas o trabalho em geral era repetitivo, com poucas oportunidades para engajamento na comunidade.
- *Emprego garantido.* O indivíduo é apoiado na comunidade no ambiente menos restritivo possível. Isso requer planejamento considerável, mas pode funcionar muito bem se apoios estiverem disponíveis – por exemplo, um adulto com deficiência grave com autismo que conhecemos vai a pé todos os dias até a lanchonete onde trabalha enchendo as lavadoras de louça e volta para a casa de sua família à noite.
- *Emprego com apoio.* Nesta abordagem, o emprego é combinado com apoio contínuo (p. ex., um acompanhante terapêutico). A princípio, é dado um apoio mais amplo, que depois é reduzido de modo gradual; algumas vezes, pequenos grupos de adultos com deficiências podem trabalhar em conjunto. No entanto, com frequência é necessário suporte continuado, mesmo em menor grau, e o movimento para reduzir os apoios não deve ser muito rápido. Outros fatores, como o engajamento de outros trabalhadores, são importantes. Isso pode consistir em limpar as mesas em uma lanchonete ou empacotar compras.
- *Emprego independente (competitivo).* Em geral, os indivíduos encontram trabalhos que são adequados aos seus pontos fortes – por exemplo, programação de computador, vendas pela internet, etc.; as exigências sociais tendem a ser mínimas. Para alguns que apresentam habilidades cognitivas altas, graus avançados podem ser atingidos, sendo possível trabalhar em uma variedade de ambientes. Mais uma vez, tais trabalhos se aplicam aos interesses e habilidades especiais da pessoa, como, por exemplo, em áreas como astronomia,

cartografia, matemática, química e ciência da computação (Keel, Mesibov, & Woods, 1997).

Indivíduos com TEAs podem ser trabalhadores extremamente dedicados. Expectativas claras e rotinas em geral ainda parecem ser importantes, e as habilidades para administração de sua vida ainda podem ter de ser foco de intervenção.

Assim como acontece com os programas vocacionais, há um número crescente de rearranjos de moradias. Estes incluem viver com a família, viver de forma parcialmente independente e viver de forma independente de fato. As opções de independência parcial incluem lares coletivos e apartamentos com apoio (com vários níveis de suporte por parte dos membros da equipe). Nos Estados Unidos, foram desenvolvidos diversos programas de transição especializados em ajudar a ensinar as competências de uma vida independente, a fim de estimular o máximo possível a independência na idade adulta. A expectativa é que indivíduos com autismo vivam da forma mais independente possível. É importante que os apoios sejam flexíveis, levando em conta as necessidades do indivíduo. A satisfação com a vida na idade adulta parece estar muito relacionada à participação em atividades na família e na comunidade (Schmidt et al., 2015).

Um número cada vez maior de adultos, em particular aqueles com funcionamento cognitivo superior, consegue se casar e constituir família. Isso parece ser mais comum no transtorno de Asperger do que no autismo, embora mesmo no autismo isso seja observado (Szatmari, Bartolucci, Bremmer, Bond, & Rich, 1989). Estudos da história familiar algumas vezes revelaram membros da família que haviam se casado, mas que também pareciam ter problemas do espectro autista. Vários relatos dessas experiências estão disponíveis e são listados nas leituras sugeridas no final deste capítulo; além disso, livros que descrevem apoios específicos e estratégias de adaptação para os casais também podem ser encontrados. Embora a literatura sobre o trabalho com idosos seja limitada, existem alguns recursos disponíveis (Lawson, 2015).

Benefícios governamentais

Esta é uma área que parece estar em fluxo constante atualmente. Quando os adolescentes se tornam adultos, a maioria não pode continuar fazendo parte do plano de saúde dos pais. Como consequência, grande parte migra para programas custeados pelo Estado. Às vezes, isso pode complicar a descoberta de serviços especializados. Além disso, os requisitos de elegibilidade também podem dificultar a obtenção de cobertura.

Nos Estados Unidos, há dois importantes programas financiados pelo Governo Federal que oferecem apoio adicional para indivíduos com deficiências que não conseguem se sustentar. Esses programas são denominados ***Seguro de Renda Suplementar (SSI)*** e ***Seguro de Renda Suplementar para Deficiências (SSDI)***. O programa SSI (www.ssa.gov/ssi) prevê um pagamento básico mensal para indivíduos ou casais. A quantia paga é deduzida daquela que a pessoa recebe como renda. O programa é concebido para pessoas que não conseguem produzir renda suficiente, ou o que é chamado de ***atividade remunerada substancial*** – isto é, não são capazes de trabalhar.

Questões legais para adultos

Há risco significativo de envolvimento no sistema judicial para adultos com TEA (Woodbury-Smith, 2014). Para os menos capazes do ponto de vista cognitivo, isso pode ter a ver com policiais desinformados que prendem um indivíduo que teve uma perturbação comportamental ou que foi vítima de um crime. Para os mais capacitados, o julgamento social falho e a tendência à rigidez podem causar problemas, tais como o aluno do ensino médio que faz um comentário explícito sobre os seios de uma menina ou que para no meio da rua quando o sinal para pedestre muda para "pare". Existe escassa literatura (quase toda baseada em relatos de caso) que sugere que indivíduos com transtorno de Asperger podem estar em risco aumentado para questões legais ou com a justiça criminal. Algumas vezes, os adolescentes são influenciados pelos pares ou outros a se engajar em alguma atividade ilegal. Em geral, nossa experiência é a de de que adultos com TEA têm maior probabilidade de ser vítimas do que de vitimar outros.

Para aqueles que continuam precisando de apoio quando adultos, os pais devem ser lembrados de que seus filhos em geral se tornam automaticamente responsáveis legais e sociais por si mesmos, a não ser que uma provisão seja constituída. A menos que isso aconteça, os indivíduos se tornam independentes quando atingem a maioridade legal – em geral aos 18 anos. Os pais de crianças menos aptas do ponto de vista cognitivo (e algumas vezes aqueles com filhos mais capazes) simplesmente presumem que podem continuar a tomar decisões pelo indivíduo quando ele se torna adulto, mas esse não é o caso. Dependendo da situação, os pais (ou irmãos e irmãs, ou outros membros da família) podem querer se tornar tutores quando a pessoa com autismo chega à idade adulta. Nos Estados Unidos, os procedimentos necessários variam um pouco de um Estado para outro. Há diferentes níveis de tutela – o que pode envolver todos os tipos de decisões sobre a pessoa ou ser mais limitado (p. ex., questões financeiras). Um tutor de propriedade pode fazer investimentos para a pessoa. Dependendo de como a tutela é feita, o indivíduo pode tomar todas as decisões, inclusive arranjos para condições de vida, tratamentos médicos, etc. Em geral, algum procedimento legal – com frequência muito formal – está (legitimamente) envolvido nisso. Como as leis variam entre os Estado norte-americanos, é muito importante que os pais conversem com um advogado experiente. Também é importante que discutam questões de planejamento de longo prazo com os outros irmãos, familiares ou outras pessoas que desejam que se envolvam no planejamento e na assistência de longo prazo.

O **planejamento patrimonial** deve começar logo que o filho nasce – e deve incluir a provisão de assistência e custódia das crianças menores, bem como orientações para as disposições do seguro de vida, fundos, etc. A tentação de adiar esse planejamento é enorme, assim como, infelizmente, os riscos de não fazê-lo. Simplesmente deixar dinheiro, propriedades e outros ativos para uma criança pode não ser a melhor abordagem. Mesmo o estabelecimento de uma conta fiduciária no nome da criança pode vir a resultar na simples transferência para o Estado se a criança necessitar de assistência quando adulta. Há muitas maneiras de lidar com o problema. Hoje, alguns Estados norte-americanos têm contas fiduciárias especiais que permitem que alguém (o administrador encarregado) utilize os fundos para beneficiar a pessoa designada. Desde que não haja alguma exigência legal específica para o uso do dinheiro para um propósito especial em benefício do indivíduo, ele pode estar relativamente seguro de que o dinheiro não será tomado.

Problemas de assistência médica

Muitas das mesmas considerações quanto à assistência médica para crianças continuam sendo relevantes para adolescentes e adultos com TEA. Obviamente, à medida que crescem, esses indivíduos apresentam os mesmos riscos para condições médicas que o adulto comum, como, por exemplo, hipertensão, obesidade, etc. Entretanto, por várias razões, seu risco pode ser mais elevado. Por exemplo, as medicações que costumam ser utilizadas para modificação do comportamento ou convulsões podem ter seus próprios riscos; do mesmo modo, taxas aumentadas de obesidade podem predispor a outros problemas. Por fim, como assinalam Burke e Stoddart (2014), a fragmentação dos muitos sistemas de saúde envolvidos contribui ainda mais para o risco.

Lamentavelmente, as informações sobre problemas médicos em adolescentes e adultos são bastante limitadas. Os recursos sobre o envelhecimento em populações com TEA são quase inexistentes no momento. As necessidades e os desafios variam dependendo do indivíduo – seus níveis de funcionamento adaptativo, cognitivo e comunicativo, além do suporte familiar e da comunidade. Aqueles com maior capacidade comunicativa e cognitiva podem participar ativamente dos próprios cuidados – os problemas se tornam mais complexos para os indivíduos mais comprometidos que permanecem dependentes dos familiares ou de outros representantes. As dificuldades podem ser refletidas na cobertura do seguro, cuja obtenção, paradoxalmente, pode ser mais difícil para aqueles que funcionam em níveis superiores. Com algumas modificações, o modelo de sistema de atendimento residencial pode continuar a ser útil (Connell, Souders, & Kerns, 2016). O conhecimento das necessidades especiais desses indivíduos por parte dos prestadores de cuidados primários também é essencial.

RESUMO

Em consequência da detecção mais precoce, mais pessoas com autismo e condições relacionadas estão crescendo, se desenvolvendo bem e atingindo algum grau de independência individual ou de independência parcial. Mais delas estão indo para a universidade ou uma escola profissionalizante e, com treinamento adequado, podem ingressar na força de trabalho. Infelizmente, o conhecimento relativo a essa população é muito limitado. Sabemos muito bem que há desafios para a obtenção de assistência médica de alta qualidade – particularmente quando esses indivíduos fazem a transição para prestadores de assistência de saúde com menos experiência em lidar com adultos com problemas desenvolvimentais como TEA.

A adolescência apresenta os mesmos desafios para alunos com TEA do que para aqueles com desenvolvimento típico. O prestador de cuidados primários pode ser uma boa fonte de informação e ajuda para que adolescentes e adultos obtenham informações e, se necessário, de apoio adicional quando se enfrentam questões relacionadas a sexualidade, privacidade, intimidade e normas sociais. Com apoio, alguns indivíduos são capazes de atingir independência adulta considerável, e um pequeno número consegue resultados excelentes – na acepção técnica de não mais satisfazerem os critérios típicos para um diagnóstico de TEA. Entretanto, questões referentes a ansiedade e depressão, além de satisfação na vida, podem permanecer. Mesmo com detecção e intervenção precoces, nem todos os alunos têm bons resultados, e um número significativo permanece com necessidade de cuidados intensivos durante toda a vida. Um tanto paradoxal é o fato de que os estudantes com maior capacidade cognitiva com frequência tenham menos direito a atendimento quando adultos.

A melhora global nos desfechos nos TEAs representa a combinação de vários fatores: melhor diagnóstico (e mais precoce), intervenção precoce e mais adequada, e (possivelmente) ampliação nas definições de autismo. Inúmeras opções vocacionais para adultos, desde a universidade até emprego com apoio, estão disponíveis, e cada vez mais eles estão vivendo de forma independente. Mesmo quando os adultos não são independentes por completo, podem ter vidas gratificantes e enriquecedoras.

É importante que os pais tenham conhecimento das alterações nos direitos que ocorrem com a idade, sobretudo na transição da idade escolar (até 21 anos), quando a educação é um direito, para a maioridade legal, quando os direitos a serviços podem variar de modo drástico e, para muitos problemas, o conjunto de leis aplicáveis está mais relacionado ao mandato de não discriminar com base na deficiência. Em programas universitários, técnicos, vocacionais e outros, é essencial informar eventuais necessidades especiais relacionadas à deficiência – o que costuma ser feito pelo próprio estudante.

Para um número cada vez maior de adultos, agora é possível viver de forma independente, e muitos indivíduos, particularmente os mais aptos cognitivamente, têm suas próprias famílias. Mesmo quando isso não é possível, a independência e a autossuficiência devem ser o objetivo. O planejamento para a idade adulta começa muitos anos antes. Além das habilidades cognitivas e de linguagem, as competências de autocuidado (veja o Capítulo 6) são essenciais. Para muitos adultos, há uma lacuna significativa entre a habilidade cognitiva global e suas capacidades para independência e autossuficiência adulta.

Os problemas médicos como obesidade e subsequentes diabetes e hipertensão são provavelmente mais comuns em populações de adultos mais isolados e sedentários (Grondhuis & Aman, 2014). Os problemas de saúde mental também são relativamente comuns, e pode-se disponibilizar apoio (psicoterápico e farmacológico). À medida que aumentar o interesse nessa faixa etária, mais conhecimento referente às melhores práticas se tornará disponível, e as diretrizes práticas atuais provavelmente irão se expandir conforme esse conhecimento se acumule (McClure, 2014; NICE, 2012).

REFERÊNCIAS

Burke, L., & Stoddart, K. P. (2014). Medical and health problems in adults with high-functioning autism and Asperger syndrome. In F. R. Volkmar, B. Reichow, & J. C. McPartland (Eds.), *Adolescents and adults with autism spectrum disorders*. New York, NY: Springer Science + Business Media.

Cappadocia, M. C., Weiss, J. A., & Pepler, D. (2012). Bullying experiences among children and youth with autism spectrum disorders. *Journal of Autism & Developmental Disorders, 42*(2), 266–277.

Connell, J. E., Souders, M. C., & Kerns, C. M. (2016). The adult medical home. In E. Giarelli & K. M. Fisher (Eds.), *Integrated health care for people with autism spectrum disorder* (pp. 158–172). Springfield, IL: Charles C. Thomas.

Fein, D., Barton, M., Eigsti, I.-M., Kelley, E., Naigles, L., Schultz, R. T., & Tyson, K. (2013). Optimal outcome in individuals with a history of autism. *Journal of Child Psychology and Psychiatry, 54*(2), 195–205.

Ghaziuddin, M. (2005). *Mental health aspects of autism and Asperger's syndrome*. London, UK: Jessica Kingsley.

Grondhuis, S. N., & Aman, M. G. (2014). Overweight and obesity in youth with developmental disabilities: A call to action. *Journal of Intellectual Disability Research, 58*(9), 787–799.

Howlin, P., Volkmar, F. R., Paul, R., Rogers, S. J., & Pelphrey, K. A. (2014). Outcomes in adults with autism spectrum disorders. In F. R. Volkmar, S. J. Rogers, R. Paul, & K. A. Pelphrey (Eds.), *Handbook of autism and pervasive developmental disorders* (4th ed., Vol. 1, pp. 97–116). Hoboken, NJ: Wiley.

Huang, P., Kao, T., Curry, A. E., & Durbin, D. R. (2012). Factors associated with driving in teens with autism spectrum disorders. *Journal of Developmental & Behavioral Pediatrics, 33*(1), 70–74.

Keel, J. H., Mesibov, G. B., & Woods, A. V. (1997). TEACCH-supported employment program. *Journal of Autism & Developmental Disorders, 27*(1), 3–9.

Kellems, R. O., & Morningstar, M. E. (2012). Using video modeling delivered through iPods to teach vocational tasks to young adults with autism spectrum disorders. *Career Development and Transition for Exceptional Individuals, 35*(3), 155–167.

Lawer, L., Brusilovskiy, E., Salzer, M. S., & Mandell, D. S. (2009). Use of vocational rehabilitative services among adults with autism. *Journal of Autism and Developmental Disorders, 39*(3), 487–494.

Lawson, W. (2015). *Older adults and autism spectrum conditions*. London, UK: Jessica Kingsley.

Lorimer, P. A., Simpson, R. L., Myles, B. S., & Ganz, J. B. (2002). The use of social stories as a preventative behavioral intervention in a home setting with a child with autism. *Journal of Positive Behavior Interventions, 4*(1), 53–60.

Lugnegard, T., Hallerback, M. U., & Gillberg, C. (2011). Psychiatric comorbidity in young adults with a clinical diagnosis of Asperger syndrome. *Research in Developmental Disabilities, 32*(5), 1910–1917.

McClure, I. (2014). Developing and implementing practice guidelines. In F. R. Volkmar, S. J. Rogers, R. Paul, & K. A. Pelphrey (Eds.), *Handbook of autism and pervasive developmental disorders* (4th ed., Vol. 2, pp. 1014–1035). Hoboken, NJ: Wiley.

Myles, B. S. (2004). Review of Asperger syndrome and psychotherapy: Understanding Asperger perspectives. *American Journal of Psychotherapy, 58*(3), 365–366.

NICE. (2012). Autism spectrum disorder in adults: Diagnosis and management. Retrieved from http://www.nice.org.uk/guidance/cg142/chapter/1- recommendations

Palmqvist, M., Edman, G., & Bolte, S. (2014). Screening for substance use disorders in neurodevelopmental disorders: A clinical routine? *European Child & Adolescent Psychiatry, 23*(5), 365–368.

Rutter, M., & Thapar, A. (2014). Genetics of autism spectrum disorders. In F. R. Volkmar, S. J. Rogers, R. Paul, & K. A. Pelphrey (Eds.), *Handbook of autism and pervasive developmental disorders* (4th ed., Vol. 1, pp. 411–423). Hoboken, NJ: Wiley.

Schmidt, L., Kirchner, J. Strunz, S., Brozus, J., Ritter, K., Roepke S., & Dziobek, I. (2015). Psychosocial functioning and life satisfaction in adults with autism spectrum disorder without intellectual impairment. *Journal of Clinical Psychology, 71*(12), 1259–1268.

Szatmari, P., Bartolucci, G., Bremner, R., Bond, S., & Rich, S. (1989). A follow-up study of high-functioning autistic children. *Journal of Autism & Developmental Disorders, 19*(2), 213–225.

Volkmar, F., Reichow, B., & McPartland, J. (2014). *Adolescents and adults with autism spectrum disorders.* New York, NY: Springer.

Volkmar, F. R., Rowberry, J., de Vinck-Baroody, O., Gupta, A. R., Leung, J., Meyers, J., Vaswani, N., & Wiesner, L. A. (2014). Medical care in autism and related conditions. In F. R. Volkmar, S. J. Rogers, R. Paul, & K. A. Pelphrey (Eds.), *Handbook of autism and pervasive developmental disorders* (4th ed., Vol. 1, pp. 532–535). Hoboken, NJ: Wiley.

Wood, J. J., Ehrenreich-May, J., Alessandri, M., Fujii, C., Renno, P., Laugeson, E., Piacentini, J. C., De Nadai, A. S., Arnold, E., Lewin, A. B., Murphy, T. K., & Storch, E. A. (2015). Cognitive behavioral therapy for early adolescents with autism spectrum disorders and clinical anxiety: A randomized, controlled trial. *Behavior Therapy, 46*(1) 7–19.

Woodbury-Smith, M. (2014). Unlawful behaviors in adolescents and adults with autism spectrum disorders. In F. R. Volkmar, B. Reichow, & J. C. McPartland (Eds.), *Adolescents and adults with autism spectrum disorders* (pp. 269–281). New York, NY: Springer Science + Business Media.

LEITURAS SUGERIDAS

Antony, P. J., & Shore, S. M. (2015). *We do belong.* London, UK: Jessica Kingsley.

Aston, M. C. (2009). *The Asperger couple's workbook: Practical advice and activities for couples and counsellors.* London, UK: Jessica Kingsley.

Attwood, T. (2004). *Exploring feelings: Cognitive behavior therapy to manage anxiety.* Arlington, TX: Future Horizons.

Attwood, S. (2008). *Making sense of sex: A forthright guide to puberty, sex and relationships for people with Asperger's syndrome.* London, UK: Jessica Kingsley.

Baker, J. (2003). *Social skills training for children and adolescents with Asperger syndrome and social-communications problems.* Shawnee Mission, KS: Autism Asperger.

Baker, J. (2006). *Preparing for life: The complete guide for transitioning to adulthood for those with autism and Asperger's syndrome.* Arlington, TX: Future Horizons.

Bashe, P. R., Kirby, B. L., Baron-Cohen, S., & Attwood, T. (2005). *The OASIS guide to Asperger syndrome: Completely revised and updated; Advice, support, insight, and inspiration.* New York, NY: Crown Publishing.

Bellini, S. (2006). *Building social relationships: A systematic approach to teaching social interaction skills to children and adolescents with autism spectrum disorders and other social difficulties.* Shawnee Mission, KS: Autism Asperger.

Bentley, K., & Attwood, T. (2007). *Alone together: Making an Asperger marriage work.* London, UK: Jessica Kingsley.

Bissonnette, B. (2014). *Helping adults with Asperger's syndrome get & stay hired: Career coaching strategies for professionals and parents of adults on the autism spectrum.* London, UK: Jessica Kingsley.

Buron, K. D. (2007). *A 5 is against the law! Social boundaries: Straight up! An honest guide for teens and young adults.* Shawnee Mission, KS: Autism Asperger.

Bruey, C. T., & Urban, M. B. (2009). *The autism transition guide: Planning the journey from school to adult life.* Bethesda, MD: Woodbine House.

Coulter, D. (Producer/Director). (2001). *Asperger syndrome: Transition to college and work* [DVD]. Winston-Salem, NC: Coulter Video.

Coulter, D. (Producer/Director). (2006). *Intricate minds: Understanding classmates with Asperger syndrome* [DVD]. Winston-Salem, NC: Coulter Video.

Coyne, P., Nyberg, C., & Vandenburg, M. L. (1999). *Developing leisure time skills for persons with autism: A practical approach for home, school and community.* Arlington, TX: Future Horizons.

Debbaudt, D. (2002). *Autism, advocates, and law enforcement professionals: Recognizing and reducing risk situations for people with autism spectrum disorders.* London, UK: Jessica Kingsley.

Duncan, M., & Myles, B. S. (2008). *The hidden curriculum 2009 one-a-day calendar: Items for understanding unstated rules in social situations.* Shawnee Mission, KS: Autism Asperger.

Edwards, D. (2008). *Providing practical support for people with autism spectrum disorders: Supported living in the community.* London, UK: Jessica Kingsley.

Fegan, L., Rauch, A., & McCarthy, W. (1993). *Sexuality and people with intellectual disability* (2nd ed.). Baltimore, MD: Brookes.

Fullerton, A., Stratton, J., Coyne, P., & Gray, C. (1996). *Higher functioning adolescents and young adults with autism: A teacher's guide.* Austin, TX: PRO-ED.

Gaus, V. O. (2007). *Cognitive-behavioral therapy for adult Asperger syndrome.* New York, NY: Guilford Press.

Getzel, E. E., & Wehman, P. (Eds.). (2005). *Going to college.* Baltimore. MD: Brookes.

Guare, R., Dawson, P., & Guare, C. (2013). *Smart but scattered teens.* New York, NY: Guilford Press.

Harpur, J., Lawlor, M., & Fitzgerald, M. (2004). *Succeeding in college with Asperger syndrome.* London, UK: Jessica Kingsley.

Henault, I., & Attwood, T. (2005). *Asperger's syndrome and sexuality: From adolescence through adulthood.* London, UK: Jessica Kingsley.

Hingsburger, D. (1995). *Just say know! Understanding and reducing the risk of sexual victimization of people with developmental disabilities.* Barrie, ON, Canada: Diverse City Press.

Hollins, S., & Downer, J. (2000). *Keeping healthy down below.* London, UK: Gaskell and St. George's Hospital Medical School.

Hollins, S., & Perez, W. (2000). *Looking after my breasts.* London, UK: Gaskell and St. George's Hospital Medical School.

Howlin, P. (2004). *Autism and Asperger syndrome: Preparing for adulthood* (2nd ed.). London, UK: Routledge.

Howlin, P. (2014). Outcomes in autism spectrum disorder. In F. R. Volkmar, S. J. Rogers, R. Paul, & K. A. Pelphrey (Eds.), *Handbook of autism and pervasive developmental disorders* (4th ed., Vol. 1, pp. 201–220). Hoboken, NJ: Wiley.

Hoyt, P. R., & Pollock, C. M. (2003). *Special people, special planning.* Orlando, FL: Legacy Planning Partners.

Jackson, L., & Attwood, T. (2002). *Freaks, geeks and Asperger syndrome: A user guide to adolescence.* London, UK: Jessica Kingsley.

Kellems, R. O. (2012). Using video modeling delivered through iPods to teach vocational tasks to young adults with autism spectrum disorders (ASD). *Dissertation Abstracts International Section A: Humanities and Social Sciences, 73*(2-A), 575.

Korin, E. S. H. (2007). *Asperger syndrome: An owner's manual for older adolescents and adults: What you, your parents and friends, and your employer need to know.* Shawnee Mission, KS: Autism Asperger.

Korpi, M. (2007). *Guiding parent's teenager with special needs through transition from school to adult life: Tools for parents.* London, UK: Jessica Kingsley.

McAfee, J., & Attwood, T. (2001). *Navigating the social world: A curriculum for individuals with Asperger's syndrome, high-functioning autism and related disorders.* Arlington, TX: Future Horizons.

Myles, B. S., & Adreon, D. (2001). *Asperger syndrome and adolescence: Practical solutions for school success.* Shawnee Mission, KS: Autism Asperger.

Myles, B. S., Trautman, M. L., & Schelvan, R. L. (2004). *The hidden curriculum: Practical solutions for understanding unstated rules in social situations.* Shawnee Mission, KS: Autism Asperger.

Nadeau, K. G. (1994). *Survival guide for college students with ADD or LD.* Washington, DC: Magination Press.

Newport, J., & Newport, M. (2002). *Autism, Asperger's and sexuality: Puberty and beyond.* Arlington, TX: Future Horizons.

Patrick, N. J. (2008). *Social skills for teenagers and adults with Asperger syndrome: A practical guide to day-to-day life.* London, UK: Jessica Kingsley.

Perry, N. (2009). *Adults on the autism spectrum leave the nest: Achieving supported independence.* London, UK: Jessica Kingsley.

Shore, S. (2003). *Beyond the wall: Personal experience with autism and Asperger syndrome* (2nd ed.). Shawnee Mission, KS: Autism Asperger.

Sicile-Kira, C. (2006). *Adolescents on the autism spectrum: A parent's guide to the cognitive, social, physical, and transition needs of teenagers with autism spectrum disorders.* New York, NY: Penguin.

Silverman, S., & Weinfeld, R. (2007). *School success for kids with Asperger's syndrome: A practical guide for parents and teachers.* Waco, TX: Prufrock Press.

Smith, M. D., Belcher, R. G., & Juhrs, P. D. (1995). *A guide to successful employment for individuals with autism.* Baltimore, MD: Brookes.

Stanford, A. (2002). *Asperger syndrome and long-term relationships.* London, UK: Jessica Kingsley.

Stevens, B. (2002). *The ABC's of special needs planning made easy.* Phoenix, AZ: Stevens Group.

Taymans, J. M., & West, L. L. (2000). *Unlocking potential: College and other choices for people with LD and AD/HD.* Bethesda, MD: Woodbine House.

Tincani, M., & Bondy, A. (2014). *Autism spectrum disorders in adolescents and adults: Evidence-based and promising interventions.* New York, NY: Guilford Press.

Urgolo Huckvale, M., & Van Riper, I. (Eds.). (2016). *Nature and needs of individuals with autism spectrum disorders and other severe disabilities: A resource for preparation programs and caregivers.* Baltimore, MD: Rowman & Littlefield.

Vermeulen, P. (2000). *I am special: Introducing young people to their autistic spectrum disorder.* London, UK: Jessica Kingsley.

Wall, K. (2007). *Education and care for adolescents and adults with autism: A guide for professionals and careers.* Los Angeles, CA: Sage Publications.

Wehman, P., Smith, M. D., & Schall, C. (2008). *Autism & the transition to adulthood: Success beyond the classroom.* Baltimore, MD: Brookes.

Willey, L. (1999). *Pretending to be normal: Living with Asperger's syndrome.* London, UK: Jessica Kingsley.

Wolf, L. E., Brown, J. T., & Bork, G.R.K. (2009). *Students with Asperger syndrome: A guide for college personnel.* Shawnee Mission, KS: Autism Asperger.

Wrobel, M. (2003). *Taking care of myself: A hygiene, puberty and personal curriculum for young people with autism.* Arlington, TX: Future Horizons.

RECURSOS NA INTERNET

National Clearinghouse on Postsecondary Education for Individuals with Dis- abilities provides information about educational support services, procedures, and opportunities at a variety of postsecondary entities. www.heath.gwu.edu

National Center for Learning Disabilities provides information about transition, including checklists for various ages. http://www.ncld.org/

Postsecondary Innovative Transition Technology (POST-ITT) provides a technology-based tool to help with transition planning.

National Center on Secondary Education and Transition (NCSET; www.ncset.org) focuses on secondary education and transition. http://ncset.org/tacommunities/transition/default.asp

National Dissemination Center for Children with Disabilities (NICHCY) includes information about the basics of student involvement, person-centered planning, and materials for students. http://www.parentcenterhub.org/nichcy-gone/

Website Videos and materials available from James Stanfield Company (P.O. Box 41058, Santa Barbara, CA 93140; 800-421-6534, www.stansfield.com)

10

Problemas comportamentais e psiquiátricos
Dificuldades e intervenções

As dificuldades comportamentais no TEA podem assumir muitas formas diferentes e ser incomuns ou frequentes. Elas incluem movimentos repetitivos, como maneirismos com as mãos, estalar os dedos ou sacudir as mãos, ou movimentos complicados de todo o corpo, como balanceio (veja a Tab. 10.1). Algumas vezes, incluem ataques de birra ou comportamentos de autoagressão, como bater com a cabeça. A criança pode buscar interesses muito incomuns, como, por exemplo, alinhar os brinquedos ou bonecas em vez de brincar com eles, e não tolerar perturbações. Os problemas de comportamento tendem a mudar com o tempo, com frequência se tornando mais problemáticos no início e no meio da adolescência. Algumas vezes, os comportamentos persistem com o tempo, mas o que era um comportamento pouco problemático em uma criança de 3 anos pode sê-lo muito mais em um menino de 13 anos! Neste capítulo, discutimos alguns desses problemas comportamentais e dificuldades emocionais vistos nos TEAs. Quando o problema está afetando uma criança em particular, um especialista em dificuldades comportamentais com frequência é necessário. Para efeitos deste capítulo, agrupamos os comportamentos problemáticos e os problemas emocionais em várias categorias amplas que incluem os tipos mais comuns de comportamentos. Depois, discutimos alguns aspectos gerais das intervenções. Na parte final do capítulo, também falamos sobre problemas e condições de saúde mental, sobretudo aqueles vistos em indivíduos mais aptos cognitivamente no espectro autista. Medicações específicas e aspectos do tratamento medicamentoso são discutidos no Capítulo 11.

TABELA 10.1 Problemas comportamentais e de humor comuns em condições no espectro autista

Tipo de comportamentos	Exemplos específicos
Comportamentos estereotipados	• Balanceio do corpo • Sacudir as mãos ou estalar os dedos • Outros comportamentos repetitivos
Autoagressão e agressão	• Agredir a si mesmo e aos outros; destruição de propriedade
Problemas com rigidez e **perseveração**	• Resistência à mudança • Perseveração, compulsão • Interesses incomuns
Hiperatividade e problemas de atenção	• Altos níveis de atividade • Dificuldades de atenção • Impulsividade • Correr ou fugir
Problemas de humor	• Depressão • Ansiedade • Transtorno bipolar (mania)

Fonte: Reproduzida com permissão de Volkmar e Wiesner (2009, p. 424).

Em um mundo ideal, haveria uma simples correspondência direta entre uma dificuldade comportamental ou emocional e um tratamento. Lamentavelmente, as coisas são muito mais complicadas. Pode ser difícil aplicar as categorias diagnósticas comuns quando os indivíduos são muito atrasados do ponto de vista cognitivo. Em segundo lugar, as pessoas às vezes não reconhecem outras dificuldades ou transtornos que estão presentes, ou erroneamente presumem que ter autismo de alguma forma protege o indivíduo de outros problemas. Ou seja, o diagnóstico de autismo ou transtorno de Asperger ofusca a identificação de outras dificuldades, como ansiedade ou depressão. Mesmo as crianças mais aptas do ponto de vista cognitivo podem ter crises de descontrole emocional (*meltdowns*), e estas também podem ser abordadas pela perspectiva comportamental.

Mais de um problema pode estar presente; por exemplo, problemas de atenção podem acompanhar problemas de comportamentos estereotipados. É importante decidir em quais deles focar, bem como determinar quais são os benefícios e os riscos potenciais dos tratamentos. Com frequência, o mesmo problema de comportamento é produto de vários fatores diferentes.

INTERVENÇÕES COMPORTAMENTAIS: UMA VISÃO GERAL

Intervenções comportamentais e educacionais costumam ser a primeira linha de tratamento para os problemas comportamentais observados no TEA e estão baseadas em princípios de intervenção da análise do comportamento aplicada (ABA) (Powers, Palmieri, Egan, Rohrer, Nulty, & Forte, 2014). Estes são tratamentos bem estabelecidos com uma forte base de evidências (Volkmar et al., 2014). Os pressupostos da ABA são de que outras crianças, assim como aquelas com TEA, aprendem com a experiência. Desse modo, os acontecimentos que precedem as dificuldades comportamentais (os antecedentes) e aqueles que os seguem (as consequências) são importantes. Os antecedentes são as coisas que ativam o comportamento. Por exemplo, se os pais pedem que a criança pare de balançar o corpo e guarde seus brinquedos, e isso provoca uma crise de birra, está claro que ela não quer parar de balançar o corpo ou guardar os brinquedos. Se a resposta à birra for deixá-la continuar a balançar o corpo, os pais transmitem uma mensagem muito forte (a consequência) de que ela não precisa ouvi-los.

Há muitas abordagens diferentes para lidar com problemas de comportamento; a lista de leituras sugeridas no final do capítulo traz algumas informações básicas. Uma vez que os pais (e, algumas vezes, os professores) lidam com muitas coisas ao mesmo tempo, nem sempre é fácil recuar um pouco e ter uma visão mais geral dos problemas de comportamento. Há alguns princípios gerais para se ter em mente. Primeiramente, não preste atenção apenas à criança quando estão presentes problemas de comportamento. Segundo, para encorajar os comportamentos desejados, não deixe de reconhecê-los e elogiá-los de maneira específica. Em outras palavras, um dos truques de lidar com problemas comportamentais é ter uma visão dos tipos de comportamentos positivos que você quer que os substituam. Terceiro, procure regularidades no comportamento. Por exemplo, a atitude problemática ocorre em apenas um contexto? Depois de uma atividade? Observe o que vem antes e depois do comportamento: ele está sendo (involuntariamente) recompensado (reforçado)? Essa abordagem de avaliação é algumas vezes referida como fazer uma *análise ABC* (antecedente-comportamento-consequência, do inglês *antecedent-behavior-consequence*) (Matson, Turygin, Beighley, Rieske, Tureck, & Matson, 2012).

Com frequência, a solução para reduzir determinado comportamento é fazer a criança aumentar bons comportamentos para substituí-lo; por exemplo, se estamos tentando eliminar ou reduzir um problema comportamental, devemos ter alguma coisa que desejamos que aconteça. Todos aqueles que trabalham com o indivíduo podem ser observadores cuidadosos. Algumas vezes, são notados comportamentos que servem como sinais de alerta e fornecem pistas para a intervenção, como, por exemplo, dar à criança outra coisa para fazer ou lhe dar uma melhor estratégia a ser usada para comunicar suas necessidades (p. ex., troca de figuras para indicar desejos em uma pessoa não verbal). Isso é importante sobretudo para indivíduos não verbais.

Às vezes, simples adaptações no ambiente da criança (p. ex., mudar de um ambiente mais desorganizado para um mais simples e estruturado) podem representar uma mudança importante. As crianças com TEAs respondem bem a estrutura, previsibilidade e consistência, e é importante assegurar-se de que o ambiente não está contribuindo para os problemas. A função do comportamento também é importante; por exemplo, se ele visa chamar atenção, então ignorá-lo pode ajudar. Tenha em mente que você pode elogiar, recompensar e reforçar comportamentos desejados.

Algumas vezes, podem surgir problemas porque a criança está tentando evitar o trabalho ou outras atividades. Lamentavelmente, se os pais cedem, isso mostra à criança como escapar do trabalho! Em vez disso, eles devem, a princípio, fazer com que ela se engaje na atividade por um tempo curto e, depois, elogiá-la ou deixá-la fazer outra coisa por algum tempo.

Alguns comportamentos sensoriais podem ser tratados ajudando a criança a encontrar formas mais apropriadas de se engajar no comportamento (Baranek, Little, Diane, D'Ausderau, & Sabatos-DeVito, 2014). Terapeutas ocupacionais podem ajudar. Para indivíduos com dificuldades de comunicação importantes, os comportamentos problemáticos podem ter uma função comunicativa; por exemplo, se a criança não consegue dizer "não" ou "pare", o comportamento problemático faz isso por ela. Devemos tentar minimizar as dificuldades de comunicação ao lidar com esses comportamentos. Os pais devem manter uma linguagem simples e precisa. Para indivíduos não verbais, algumas formas básicas de comunicar *não* ou *sim* podem ser úteis, como um cartão de ajuda para pedir auxílio, em vez de gritos ou alguns outros sinais básicos. O fonoaudiólogo deve sugerir estratégias ou métodos de comunicação para ajudar com isso e pode colaborar com o psicólogo da escola ou um especialista em comportamento sobre como fazê-lo. Os prestadores de cuidados primários podem ajudar os pais mostrando-lhes que existem opções e ajudando a equipe de tratamento a ter uma boa comunicação entre si – por exemplo, se um cartão de ajuda estiver funcionando na escola, os pais devem utilizá-lo em casa. A Tabela 10.2 resume alguns dos erros comuns ao lidar com problemas de comportamento.

TABELA 10.2 Erros comuns ao lidar com problemas de comportamento

Problema	Solução
Tornar a linguagem muito complicada	• Manter linguagem simples e ir direto ao ponto; não recorrer a termos complicados como "você poderia", etc.; isso parece ser educado, mas é complexo e confuso.
Focar apenas no negativo	• Isso transmite uma forte mensagem de que o que você quer é negativo! Em vez disso, foque no que é desejado. Se quer que a pessoa pare de fazer alguma coisa, dê alguma alternativa.
Pressão do tempo	• Dê tempo suficiente e recursos visuais, se necessário, para auxiliar o processo individual; avançar com muita rapidez desorganiza a pessoa.
Humor complexo (sarcasmo, ironia)	• Mantenha um humor simples; sarcasmo e ironia são muito complicados de entender.
Linguagem figurativa	• Dizer "está chovendo canivetes" pode ser interpretado literalmente.
Ambiguidade	• A ambiguidade pode ser muito difícil de administrar. Mantenha as coisas explícitas e diretas. Evite coisas com finais ou componentes temporais imprevisíveis.
Inconsistência	• Introduza a mudança de forma gradual; grandes mudanças e inconsistências são muito perturbadoras para a aprendizagem.
Reforço involuntário do comportamento	• Cuide para não estar, na realidade, reforçando um comportamento problemático; por exemplo, sua atenção aos gritos está aumentando o comportamento porque o indivíduo consegue mais atenção?

TIPOS DE DIFICULDADES COMPORTAMENTAIS

As dificuldades comportamentais no autismo e condições relacionadas podem assumir muitas formas diferentes, mas, de modo geral, se enquadram em várias categorias que, algumas vezes, se sobrepõem. De maneira ocasional, o indivíduo exibe tantas dificuldades que é difícil identificar exatamente o que está acontecendo. Essa é uma das razões por que um consultor externo (um psicólogo comportamental ou especialista em comportamento) pode ser útil, por exemplo, para elaborar um plano sobre quais comportamentos priorizar.

Comportamentos estereotipados, agitação e irritabilidade

Comportamentos estereotipados são movimentos repetitivos, aparentemente sem propósito, comuns em crianças pequenas com autismo e condições relacionadas (embora não tão comuns no transtorno de Asperger). Com frequência, parecem surgir em torno dos 2 ou 3 anos e podem incluir balanceio do corpo, estalar dos dedos, andar na ponta dos pés e outros movimentos complexos do corpo inteiro. Os movimentos estereotipados também são algumas vezes chamados de **autoestimulação** (note que, nesse contexto, isso não é o mesmo que masturbação, embora esta última possa de fato ser um problema às vezes).

Os movimentos estereotipados com frequência estão associados a outros problemas de comportamento, como autoagressão, agressão, rigidez comportamental e dificuldades com mudanças. Às vezes, comportamentos similares (balanceio do corpo e algumas vezes bater com a cabeça) são vistos em bebês com desenvolvimento típico, mas desaparecem quando a criança cresce. Crianças com desenvolvimento típico em idade escolar e de ensino médio também podem se engajar em níveis leves de movimentos de autoestimulação, como movimentar as pernas com rapidez enquanto fazem uma prova, porque isso as ajuda a se sentir menos ansiosas. Movimentos incomuns, como os **tiques**, podem ser vistos em outras condições, como, por exemplo, na síndrome de Tourette. Os tiques diferem de comportamentos estereotipados na medida em que tendem a ocorrer em episódios, envolvem a cabeça e o pescoço (em particular no início), e a criança não parece gostar de realizá-los. Assim, tendem a não envolver as mãos ou o estalar dos dedos ou o giro e rodopio vistos com mais frequência em crianças com TEAs. Problemas do movimento também podem ser observados em outros transtornos (p. ex., algumas vezes depois de infecções por estreptococos); às vezes, pode ser difícil diferenciar a natureza dos movimentos. Essa é uma das razões por que é bom ter o envolvimento de um especialista como um psiquiatra ou neurologista experiente se a criança estiver fazendo movimentos aparentemente sem propósito, sobretudo se você estiver inseguro quanto ao diagnóstico – investigue sobre infecções recentes (p. ex., estreptococos) ou história familiar de tiques ou exposição a drogas que possam estar associadas aos movimentos incomuns (Scahill, Tillberg, & Martin, 2014).

Os movimentos estereotipados repetitivos variam no curto e no longo prazo. Com frequência, parecem aumentar depois dos 3 anos de idade, podendo voltar a aumentar em frequência ou intensidade (ou ambos) em torno dos 5 ou 6 anos, e então decrescem, reaparecendo próximo ao início da puberdade, em geral alguns meses antes dos primeiros sinais físicos da puberdade. Esses comportamentos podem surgir em momentos nos quais a criança está entediada ou estressada e quando hiperestimulada ou ansiosa. Também parecem servir como um modo de atividade preferido pela criança, quase como um relaxamento.

Pais e professores com frequência nos perguntam quando deveríamos intervir nesses comportamentos e costumam estar ansiosos por tentar medicações. Em geral, é mais difícil para os pais manejarem esses comportamentos de modo efetivo quando a criança está em ambientes públicos, e com frequência pais e irmãos ficam muito estressados nessas situações. Os professores podem achar que essas atitudes interferem no engajamento da criança no programa educacional. Felizmente, embora tais comportamentos sejam difíceis de eliminar por completo, muitas crianças podem ser ajudadas a reduzi-los. A decisão de buscar tratamento deve considerar se o comportamento de fato interfere na vida da criança ou da família ou na sala de aula de maneira significativa. É mais fácil conviver com ele quando se apresenta em níveis baixos, e os pais e outros podem trabalhar para restringi-los a certos locais ou contextos. Às vezes, o fato de dar à criança a oportunidade de se engajar em tais comportamentos pode, por si só, ser utilizado como uma recompensa para o comportamento apropriado. Com exceções ocasionais (p. ex., quando o comportamento estiver colocando a criança em perigo), em geral não recomendaríamos medicações como um primeiro passo.

Também está claro que movimento e atividade física vigorosa podem ajudar a reduzir comportamentos estereotipados (Sowa & Meulenbroek, 2012). As crianças que se engajam em giro intenso podem se beneficiar de exercícios regulares. Até mesmo fazê-las ficar em pé por curtos períodos na sala de aula para fazer movimentos vigorosos como alongamento, salto ou bamboleio pode ajudar. Algumas vezes, um dos problemas com ambientes de sala de aula mais inclusiva é que as oportunidades para movimento físico e atividade vigorosa estão limitadas ao ginásio e ao pátio no recreio (lugares onde crianças com autismo com frequência precisam de mais supervisão e onde, devido ao isolamento social, podem não fazer tanto exercício quanto as outras). Além disso, as crianças são em geral encorajadas a ficar sentadas no ambiente da sala de aula regular. Se o movimento parece ajudar, poderá ser útil fazer alguma modificação no programa que permita intervalos periódicos para movimento e outras atividades físicas.

Às vezes, as crianças se engajam em autoestimulação auditiva, por exemplo, passando longos períodos resmungando ou fazendo ruídos. Isso algumas vezes acontece quando a criança é excessivamente estimulada (sobretudo por ruídos e sons), e um exame do ambiente pode ajudar a esclarecer o que está acontecendo. Para crianças que são demasiadamente responsivas a sons, vários aparelhos estão disponíveis, desde simples fones de ouvido até música (um iPhone ou outro *smartphone*) e aqueles que produzem ruído branco ou determinados sons (como o som do oceano ou de chuva caindo). Intervenções farmacológicas (discutidas no Capítulo 11) também podem ser efetivas para ajudar a reduzir os níveis desses comportamentos.

Agressão e autoagressão

Esses comportamentos envolvem lesão hetero ou autoinfligida e estão entre os mais difíceis de lidar e os mais problemáticos para pais, professores e profissionais. Felizmente, esse problema não é tão comum, e, mesmo quando ocorre, existem inúmeras intervenções potenciais. Agressão e autoagressão com frequência ocorrem associadas a outros problemas (como movimentos estereotipados, rigidez ou perseveração).

A autoagressão pode assumir muitas formas diferentes, entre as quais bater com a cabeça, beliscar-se, arrancar o cabelo, cutucar o olho, morder a mão ou o braço, etc. A agressão contra outros pode incluir morder, arranhar ou bater. Com frequência, o comportamento de destruir propriedades também está associado a essa categoria de dificuldades. A autoagressão do indivíduo pode ser extremamente penosa para pais e professores. Ela não é comum até a idade escolar, embora às vezes ocorra em crianças menores com autismo.

O início abrupto de um comportamento autoagressivo, em particular o de bater com a cabeça, deve motivar exame médico, porque pode ser uma forma de a criança que não tem palavras conseguir se comunicar sobre sua dor física. Infecções auditivas são particularmente culpadas prováveis em crianças menores; em adolescentes não verbais que começam a bater com a cabeça pela primeira vez, problemas dentários, como siso impactado, são algumas vezes os responsáveis. Essa é outra razão importante para a criança ter assistência dentária regular! Crianças que começam a cutucar os olhos podem ter algum problema físico ou até mesmo uma dificuldade visual da qual não conseguem se queixar por meio de palavras.

Com frequência, mas nem sempre, a agressão em relação a outras pessoas é provocada de alguma forma; por exemplo, quando a criança é interrompida ou lhe pedem para fazer alguma coisa mais desafiadora. Devido aos interesses e preocupações incomuns, pode ser difícil saber o que desencadeia tais comportamentos. Do mesmo modo, as maneiras incomuns como a pessoa verbal fala podem algumas vezes dificultar a compreensão do que desencadeia a atitude. De forma semelhante à autoagressão, a agressão pode ser um grande problema para pais, professores e membros da equipe da escola. Ela pode assumir a forma de comportamentos de morder, bater, chutar, arranhar ou dar cabeçadas.

Mais uma vez, é muito importante analisar o que parece desencadear o comportamento. Por exemplo, ele é uma resposta à frustração, um comportamento de escape ou uma maneira de a criança dizer "Não, eu não quero fazer isso"? Ao analisar o comportamento, também é importante examinar o contexto em que ele ocorre. Por exemplo, ele acontece apenas na escola? Apenas com alguns prestadores de cuidados? Somente durante algumas atividades ou situações? Apenas em certas horas do dia? Em geral, essas informações fornecem pistas importantes quanto à motivação do comportamento e ao que você pode fazer a respeito. Transforme-se em um repórter ou detetive e faça as perguntas básicas: *quem, o que, onde, quando* e *por quê*. Os pais de um menino de 8 anos com autismo nos chamaram alegando que seu filho precisava de medicação para reduzir sua agressão. A discussão com eles deixou claro que este era um novo comportamento que se seguiu a uma mudança recente na rota e no motorista do ônibus escolar. A nova rota (por si só um problema potencial) era muito mais longa, não havia mais um monitor no ônibus, e havia um aluno novo a bordo que gritava durante o trajeto. A criança, que era muito sensível a sons altos e ficava muito incomodada com o estudante que gritava, reagia tentando mordê-lo. Nesse caso, algumas modificações na organização do ônibus e um MP3 *player* para que o menino ouvisse música durante o itinerário resultaram em uma rápida mudança no comportamento.

Como nosso exemplo ilustra, e também em relação a outras dificuldades comportamentais, é muito importante que seja feita uma boa análise das causas potenciais e das consequências do comportamento. O ato de bater a cabeça ou a autoagressão começou depois que a criança entrou em uma nova sala de aula ou após a alteração de algum aspecto de seu programa? A autoagressão ocorre apenas durante momentos de inatividade ou com certas pessoas ou situações? Ela está relacionada a níveis de estimulação ambiental (para mais ou para menos)? Algumas crianças batem a cabeça apenas à noite, e outras o farão apenas em situações específicas. Para outras, ainda, esse pode ser um problema mais geral visto em muitas situações e contextos diferentes.

Se o comportamento for potencialmente muito perigoso, podem ser utilizadas medicações com mais rapidez. Por exemplo, às vezes as crianças com autismo se mordem a ponto de causar lesões significativas e podem precisar de medicação para ajudar a mudar o comportamento. Mesmo quando são usados medicamentos, é importante tentar entender o que desencadeia e mantém o comportamento. Em tais casos, uma avaliação funcional abrangente que inclua todos os envolvidos na assistência à criança será essencial e constituirá parte do processo de planejamento do tratamento.

Alguns dos mesmos medicamentos utilizados para tratar comportamentos estereotipados podem ser empregados para tratar agressão. Mais uma vez, métodos comportamentais costumam ser a primeira tentativa a ser feita, com exceção de comportamentos perigosos.

Rigidez e comportamentos perseverativos

Interesses incomuns, comportamentos ritualísticos e compulsivos e problemas com transições são frequentes em crianças com TEAs. Por exemplo, uma criança pode ter a preocupação de ligar e apagar luzes, abrir e fechar portas ou sentir a água correr de torneiras. Algumas podem acumular objetos ou colocá-los em posições ou lugares muito específicos (e ficam perturbadas se alguém altera isso).

Embora algumas vezes sejam difíceis de mensurar, esses comportamentos podem ser fonte de grande dificuldade para crianças com funcionamento superior. Aquelas com transtorno de Asperger podem passar um tempo exagerado procurando mais fatos em relação ao seu tema de interesse (Myles & Smith, 2007). Os interesses típicos de crianças com transtorno de Asperger incluem tempo, geologia, astronomia, dinossauros e cobras. Alguns dos interesses mais incomuns que já vimos incluíam fritadeiras, isolantes de linha para postes elétricos, desastres e nomes, datas de nascimento e endereços residenciais de cada membro do Congresso!

Algumas vezes, crianças de funcionamento inferior com autismo que em outros aspectos parecem ter déficit de atenção podem passar um tempo longuíssimo em sua fixação particular. Independentemente do nível de funcionamento da criança, esses interesses especiais serão um problema se ela passar tanto tempo envolvida com eles que isso acabe interferindo em seu funcionamento em outras áreas.

Lamentavelmente, por ser tão fixada em um objeto ou tema particular, a criança também evita ser exposta a novas situações e à aprendizagem de coisas novas. Os membros da equipe de ensino e os pais podem acabar tendo que empreender grandes esforços para não provocar a criança e não permitir que ela passe um tempo excessivo na busca de seu interesse à custa do tempo de aprendizagem.

As dificuldades que crianças com autismo têm para lidar com a mudança realmente dizem muito sobre seus problemas com o processamento da informação social e sua tendência a aprender as coisas em blocos (o que os psicólogos chamam de *aprendizagem em Gestalt*) em vez de dividi-las em fragmentos. Desde que as coisas permaneçam exatamente as mesmas, a criança não tem que lidar com a complexidade imposta pela mudança. Esse problema também revela as dificuldades que os jovens com autismo têm de obter uma visão ampla da interação social. Ou seja, a interação social apresenta muitos obstáculos significativos se a pessoa tem problemas para lidar com mudanças porque o significado está sempre se alterando, dependendo de quem está falando e sobre o que se está falando. Além disso, as múltiplas pistas concomitantes na interação (tom de voz, expressão facial, gestos e conteúdo das palavras), que fornecem importante significado para o resto das pessoas, são fontes potenciais de confusão e desorganização para crianças com TEAs.

Algumas vezes, em particular para crianças com funcionamento superior, os interesses e as preocupações especiais podem ser bem utilizados. Por exemplo, uma criança com transtorno de Asperger que tinha interesse em astronomia liderou a discussão sobre o espaço e os planetas em uma de suas aulas do 5º ano. Do mesmo modo, outra criança, que gostava de xadrez, conseguiu trabalhar como instrutora do jogo para seus colegas. Infelizmente, encontrar um bom uso para interesses especiais nem sempre é tão fácil – sobretudo quando o interesse é mais esotérico.

Várias estratégias podem ser empregadas para ajudar a lidar com a resistência à mudança. Para crianças que não têm muita linguagem falada (Hodgdon, 1999), veja http://usevisualstrategies.com (em inglês). Esse é um aspecto da abordagem mais geral para utilizar materiais visuais concretos a fim de ajudar a criança a ser mais comunicativa ou organizada. Uma pequena câmera e um *notebook* ou cartões podem ser utilizados para ajudar o indivíduo a ver o que vem primeiro, o que está acontecendo agora e o que irá acontecer no futuro. As programações visuais podem ser colocadas na geladeira de casa ou no quadro de avisos na sala de aula, e periodicamente pode-se chamar a atenção do aluno para elas. Um número cada vez maior de aplicativos está disponível para ajudar com as programações, transições, horários, etc. A lista de leituras sugeridas no final deste capítulo fornece alguns bons recursos.

Uma segunda estratégia envolve ajudar a criança a tolerar a mudança por meio de um processo mais gradual. Mais uma vez, pode-se usar todo um corpo de trabalho baseado na teoria da aprendizagem para introduzir a mudança de modo gradual. Você pode experimentar a mudança planejada ou surpresas planejadas e, algumas vezes, dar à criança a escolha entre três surpresas secretas, as quais podem ser colocadas no verso de um cartão de fichário. Ela escolhe um, obviamente sem saber do que se trata. No começo, será de grande ajuda fazer todas as opções serem coisas de que a criança irá gostar. Ajude-a a trabalhar com o tempo e competências de organização (veja o Capítulo 5). Dependendo do nível de habilidade da criança, estas podem variar desde o uso de recursos visuais simples até listas (para aquelas que sabem ler), organizadores e dispositivos de *software* mais sofisticados. Outra abordagem é tornar o comportamento mais funcional, isto é, ajudando a criança a usar seu interesse de maneira mais normal ou típica. A ideia é que, ao ajudá-la a aprender a usar os comportamentos de forma mais produtiva, ela poderá ser ajudada a ser mais funcional na vida diária.

Outras estratégias estão disponíveis para indivíduos verbais, sendo efetivas sobretudo para crianças com transtorno de Asperger (Volkmar, Klin, & McPartland, 2014). Essas estratégias podem incluir o uso dos seguintes recursos:

- roteiros e rotinas verbais (basicamente um conjunto de orientações verbalizadas que uma criança pode usar para falar com ela mesma em situações específicas)
- histórias sociais (histórias pré-escritas que as crianças podem revisar a fim de ajudá-las a praticar e ensaiar estratégias para lidar com situações potencialmente problemáticas; veja o Capítulo 6)
- regras (p. ex., você sempre deve pedir antes de pegar alguma coisa) que sejam simples, funcionais e possam ser anotadas para crianças que leem

As abordagens comportamentais podem ser úteis também para crianças mais aptas. Por exemplo, muitos indivíduos com funcionamento superior têm dificuldade em lidar com novidades porque isso os deixa ansiosos. Além disso, podem ter problemas para reconhecer que alguma coisa é nova e perceber que estão ansiosos. O ensino explícito e o aconselhamento podem ser muito úteis para essas crianças.

Um problema relacionado tem a ver com comportamentos compulsivos e ritualísticos. A criança pode ter que realizar uma série de ações ou comportamentos quando se engaja em alguma atividade.

Alguns comportamentos ritualísticos ou compulsivos guardam certa semelhança com aqueles vistos no transtorno obsessivo-compulsivo (TOC), uma condição na qual as pessoas são perturbadas por obsessões (coisas sobre as quais não conseguem parar de pensar, como o pensamento de que são más) e compulsões (a necessidade de realizar uma atividade de modo repetitivo, como lavar as mãos devido ao temor de que estejam sujas). Algum grau de obsessividade e compulsão é perfeitamente normal e pode ser adaptativo. No entanto, não é normal que uma criança leve 50 minutos para lavar as mãos (às vezes até a ponto de começarem a sangrar) ou esteja tão preocupada em não fazer algo ruim que fique imobilizada.

As semelhanças dos comportamentos mais típicos de TOC com alguns daqueles vistos em autismo (rigidez e tendência a repetir as coisas) são muito interessantes, e alguns dos mesmos tratamentos medicamentosos para esses comportamentos são empregados para ambas as condições. Um importante ponto de diferença é que com frequência crianças (ou adolescentes e adultos) com TOC lhe dirão que não gostam de ter que realizar os comportamentos. Em contrapartida, indivíduos com TEAs em geral acham que seus comportamentos compulsivos não são penosos e, na verdade, são fonte de conforto e prazer.

Várias medicações podem ser úteis para esse conjunto de problemas (veja o Capítulo 11). As utilizadas com maior frequência são os inibidores seletivos da recaptação de serotonina (ISRSs). A vantagem particular desses medicamentos é que eles se direcionam para a rigidez e a compulsão, além de para a ansiedade envolvida em lidar com a mudança. Algumas vezes, esses comportamentos respondem também a outras medicações.

Atenção e hiperatividade

Problemas de atenção e hiperatividade são muito comuns em crianças com TEAs e podem incluir dificuldades de escutar, desorganização, altos níveis de atividade e impulsividade. A criança pode ser inquieta e estar em atividade quase o tempo todo. As dificuldades de escutar e o comportamento impulsivo podem ser a fonte de muitos problemas, como sair correndo para a rua. Para crianças com linguagem incipiente ou sem linguagem, é importante perceber que pelo menos algumas das dificuldades podem estar relacionadas a problemas com a linguagem e a comunicação (Mayes, Calhoun, & Molitoris, 2012). Para crianças com funcionamento cognitivo superior, os problemas de atenção (e até certo ponto hiperatividade) podem sugerir transtorno de déficit de atenção/hiperatividade (TDAH). A questão de diagnosticar formalmente o TDAH em crianças com TEAs permanece um pouco complicada.

Ao avaliar esses problemas, uma das primeiras perguntas a se fazer é se as dificuldades da criança são vistas em todas as situações ou apenas na escola. Se ocorrerem somente na escola, vale a pena indagar se são vistas em todas as aulas ou ambientes ou apenas em alguns. Se ocorrerem apenas na escola e em alguns ambientes, é recomendável prestar muita atenção ao que está acontecendo. Por exemplo:

- As demandas de linguagem (ou sociocomunicativas) são muito altas para a criança?
- O material acadêmico está além de sua capacidade?

- O ambiente da sala de aula pode ser modificado para ajudar a criança a ser mais organizada?
- Recursos visuais ou sistemas de comunicação aumentativa ou outras estratégias podem ser utilizados para ajudar a criança a ter um ambiente de aprendizagem mais previsível? Por exemplo, uma revisão do cronograma ou pré-ensino pode ser útil?
- A criança inicia o dia com bom desempenho e parece perder isso à medida que o tempo passa? (Em caso afirmativo, fadiga pode ser um fator.)
- Abordagens diferentes parecem ser úteis (dando à criança períodos para atividade intercalados com o trabalho escolar)?
- Que recompensas motivam a criança? Ela irá trabalhar para obter o quê?
- A sala de aula está hiperestimulando a criança (o que talvez seja adequado para a criança com desenvolvimento típico pode ser um verdadeiro desastre para aquela com acentuada sensibilidade auditiva ou visual)?

Se os problemas de atenção ou hiperatividade parecem estar acontecendo em todas as áreas da vida da criança, algumas das mesmas considerações podem ser aplicadas. Por exemplo, deve haver uma avaliação funcional e a consideração de medidas (como pistas visuais) para ajudá-la a ser mais organizada. Para aquela mais apta com transtorno de Asperger ou autismo com alto funcionamento ou atípico, outros apoios organizacionais podem ser úteis. Um programa comportamental pode ser útil na escola e em casa, com a realização de registros consistentes e atenção ao comportamento da criança associados a um sistema de recompensas e apoios positivos. Esse esforço deve envolver pais e professores para que o sistema possa ser aplicado de forma consistente durante todo o dia do indivíduo.

Inúmeros tratamentos diferentes têm sido utilizados ao longo dos anos para ajudar crianças com problemas de atenção. As medicações mais prescritas (em todas as crianças) são os estimulantes (anfetaminas e metilfenidato). Algumas crianças, particularmente aquelas com autismo mais clássico, podem responder a esses medicamentos tornando-se mais organizadas e ativas. (Isso nem sempre acontece, e, mesmo que aconteça, o medicamento sai do sistema com rapidez!) Uma grande variedade de fármacos também é empregada algumas vezes, e estes são discutidos no Capítulo 11.

QUESTÕES DE SAÚDE MENTAL E PROBLEMAS DE COMPORTAMENTO

Particularmente para indivíduos mais verbais e capazes do ponto de vista cognitivo, os problemas de comportamento com frequência ocorrem no contexto de outros problemas de saúde mental, como, por exemplo, uma criança com transtorno de Asperger que é muito ansiosa ou deprimida, ou o aluno mais apto com autismo que é rígido e compulsivo. O fenômeno de ter mais de um transtorno ao mesmo tempo é denominado ***comorbidade***. Essa questão surge com referência à consideração de problemas comportamentais e medicações (e voltaremos a falar sobre isso no Capítulo 11, com especial referência aos tratamentos medicamentosos). A comorbidade tem especial importância quando pensamos que problemas de comportamento estão ocorrendo devido a algumas outras dificuldades com ansiedade, atenção ou depressão (Volkmar, Reichow, & McPartland, 2014). Faz sentido que muitos dos mesmos tratamentos (comportamental, aconselhamento e medicamentoso) que funcionam em crianças que não têm autismo possam funcionar para problemas emocionais em indivíduos com TEAs. Lamentavelmente, até pouco tempo, essa área vinha sendo relativamente negligenciada na pesquisa (Volkmar, Reichow et al., 2014).

A boa notícia é que essa situação está começando a mudar. No campo do autismo, sobretudo quando os indivíduos ficam mais velhos, está claro que muitos podem se beneficiar com psicoterapias muito focadas, do tipo aconselhamento (Vilkmar, Reichow et al., 2014). Com muita frequência, o ensino verbal explícito e a solução de problemas focada, que são tão úteis para alunos com transtorno de Asperger (Myles, 2004), beiram a psicoterapia. As fronteiras entre ensino, aconselhamento e psicoterapia podem ser indefinidas, mas essas abordagens podem algumas vezes ser muito úteis para alunos com problemas comportamentais associados. Há excelentes trabalhos que abordam algumas dessas questões (Attwood, 2003), especificamente as dificuldades comportamentais, os problemas sociais e as dificuldades com humor e ansiedade, tão frequentes em crianças mais velhas e adolescentes.

No campo da psicoterapia tem havido alguns avanços importantes. Uma abordagem, denominada *terapia cognitivo-comportamental* (TCC), está fundamentada em pesquisas feitas em psicologia cognitiva e comportamental. A TCC se refere a diferentes tratamentos utilizados para uma série de problemas, entre eles transtornos do humor e ansiedade. Essas abordagens focam nos aspectos cognitivos e comportamentais das coisas e têm inúmeras vantagens sobre as terapias mais antigas, na medida em que tendem a ser breves, focadas e de tempo limitado. Algumas foram adaptadas para pessoas com TEA. Por exemplo, o objetivo pode ser ajudar o indivíduo a entender por que ele fica ansioso e como a ansiedade pode ser identificada e enfrentada de forma mais apropriada (Wood et al., 2015). Existem, hoje, alguns estudos bem controlados do ponto de vista científico com pessoas com TEA que mostram que métodos de TCC funcionam bem para ajudar as crianças a lidar com a ansiedade e reduzir os níveis dessa condição.

Quais são as limitações desses métodos? É importante lembrar que uma das razões pelas quais a psicoterapia (e, por extensão, muitas formas de aconselhamento) ganhou má reputação no mundo do autismo foi o foco inicial em culpar os pais e tentar curar a criança. Mesmo no momento atual, em que nossas perspectivas mudaram de modo drástico, ainda há algum potencial para que as pessoas foquem excessivamente em alguma condição como causadora, explicando ou justificando o mau comportamento. A parte que justifica é uma fonte particular de discordância com as escolas. Obviamente, algumas vezes há alguma verdade na observação de que a criança agiu de determinada maneira porque estava estressada, ansiosa ou deprimida. No entanto, outras crianças sem TEAs também ficam ansiosas, deprimidas e estressadas. Para muitas, um foco explícito no comportamento problemático levará pais e professores a uma avaliação e intervenção comportamental simples. Entretanto, sobretudo para alunos mais capazes, uma visão mais ampla dos problemas pode levar a outros tipos de intervenção. Quando TCC ou outras terapias pela palavra são exploradas, é importante que professores e pais (e o indivíduo) não percam de vista as dificuldades comportamentais. Além disso, é importante que os terapeutas tenham em mente que os modelos de intervenção de curto prazo típicos (p. ex., o indivíduo entra em um grupo por 6 a 10 semanas e depois termina) podem ser menos aplicáveis. Em nossa experiência (e um de nós já viu uma meia dúzia de pacientes, de modo intermitente, por várias décadas), um modelo no qual as pessoas no espectro autista têm acesso aos serviços quando precisam deles pode ser mais apropriado.

Integrando tratamentos comportamentais e médicos

Embora intervenções comportamentais e educacionais costumem ser experimentadas em primeiro lugar, as medicações também desempenham um papel importante. Algumas vezes, intervenções comportamentais isoladas não solucionam a questão. Em outras, a situação pode ser uma verdadeira emergência (como quando uma criança está se machucando gravemente ao bater a cabeça). Medicamentos e procedimentos comportamentais podem ser empregados em conjunto, em geral de forma muito eficaz. Discutimos esse tema em muito mais detalhes no Capítulo 11.

Há vários momentos na vida de uma criança com autismo em que é maior a probabilidade de se considerar o uso de medicações. Em geral, é menos provável administrá-las a crianças muito pequenas, pois suas dificuldades comportamentais costumam ser mínimas, e é muito mais fácil manejar fisicamente uma criança de 2 anos que está fora de controle do que uma de 12 anos. Os períodos ligeiramente anterior e posterior à entrada na puberdade costumam ser aqueles em que surgem dificuldades comportamentais. Não sabemos ao certo por que isso é assim, embora seja provável que as várias mudanças experimentadas no corpo e as alterações nos níveis hormonais façam parte do quadro. Para algumas crianças, em particular aquelas com funcionamento superior, o advento da adolescência também significa maior consciência de que, em alguns aspectos importantes, elas são diferentes das outras. Elas podem conseguir falar que se sentem ansiosas e discutir sobre sentimentos de depressão, algumas vezes sintomas graves desse transtorno. Felizmente, temos tratamentos muito efetivos para depressão em termos de opções medicamentosas e comportamentais. Ainda mais importante, o desejo de se integrar de fato estimula um crescimento notável em algumas crianças.

Exemplos de casos

Os três casos a seguir mostram como técnicas comportamentais foram utilizadas de forma eficaz.

Caso 1: Willy. Willy era um menino de 9 anos com autismo. Ele usava algumas palavras, mas em geral sua fala expressiva era bastante limitada. Entendia a linguagem mais do que na verdade a utilizava. A testagem cognitiva havia mostrado de forma consistente que seu funcionamento geral estava na faixa moderada de deficiência intelectual, com **quociente intelectual (QI)** em toda a escala de aproximadamente 50, embora suas habilidades não verbais fossem mais altas (perto de 70). O problema de correr e fugir da sala de aula havia começado na primavera, quando fora admitido em uma nova classe. Antes disso, Willy não havia tido muitos problemas de comportamento. Como parte da compreensível tentativa de lhe proporcionar maior acesso aos pares, ele estava sendo incluído em sala de aula regular durante as manhãs (em sua maior parte), passando a maior parte da tarde em educação especial ou outras atividades especiais. A equipe da manhã incluía um professor de educação regular e um auxiliar pedagógico (principalmente para Willy, mas também para outro aluno com necessidades especiais). O professor de educação especial consultava o de educação regular, mas apenas de modo periódico. O comportamento de sair correndo era quase inteiramente restrito ao ambiente em que estava pela manhã. O professor de educação regular havia tentando várias coisas, inclusive argumentar com Willy, e depois, por sugestão do fonoaudiólogo, deu ao menino um cronograma por escrito e fez algumas outras adaptações. Apesar dessas mudanças, na metade de outubro ele já estava correndo e fugindo mais ou menos 15 vezes por dia, em média. Uma psicóloga com treinamento comportamental foi chamada para uma consulta e passou algum tempo observando Willy em vários momentos durante o dia e em seus vários ambientes de sala de aula. Ela também falou com os pais do garoto, que ficaram tão perplexos quanto seu professor de educação regular, porque Willy não costumava ter problemas com fugas repentinas ou correr dentro de casa.

A psicóloga observou dois fatores diferentes que pareciam contribuir para as dificuldades comportamentais e recomendou duas intervenções. Nos primeiros quatro dias de observação, ela percebeu que o comportamento de sair correndo havia se transformado em um jogo muito excitante e intenso para Willy. Ele esperava atentamente pelo seu momento, depois saía correndo, gritando e precipitando uma perturbação geral. Ele sorria em boa parte do tempo e parecia gostar das atividades de fuga e perseguição (veja a Fig. 10.1).

A primeira recomendação da psicóloga foi providenciar a presença do guarda escolar na área imediata (mas fora da sala de aula no quinto dia), pedindo-lhe que ficasse alerta a Willy e o acompanhasse de volta à classe de forma calma e objetiva. O professor e o auxiliar pedagógico foram instruídos para que não entrassem no jogo de fuga e perseguição quando Willy saísse correndo, mas que de modo geral ignorassem o comportamento. O sistema estava preparado para alertar o guarda escolar, que de fato se encontrava com Willy no corredor e o redirecionava de volta à sala de aula.

No primeiro dia em que isso foi instituído como procedimento, Willy teve 14 episódios de fuga. Nos dois dias seguintes, pareceu que ele estava

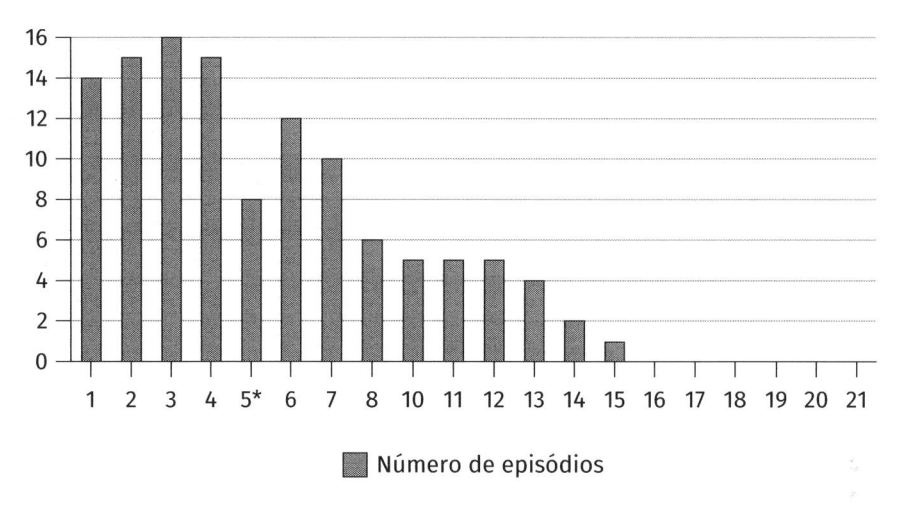

FIGURA 10.1 Dados do comportamento de Willy de corrida e fuga. Dados representados para dias letivos consecutivos, indicando mudanças nos procedimentos para os comportamentos.
Fonte: Reproduzida de Volkmar e Wiesner (2009, p. 443).

testando os limites, mas no oitavo dia o comportamento parecia ter reduzido de maneira significativa, embora ainda persistisse em níveis mais baixos. A recomendação seguinte resultou de observações adicionais. Acompanhando os episódios, a psicóloga percebeu que estes agora estavam quase sempre restritos a uma situação (grupo de leitura) em que Willy era mais desafiado. Assim, ela fez um planejamento para que o menino passasse esse tempo em uma área silenciosa, afastada do grupo principal, onde ele trabalhava com seu auxiliar pedagógico na maior parte do tempo, reunindo-se à classe apenas no final. Em pouco tempo, as fugas de Willy caíram para zero.

Caso 2: Johnny. Johnny era um menino de 6 anos com transtorno de Asperger que estava começando a frequentar uma nova escola primária. Ele tinha boa expressão verbal, mas também era muito incapaz do ponto de vista social. Embora fosse fisicamente desajeitado, era fascinado pela fornalha e pelo subsolo de sua escola (onde estava localizada a fornalha). Em pouco tempo, desenvolveu o hábito de fugir de modo sorrateiro (sempre que a professora virava as costas). Depois de uma procura, invariavelmente era encontrado na sala da fornalha no subsolo. As tentativas de argumentar com ele não tiveram sucesso. Um breve ensaio medicamentoso com um estimulante levou a agitação e irritabilidade, sendo logo descontinuado. O zelador, cuja sala se localizava ao lado da fornalha, ficava compreensivelmente incomodado com todo o problema que Johnny criava.

Nesse caso, a recomendação do consultor foi tentar utilizar, dentro do possível, as motivações e o interesse de Johnny de forma positiva. Assim, foi instituído um sistema de recompensa com fichas. Quando ele permanecia na sala de aula o tempo inteiro sem fugir, recebia uma ficha vermelha. Quando tivesse seis fichas (e eram seis aulas durante o dia), ele poderia, no final do dia, ter um encontro pré-agendado com o encarregado da limpeza (Sr. Bob) na área da fornalha, o qual demonstraria os diferentes aspectos da fornalha, conversaria sobre fornalhas, etc. Isso passou a ser muito motivador para Johnny, e, um tanto paradoxalmente, o Sr. Bob desenvolveu uma verdadeira amizade com ele (afinal de contas, eles compartilhavam um interesse pela fornalha).

A previsibilidade significava que a vida do encarregado não seria perturbada de modo constante, e, por fim, o Sr. Bob se tornou um verdadeiro defensor de Johnny na escola, passando a servir como seu "porto seguro". Por exemplo, se o menino sentia que estava ficando ansioso ou se sentia sobrecarregado, sempre podia pedir para ver o Sr. Bob, que lhe perguntava o que estava acontecendo antes de levá-lo de volta para a sala de aula e, no fim do dia, falava com o professor para se assegurar de que este tinha conhecimento do problema de Johnny.

Nesse caso, foi possível resolver com rapidez o comportamento problemático. O que é mais importante, o que parecia ser uma simples etapa posterior (fazer o Sr. Bob servir como um porto seguro para Johnny na escola) era, na verdade, uma técnica bastante sofisticada, na medida em que (1) interrompia o comportamento e (2) encorajava a auto-observação. Em vez de perder o comportamento (por razões pelas quais geralmente não tinha consciência), Johnny foi encorajado a substituí-lo por outro mais adequado (procurar seu amigo adulto), o que prevenia ou interrompia as crises. Além disso, obteve-se o envolvimento de um adulto empático no processo de monitoramento do comportamento do garoto.

Caso 3: Carla. Carla era uma menina de 12 anos com transtorno de Asperger. Tinha (há muitos anos) uma preocupação com pequenas criaturas – e agora estava focada nos vários tipos de protozoários.

Suas competências não verbais para solução de problemas estavam dentro da média, e suas competências verbais estavam na faixa superior. Suas competências sociais eram mais próximas às de uma criança com desenvolvimento típico de 4 anos. Carla tinha um forte desejo de ter amigos, mas habilidades muito limitadas para fazer e manter amizades. Sua ansiedade era um grande problema para ela – qualquer tipo de pressão (uma prova, uma tarefa, a aproximação de um evento especial na escola) era fonte de tremenda ansiedade, regularmente seguida por perturbações no comportamento. Seus pais começaram a temer dias especiais na escola porque sabiam que ela ficaria muito ansiosa e difícil um ou dois dias antes do evento.

O psicólogo da instituição recomendou um psicólogo clínico local, que era envolvido com TCC e realizava treinamentos para trabalhar com crianças do espectro autista. Ele e Carla trabalharam juntos durante vários meses. Delinearam questões muito específicas nas duas primeiras sessões, as quais incluíam identificação e manejo do estresse, técnicas de relaxamento aprendidas, aumento da consciência da experiência de ansiedade e uma série de tarefas de casa para ajudar a menina a focar no uso de técnicas específicas de redução de ansiedade. Esse esforço resultou em considerável sucesso na diminuição dos níveis agudos de ansiedade, embora Carla e o terapeuta percebessem que isso havia contribuído muito pouco em relação ao seu desejo de ter mais amigos no seu grupo de pares. Eles combinaram continuar o trabalho individual focado nessa questão, e a garota começou a frequentar um grupo de competências sociais. Nesse caso, uma criança mais capaz do ponto de vista cognitivo conseguiu utilizar algumas das estratégias oferecidas pela TCC para focar na aquisição de competências e estratégias específicas para a solução de problemas (Wood et al., 2015).

Como algumas vezes é o caso, depois de Carla ter recebido ajuda para se tornar mais capaz de lidar com sua ansiedade, pôde, então, tomar consciência de outras questões, em particular as relações com os pares, e ela e sua família optaram por buscar um trabalho mais focado nesse tema.

RESUMO

Neste capítulo, descrevemos alguns dos problemas de comportamento mais comuns exibidos pelas crianças com TEAs. Mais uma vez, enfatizamos que muitas crianças com autismo não têm esses problemas. Algumas vezes, os problemas surgem em certas épocas da vida ou em certas situações (a entrada em uma nova escola, a adolescência) e, em outras, desaparecem sem que seja necessária intervenção. É importante perceber que intervenções comportamentais podem ser muito efetivas. Às vezes, questões comportamentais são involuntariamente reforçadas pelos professores ou pais. É importante que estes tenham consciência do efeito que produzem na criança e do potencial, para o bem ou para o mal, de efeitos comportamentais significativos. O planejamento de intervenções requer um exame cuidadoso de toda a situação, inclusive do ambiente da criança, e uma análise detalhada de quando, onde e por que os comportamentos parecem ocorrer. A boa notícia é que muitas questões comportamentais podem ser manejadas de forma efetiva.

REFERÊNCIAS

Attwood, T. (2003). Frameworks for behavioral intervention. *Child & Adolescent Psychiatric Clinics of North America, 12,* 65–86.

Baranek, G. T., Little, L. M., Diane, P., D'Ausderau, K. K., & Sabatos-DeVito, M. G. (2014). Sensory features in autism spectrum disorders. In F. R. Volkmar, S. J. Rogers, R. Paul, & K. A. Pelphrey (Eds.), *Handbook of autism and pervasive developmental disorders* (4th ed., Vol. 1, pp. 378–407). Hoboken, NJ: Wiley.

Hodgdon, L. (1999). *Solving behavior problems in autism: Improving communication with visual strategies.* Troy, MI: QuirkRoberts.

Matson, J. L., Turygin, N. C., Beighley, J., Rieske, R., Tureck, K., & Matson, M. L. (2012). Applied behavior analysis in autism spectrum disorders: Recent developments, strengths, and pitfalls. *Research in Autism Spectrum Disorders, 6*(1), 144–150.

Mayes, S. D., Calhoun, S. L., Mayes, R. D., & Molitoris, S. (2012). Autism and ADHD: Overlapping and discriminating symptoms. *Research in Autism Spectrum Disorders, 6*(1), 277–285.

Myles, B. S. (2004). Review of Asperger syndrome and psychotherapy: Unders- tanding Asperger perspectives. *American Journal of Psychotherapy, 58*(3), 365–366.

Myles, B. S., & Smith, S. (2007). Understanding the special interests of individuals with Asperger syndrome: Introduction to the special series. *Focus on Autism and Other Developmental Disabilities, 22*(2), 66.

Powers, M. D., Palmieri, M. J., Egan, S. M., Rohrer, J. L., Nulty, E. C., & Forte, S. (2014). Behavioral assessment of individuals with autism: Current practice and future directions. In F. R. Volkmar, S. J. Rogers, R. Paul, & K. A. Pelphrey (Eds.), *Handbook of autism and pervasive developmental disorders* (4th ed., Vol. 2, pp. 695–736). Hoboken, NJ: Wiley.

Scahill, L., Tillberg, C. S., & Martin, A. (2014). Psychopharmacology. In F. R. Volkmar, S. J. Rogers, R. Paul, & K. A. Pelphrey (Eds.), *Handbook of autism and pervasive developmental disorders* (4th ed., Vol. 2, pp. 556–579). Hoboken, NJ: Wiley.

Sowa, M., & Meulenbroek, R. (2012). Effects of physical exercise on autism spectrum disorders: A meta--analysis. *Research in Autism Spectrum Disorders, 6*(1), 46–57.

Volkmar, F. R., Klin, A., & McPartland, J. C. (Eds.). (2014). Treatment and intervention guidelines for Asperger syndrome. *Asperger syndrome: Assessing and treating high-functioning autism spectrum disorders* (2nd ed., pp. 143–178). New York, NY: Guilford Press.

Volkmar, F. R., Reichow, B., & McPartland, J. C. (2014). Adolescents and adults with autism spectrum disorders. *Adolescents and adults with autism spectrum disorders* (pp. xv, 337). New York, NY: Springer Science + Business Media.

Volkmar, F., Siegel, M., Woodbury-Smith, M., King, B., McCracken, J., State, M., & the American Academy of and Child and Adolescent Psychiatry (AACAP) Committee on Quality Issues (CQI). (2014). Practice parameter for the assessment and treatment of children and adolescents with autism spectrum disorder. Erratum. *Journal of the American Academy of Child and Adolescent Psychiatry, 53*(8), 931.

Volkmar, F., & Wiesner, L. (2009). *A practical guide to autism*. Hoboken NJ: Wiley.

Wood, J. J., Ehrenreich-May, J., Alessandri, M., Fujii, C., Renno, P., Laugeson, E., et al. (2015). Cognitive behavioral therapy for early adolescents with autism spectrum disorders and clinical anxiety: A randomized, controlled trial. *Behavior Therapy, 46*(1), 7–19.

LEITURAS SUGERIDAS

Attwood, T. (2004). *Exploring feelings: Cognitive behavior therapy to manage anxiety*. Arlington, TX: Future Horizons.

Bailey, J., & Bruch, M. (2006). *How to think like a behavior analyst*. Mahwah, NJ: Erlbaum.

Bauminger, N. (2002). The facilitation of social-emotional understanding and social interaction in high-functioning children with autism: Intervention outcomes. *Journal of Autism and Developmental Disorders, 32*(4), 283–298.

Bauminger, N. (2007). Brief report: Group social-multimodal intervention for HFASD. *Journal of Autism and Developmental Disorders, 37*(8), 1605–1615.

Bauminger, N., Shulman, C., & Agam, G. (2004). The link between perceptions of self and of social relationships in high-functioning children with autism. *Journal of Developmental and Physical Disabilities, 16*(2), 193–214.

Buron, K. D., & Myles, B. S. (2004). *When my autism gets too big! A relaxation book for children with autism spectrum disorders*. Shawnee Mission, KS: Autism Asperger.

Cardon, T. A. (2004). *Let's talk emotions: Helping children with social cognitive deficits including AS, HFA, and NVLD learn to understand and express empathy and emotions*. Shawnee Mission, KS: Autism Asperger.

Clements, J., & Zarkowska, E. (2000). *Behavioural concerns and autism spectrum disorders: Explanations and strategies for change*. London, UK: Jessica Kingsley.

Cooper, J. O., Heron, T. E., & Heward, W. L. (2007). *Applied behavior analysis* (2nd ed,). Upper Saddle River, NJ: Prentice Hall.

Dubin, N. (2009). *Asperger syndrome and anxiety: A guide to successful stress management*. London, UK: Jessica Kingsley.

Evans, K., & Dubowski, J. (2001). *Art therapy with children on the autistic spectrum: Beyond words*. London, UK: Jessica Kingsley.

Fletcher, R., Loschen, E., Stavrakaki, C., & First, M. (2007). *Diagnostic manual—intellectual disability (DM-ID): A textbook of diagnosis of mental disorders in persons with intellectual disability*. Kingston, NY: NADD Press.

Fouse, B., & Wheeler, M. (1997). *A treasure chest of behavioral strategies for individuals with autism*. Arlington, TX: Future Horizons.

Gaus, V. O. (2007). *Cognitive-behavioral therapy for adult Asperger syndrome*. New York, NY: Guilford Press.

Ghaziuddin, M. (2005). *Mental health aspects of autism and Asperger syndrome*. London, UK: Jessica Kingsley.

Glasberg, B. A. (2006). *Functional behavior assessment for people with autism: Making sense of seemingly senseless behavior*. Bethesda, MD: Woodbine House.

Grandin, T., & Barron, S. (2005). *The unwritten rules of social relationships: Decoding social mysteries through the unique perspectives of autism*. Arlington, TX: Future Horizons.

Harpur, J., Lawlor, M., & Fitzgerald, M. (2006). *Succeeding with interventions for Asperger syndrome adolescents: A guide to communication and socialization in interaction therapy*. London, UK: Jessica Kingsley.

Huebner, D. (2006). *What to do when you worry too much: A kid's guide to overcoming anxiety*. Washington, DC: Magination Press.

Jacobsen, P. (2003). *Asperger syndrome and psychotherapy: Understanding Asperger perspectives.* London, UK: Jessica Kingsley.

Kearney, A. J. (2007). *Understanding applied behavior analysis: An introduction to ABA for parents, teachers, and other professionals.* London, UK: Jessica Kingsley.

Leaf, R., McEachin, J., & Harsh, J. D. (1999). *A work in progress: Behavior management strategies & a curriculum for intensive behavioral treatment of autism.* New York, NY: DRL Books.

Leaf, R., Taubman, M., & McEachin, J. (2008). *It's time for school! Building quality ABA educational programs for students with autism spectrum disorders.* New York, NY: DRL Books.

Lean, R., McEachin, J., & Harsh, J. D. (1991). *A work in progress: Behavior management strategies and a curriculum for intensive behavioral treatment of autism.* New York: DRI Books.

Luiselli, J. K., Russo, D. C., Christian, W. P., & Wilczynski, S. M. (2008). *Effective practices for children with autism: Educational and behavior support interventions that work.* New York: Oxford University Press.

Maurice, C. M., Green, G., & Luce, S. L. (Eds.). (1996). *Behavioral intervention for young children with autism: A manual for parents and professionals.* Austin, TX: PRO-ED.

Miller-Kuhaneck, H. (2004). *Autism: A comprehensive occupational therapy approach* (2nd ed.). Bethesda, MD: American Occupational Therapy Association.

Moyes, R. A. (2002). *Addressing the challenging behavior of children with high functioning autism/Asperger syndrome in the classroom.* London, UK: Jessica Kingsley.

Myles, B. S. (2001). *Asperger syndrome and sensory issues: Practical solutions for making sense of the world.* Shawnee Mission, KS: Autism Asperger.

Myles, B. S. (2003). Behavioral forms of stress management for individuals with Asperger syndrome. *Child and Adolescent Psychiatric Clinics of North America, 12*(1), 123–141.

Myles, B. S., Adreon, D., & Gitilitz, D. (2006). *Simple strategies that work! Helpful hints for all educators of students with Asperger syndrome, high-functioning autism, and related disabilities.* Shawnee Mission, KS: Autism Asperger.

Myles, B. S., & Southwick, J. (2005). *Asperger syndrome and difficult moments: Practical solutions for tantrums, rage and meltdowns.* Shawnee Mission, KS: Autism Asperger.

Myles, B. S., Trautman, M. L., & Schelvan, R. L. (2004). *The hidden curriculum: Practical solutions for understanding unstated rules in social situations.* Shawnee Mission, KS: Autism Asperger.

O'Donohue, W. T., & Fisher, J. E. (2009). *General principles and empirically supported techniques of cognitive behavior therapy.* Hoboken, NJ: Wiley.

O'Neill, R. E., Horner, R. H., Albin, R. Q., Storey, K., & Sprague, J. R. (1997). *Functional assessment and program development for problem behavior: A practical handbook.* Pacific Grove, CA: Brooks/Cole.

Paxton, K., & Estay, I. A. (2007). *Counseling people on the autism spectrum: A practical manual.* London, UK: Jessica Kingsley.

Powers, M. D. (2005). Behavioral assessment of individuals with autism: A functional ecological approach. In F. Volkmar, A. Klin, R. Paul, & D. J. Cohen (Eds.), *Handbook of autism and pervasive developmental disorders* (4th ed., Vol. 2, pp. 817–830). New York: Wiley.

Prior, M. (Ed.). (2003). *Learning and behavior problems in Asperger syndrome.* New York, NY: Guilford Press.

Richman, S. (2001). *Raising a child with autism: A guide to applied behavior analysis for parents.* London, UK: Jessica Kingsley.

Richman, S. (2006). *Encouraging appropriate behavior for children on the autism spectrum: Frequently asked questions.* London, UK: Jessica Kingsley.

Riddle, M. A. (1987). Individual and parental psychotherapy in autism. In D. J. Cohen & A. Donnellan (Eds.), *Handbook of autism and pervasive developmental disorders* (pp. 528–544). New York: Wiley.

Savner, J., & Myles, B. S. (2000). *Making visual supports work in the home and community: Strategies for individuals with autism and Asperger syndrome.* Shawnee Mission, KS: Autism Asperger.

Sze, K. M., & Wood, J. J. (2007). Cognitive behavioral treatment of comorbid anxiety disorders and social difficulties in children with high-functioning autism: A case report. *Journal of Contemporary Psychotherapy, 37*(3), 133–143.

Weiss, M. J., & McBride, K. (2008). *Practical solutions for educating children with high-functioning autism and Asperger syndrome*. Shawnee Mission, KS: Autism Asperger.

Wood, J. J., Drahota, A., Sze, K., Har, K., Chiu, A., Langer, D. A., et al. (2009). Cognitive behavioral therapy for anxiety in children with autism spectrum disorders: A randomized controlled trial. *Journal of Child Psychology and Psychiatry, 50*(3), 224–234.

11

Considerando medicamentos para problemas de comportamento e saúde mental

Nos dias atuais, não há medicamentos que tratem de modo específico as principais dificuldades sociais vistas no autismo. No entanto, cada vez mais os medicamentos desempenham um papel promissor no tratamento de alguns dos comportamentos e problemas que com frequência acompanham esse transtorno. Em certos casos, os fármacos podem ajudar a reduzir as dificuldades com ansiedade, depressão, irritabilidade, hiperatividade, agressão ou comportamentos estereotipados. Em geral, isso pode ajudar as crianças a se tornarem mais receptivas a intervenções educacionais, entre outras. Neste capítulo, discutiremos algumas das medicações utilizadas com maior frequência no tratamento de comportamentos desafiadores e problemas de saúde mental em indivíduos com TEAs. Uma discussão de todos os medicamentos preencheria todo este livro (e já preencheu vários outros listados nas sugestões de leitura, ao final do capítulo). Assim, esta é uma discussão muito seletiva.

QUESTÕES DE SAÚDE MENTAL NO AUTISMO

No passado, muitas pessoas pensavam que o fato de ter uma condição crônica como autismo (ou algum transtorno do desenvolvimento) praticamente "protegia" o indivíduo de outros transtornos – o que não corresponde à verdade. Agora percebemos que ter um problema como o TEA torna ainda mais provável que a pessoa apresente outras dificuldades, como, por exemplo, problemas de ansiedade ou humor. É grande a dificuldade de desemaranhar os complicados efeitos que o autismo tem no comportamento e nas questões de cunho emocional, ou seja, de decidir se o problema é de fato parte do transtorno ou se é comórbido. Também há diferenças marcantes por todo o mundo na maneira como esses problemas são entendidos. Nos Estados Unidos, tem havido uma tendência a equacionar sintomas com transtorno; ou seja, se uma criança com autismo estiver se sentindo deprimida ou triste, com frequência será diagnosticada com uma forma de depressão. Em todo o mundo, diagnósticos adicionais são dados com menos rapidez. Isso é muito complexo quando o indivíduo com TEA tem problemas de comunicação. Em consequência, algumas vezes é difícil saber quando um ou vários sintomas de fato configuram outro transtorno. Sabemos que os índices de ansiedade e problemas do humor estão além do esperado em membros da família de pessoas com autismo e que esses problemas também variam com a idade.

Em crianças menores e naquelas com linguagem expressiva mais limitada, alguns dos problemas mais frequentes têm a ver com irritabilidade, ataques de birra e, às vezes, autoagressão. Com certa frequência, esses problemas também parecem estar relacionados a dificuldades em focar na mudança ou em tolerá-la. Ainda não está claro como poderíamos pensar melhor sobre essas dificuldades, mas algumas medicações podem ser muito úteis (bem como os tratamentos comportamentais). Para indivíduos mais velhos e capazes (que se comunicam com palavras), depressão e ansiedade tornam-se mais predominantes e, algumas vezes, problemas com mudanças e padrões de comportamento rígidos.

Os indivíduos com TEA (e em particular aqueles adolescentes e jovens adultos) parecem ter risco aumentado para depressão. Isso é verdadeiro sobretudo para pacientes com funcionamento cognitivo superior, os quais, com o passar do tempo, podem ter maior percepção de estar isolados e sentir que estão perdendo muitas das coisas de que seus pares com desenvolvimento típico desfrutam. As pesquisas também sugerem que pode haver uma base genética para a maior vulnerabilidade para depressão e problemas de ansiedade, dadas as taxas aumentadas nas famílias de crianças com TEA.

Os jovens mais verbais algumas vezes expressam diretamente que se sentem deprimidos. Às vezes, podem se sentir irritados em vez de deprimidos; em outras, parecem ficar mais agitados e incomodados quando deprimidos. Não causa surpresa que possa ser difícil diagnosticar depressão em crianças mais novas com problemas desenvolvimentais e naquelas mais velhas que têm problemas de comunicação significativos.

Com certa frequência, as crianças com TEA têm períodos de depressão e, depois, voltam ao "normal" antes de ficarem um pouco "altas" e "hiper". Já foi sugerido que, talvez, elas tenham transtorno bipolar. A palavra final ainda não foi dada para afirmar se algumas crianças com TEA têm maior probabilidade de apresentar doença bipolar, embora as acentuadas alterações no humor, combinadas com alterações importantes no comportamento, sugiram que isso pode ser considerado. Sempre é importante adotar uma visão mais global, porque, por exemplo, alguns dos medicamentos utilizados para tratar depressão podem deixar a criança agitada se ela, na verdade, tiver transtorno bipolar, e não depressão.

Dificuldades recorrentes com ansiedade também podem ser vistas em crianças com TEAs e incluem altos níveis de ansiedade, além de problemas de ansiedade mais específicos, como, por exemplo, em situações sociais ou em atividades específicas. Algumas vezes, o problema consiste em ataques de pânico. As crianças com melhores competências de linguagem em geral conseguem falar sobre alguns dos sintomas de ansiedade, porém, mesmo quando não têm uma boa linguagem, podem demonstrar ansiedade pela sua aparência. Algumas vezes, as dificuldades com ansiedade provocam outros problemas, como autoagressão, agressão ou movimentos estereotipados.

Algumas pesquisas sugerem que a ansiedade possa ser parte integrante dos TEAs. Outras sugerem que pode emergir como consequência de repetidas frustrações e experiências negativas. As crianças com TEAs com funcionamento cognitivo superior com frequência expressam que se sentem isoladas e vitimizadas do ponto de vista social. Certamente, a dificuldade no processamento das informações sociais (que é uma característica dos TEAs) também levará à ansiedade, porque o indivíduo não é capaz de imaginar o que irá acontecer. Um trabalho do nosso grupo também indica que, em algumas situações, talvez 90% das informações socioafetivas na interação sejam perdidas para o indivíduo que se encontra no espectro autista. Obviamente, uma maior conscientização das dificuldades no trato com os pares e nas situações sociais pode levar a um círculo vicioso, em que a ansiedade aumenta e leva a maior isolamento, e assim por diante.

Para indivíduos com desenvolvimento típico, aconselhamento ou psicoterapia em geral podem ser úteis. Isso algumas vezes vale para crianças com TEAs, embora o terapeuta costume ter de ser mais estruturado em sua interação com elas do que seria em sua abordagem típica, bem como precise ser mais focado no problema (ou seja, mais como um professor em alguns aspectos). Várias técnicas comportamentais também podem ser empregadas, em particular para ansiedade. Estas incluem ensinar a criança a relaxar por meio de métodos como *biofeedback*, imagem visual e treinamento de relaxamento. Existem tratamentos comportamentais efetivos para ansiedade e depressão (veja o Capítulo 10). Também podem ser colocadas em prática inúmeras intervenções relativas ao ensino de competências sociais e de enfrentamento (veja o Capítulo 5).

Os tratamentos medicamentosos efetivos para depressão incluem os antidepressivos mais tradicionais, além dos mais recentes inibidores seletivos da recaptação de serotonina (ISRSs). Outros agentes para problemas de ansiedade incluem tranquilizantes menores e buspirona, assim como ISRSs e algumas das medicações agonistas alfa-adrenérgicas. Mais uma vez, o monitoramento cuidadoso é muito importante. Os efeitos colaterais incluem um tipo de desinibição comportamental – isto é, a criança se torna mais agitada, não menos. Para crianças com oscilações do humor, várias medicações estão disponíveis, às quais costumamos nos referir como estabilizadores do humor.

QUANDO USAR MEDICAMENTOS

No Capítulo 10, discutimos os vários tipos de dificuldades comportamentais e emocionais comuns em crianças com autismo e condições relacionadas, além de alguns dos problemas em que intervenções comportamentais podem ajudar. Neste capítulo, examinamos como os medicamentos são algumas vezes usados no tratamento. Ao considerar a possibilidade de experimentar uma medicação para ajudar a criança, há várias coisas a levar em consideração:

- Há alternativas à medicação e já foram (bem) experimentadas?
- Há problemas físicos ou mudanças na vida da criança que podem ter contribuído para o problema?
- Qual a gravidade do problema; por exemplo, ele prejudica a educação da criança ou coloca ela ou outros em risco?
- É possível que tratar o problema possa melhorar os sentimentos ou a adaptação da criança ao seu programa de intervenção?

- Quando começou o comportamento ou problema? Qual é sua duração?
- Qual é sua gravidade?
- O que o torna pior (ou melhor)?
- Ele ocorre em alguns locais e não em outros?
- Trata-se de um problema antigo ou da piora de uma dificuldade antiga, ou é na verdade um problema novo?
- O problema está melhorando ou piorando?
- Como ele está mudando com o passar do tempo?

Conforme discutido no Capítulo 10, uma avaliação comportamental minuciosa pode ser valiosa. Não há razão para que medicações não possam ser utilizadas com intervenções comportamentais (em alguns aspectos, elas costumam funcionar muito bem em conjunto), mas, quando você começa a fazer múltiplas intervenções ao mesmo tempo, fica mais difícil entender por que as coisas mudam; isto é, é difícil saber qual intervenção (ou combinação) é responsável pela melhora.

Dependendo de aspectos específicos da situação, poderá fazer mais sentido primeiro tentar intervenções comportamentais e depois passar para as medicações, caso as primeiras não tenham obtido sucesso ou tenham sido bem-sucedidas apenas de modo parcial. As exceções seriam problemas mais graves, como aqueles que apresentam algum risco de dano físico grave para a criança ou os outros. Por exemplo, uma adolescente que tem um comportamento autoagressivo pode ser adequadamente tratada com medicação, até mesmo a ponto de causar leve sedação. Ao se pesarem os riscos e os benefícios do uso de medicamento, os riscos da sedação leve podem compensar o benefício de prevenir autoagressão grave. Entretanto, intervenções medicamentosas podem ser muito menos eficazes do que as comportamentais para atitudes infrequentes, menos intensas e que parecem surgir apenas em alguns lugares ou em determinadas horas.

Com frequência, as crianças com TEAs têm mais do que um problema emocional ou comportamental. Em tais casos, algumas vezes é possível escolher uma medicação que possa sanar os dois problemas. Por exemplo, os ISRSs podem ter como alvo a ansiedade e a depressão. Porém, em muitos casos, poderá ser necessário escolher um problema-alvo por vez, porque os efeitos da medicação podem ser relativamente mais restritos.

As medicações podem ser combinadas com abordagens comportamentais e educacionais para produzir benefícios mais duradouros, sobretudo se os dados forem registrados. O uso de medicações sempre requer um equilíbrio cuidadoso entre os potenciais riscos e benefícios, assim como uma avaliação de todas as possíveis causas das dificuldades comportamentais.

A variedade das medicações utilizadas para tratar crianças com autismo e condições relacionadas está crescendo. Algumas têm sido empregadas com maior frequência e vêm sendo cuidadosamente estudadas de forma científica, portanto temos um bom conhecimento a seu respeito. Para outras, as informações disponíveis estão baseadas em um pequeno número de crianças tratadas, tratamento não cego ou que envolve apenas um ou poucos casos.

Excluindo a dor como causa

Algumas vezes, surgem problemas comportamentais porque uma criança está com dor. Isso é mais comum naquelas com competências de comunicação limitadas. Por exemplo, uma criança que não tinha comportamento autoagressivo pode, um dia, começar a golpear a lateral de sua cabeça. Antes de iniciar o uso de medicamento para controlar esse comportamento, seria importante examinar seus ouvidos e boca para assegurar que uma infecção de ouvido, dor de garganta, dente impactado ou algum outro problema médico ou dentário não tenha desencadeado a autoagressão.

Modismos e usos *off-label* (não indicados na bula) de medicamentos

Com frequência, quando é proposto um novo medicamento para autismo, ocorre grande entusiasmo. Em geral, os relatos iniciais não controlados fazem parecer que ele é útil e apresenta poucos efeitos colaterais. Um exemplo disso foi a fenfluramina, que, a princípio, de acordo com alguns relatos de caso, parecia produzir melhoras significativas e drásticas em crianças com autismo. Lamentavelmente, com o tempo, isso não se confirmou, além de terem sido observados efeitos colaterais importantes. Para novas medicações, pode fazer sentido esperar até que resultados de ensaios clínicos bem conduzidos estejam disponíveis. Esse pode ser um problema grave quando os pais, compreensivelmente, perguntam a respeito de alguma coisa que ouviram ser enaltecida na TV!

O uso *off-label* de medicamentos é muito comum; é possível que 50% ou mais dos medicamentos usados em pediatria sejam fornecidos para usos *off-label*. Esse é um verdadeiro problema na pediatria em geral e no autismo em particular, refletindo as dificuldades em fazer pesquisa com crianças, em particular aquelas com deficiências, além da falta de incentivos e as exigências para os testes de medicações nessas populações. Assim, dada a carência de pesquisas sobre medicações para crianças com autismo, em geral ocorre que os medicamentos estão sendo usados de modo diferente daquele indicado na bula. Em contraste com os usos *off-label*, em 2006, a Food and Drug Administration (FDA) aprovou o uso de risperidona para tratamento das crises de birra, agressão e autoagressão em crianças com autismo.

AUTISMO E CONDIÇÕES RELACIONADAS

As próximas seções fornecem algumas informações básicas sobre as principais classes ou grupos de medicações que, às vezes, são utilizados no tratamento de indivíduos com TEAs. Cada seção tem uma pequena descrição do que sabemos sobre como a medicação atua e para que ela parece ser mais útil. São discutidos seus efeitos adversos mais comuns e fornecidos alguns exemplos de medicações do grupo. Lembre-se de que se trata de uma lista seletiva, e não exaustiva, dos medicamentos. Também tenha em mente que fornecemos apenas uma breve descrição de alguns dos efeitos colaterais mais comuns e que muitos outros são possíveis.

Com algumas exceções notáveis (discutidas mais adiante), a maioria das informações que temos disponíveis sobre medicações para tratar problemas de comportamento é, lamentavelmente, bastante limitada. Na maioria dos casos, estamos nos baseando em relatos de caso e estudos de séries de casos, em vez de em estudos duplos-cegos bem controlados. A boa notícia é que mais pesquisas estão sendo feitas no momento sobre esses medicamentos, e novos conhecimentos estarão surgindo em um ritmo cada vez mais acelerado. Assim, por exemplo, com base em um corpo de pesquisa, a FDA aprovou a risperidona e o aripiprazol para irritabilidade, que pode ser muito problemática para indivíduos no espectro autista. Embora os dados que oferecemos aqui estejam atualizados no momento em que escrevemos, tenha em mente que novos estudos estão sempre sendo conduzidos, e as informações podem mudar.

Tranquilizantes maiores (medicações neurolépticas típicas e atípicas)

As medicações descritas com maior frequência para tratar irritabilidade no autismo são denominadas *tranquilizantes maiores*. Provavelmente há mais pesquisas sobre eles do que sobre outra classe de fármacos. Alguns antipsicóticos mais recentes de "segunda geração" não apresentam alguns dos efeitos colaterais vistos nos tranquilizantes maiores mais antigos. Esses medicamentos costumam ser utilizados quando os indivíduos têm problemas significativos com autoagressão, comportamentos estereotipados, agressão e irritabilidade. Algumas vezes, são administrados para altos níveis de atividade ou rigidez comportamental associada a irritabilidade.

Os antipsicóticos parecem ter um efeito maior nos sistemas cerebrais que envolvem a dopamina e atuam para bloquear os efeitos desta substância no cérebro. Também têm repercussão sobre outros sistemas no cérebro. Esses vários efeitos são responsáveis pelos resultados desejados – ou positivos –, além de alguns dos efeitos adversos, da medicação. A dopamina parece estar envolvida de alguma forma em certos problemas de comportamento no autismo, como, por exemplo, o comportamento autoagressivo e movimentos repetitivos estereotipados sem um propósito. Algumas vezes, baixas doses de antipsicóticos aumentam com efetividade a capacidade de concentração de crianças com o transtorno e as ajudam a aprender com maior eficácia, embora em geral não seja por isso que são prescritos antipsicóticos para crianças com autismo.

Costuma-se iniciar com uma dose baixa e aumentá-la de modo gradual. Os efeitos do medicamento podem ser relativamente rápidos. Às vezes, uma dose mais alta pode ser administrada de início. Isso é feito, sobretudo, em situações de emergência. Como as medicações mais novas de segunda geração, no momento, são usadas com mais frequência, iremos discuti-las primeiro e, depois, revisaremos os agentes mais antigos – que são agora empregados com muito menos frequência, mas às vezes ainda são encontrados.

Antipsicóticos de segunda geração

Os antipsicóticos de segunda geração (veja a Tab. 11.1) têm atraído bastante atenção devido ao seu risco muito reduzido de provocar um efeito co-

TABELA 11.1 Antipsicóticos atípicos selecionados de segunda geração

Nome genérico	Variação típica da dose
Risperidona	0,5-3,0 mg/dia
Quetiapina	50-300 mg/dia
Olanzapina	5-20 mg/dia
Ziprasidona	20-100 mg/dia
Aripiprazol	2-15 mg/dia

Nota: As variações das doses são aproximadas; outras medicações estão disponíveis nesta categoria. Os efeitos colaterais potenciais incluem ganho de peso (varia com o medicamento), sedação, problemas do movimento e diabetes, entre outros. Observe que, de acordo com esta tabela e as próximas, geralmente são ministradas doses pediátricas; as informações atuais de prescrição devem sempre ser verificadas de forma independente pelos profissionais.

Fonte: Adaptada e reproduzida com permissão de Volkmar e Wiesner (2009, p. 465).

lateral denominado *discinesia tardia*. Esse termo literalmente significa um distúrbio do movimento de desenvolvimento lento e é um efeito colateral que ocorria com mais frequência com a primeira geração desses fármacos. Esses medicamentos mais novos, algumas vezes chamados de *antipsicóticos atípicos*, também parecem ser mais eficazes para ajudar com o isolamento social e a falta de motivação em adultos com esquizofrenia (o que pode ou não ter muito a ver com os problemas sociais no autismo). Além disso, eles parecem ajudar com agitação, ataques de birra, agressividade, autoagressão, altos níveis de atividade e impulsividade – os mesmos problemas para os quais eram usados os neurolépticos mais antigos de primeira geração. Um grande estudo duplo-cego controlado com placebo demonstrou que essas medicações são eficazes em crianças com autismo.

Os neurolépticos atípicos substituíram em grande parte as medicações mais antigas de primeira geração. Além disso, há uma variedade de efeitos colaterais, que incluem sedação, problemas de movimento, ganho de peso (com a possível exceção de ziprasidona), alterações no ECG e possivelmente diabetes.

Uma das primeiras medicações nesse grupo, a clozapina, pode ter alguns efeitos colaterais importantes, entre eles redução na contagem de leucócitos. Consequentemente, ela não é utilizada com tanta frequência quanto as demais e não foi tão estudada no autismo.

Outro desses medicamentos, a risperidona, foi muito bem estudada e agora está aprovada pela FDA para o tratamento de agressão, ataques de birra e autoagressão em crianças com autismo entre 5 e 17 anos. Um dos estudos que contribuiu para a aprovação da risperidona foi um ensaio realizado pela Research Units on Pediatric Psychopharmacology (RUPP) Autism Network (RUPP, 2002). Nesse estudo, crianças com autismo e problemas comportamentais graves foram designadas randomicamente para um ensaio duplo-cego de oito semanas de risperidona ou placebo. As crianças do grupo que recebeu o fármaco tiveram redução grande e significativa nesses comportamentos, bem como apresentaram maior probabilidade de ser classificadas como melhor ou muito melhor por clínicos que não sabiam se o indivíduo estava usando medicação ativa ou placebo. Ocorreram alguns efeitos colaterais menos importantes da risperidona (fadiga, sialorreia, sonolência), a maioria dos quais passou rapidamente. O principal efeito colateral foi ganho de peso (2,7 kg, em média) no ensaio de oito semanas.

Em uma segunda parte do estudo, as crianças foram acompanhadas ao longo do tempo em um estudo aberto (i.e., não houve mais tentativa de manter a parte duplo-cega do estudo). Aquelas que responderam bem à risperidona continuaram seu uso em um nível de dose baixo a médio. Depois de seis meses, as crianças foram designadas randomicamente para um ensaio de descontinuação (algumas permaneceram com o medicamento ativo; outras trocaram de modo gradual por placebo). Como ocorreu na primeira fase do estudo, a descontinuação foi duplo-cega. Apenas algumas crianças reduziram de maneira gradual a medicação com sucesso; a maioria experimentou o retorno das dificuldades comportamentais, voltando ao uso de risperidona. A resposta à medicação nesse estudo foi maior do que a resposta a antipsicóticos de primeira geração em estudos mais antigos. Embora em geral tenham ocorrido muito menos efeitos colaterais, o ganho de peso emergiu como um problema comum. É importante observar que este, algumas vezes, pode ser substancial, e pode não ser fácil perder o peso extra mesmo depois que o medicamento for interrompido.

Também tem havido estudos de outros antipsicóticos atípicos, embora não tenham sido tão bem estudados quanto a risperidona. Em particular, a olanzapina demonstrou algum potencial para reduzir irritabilidade, agressividade, hiperatividade e obsessividade em ensaios abertos, mas o ganho de peso parece ser um problema ainda maior. Alguns pais não se importam com isso (sobretudo se seu filho for magro). No entanto, o ganho de peso substancial pode ser um problema para muitas crianças com autismo, as quais podem não se exercitar suficientemente.

Antipsicóticos de primeira geração

Essas medicações foram as primeiras a ser desenvolvidas. Eram utilizadas com frequência para o tratamento de dificuldades comportamentais graves, como agressão e autoagressão, além de agitação e sintomas estereotipados. Alguns desses medicamentos foram estudados no autismo em ensaios duplos-cegos controlados (veja Scahill, Tillberg, & Martin, 2014).

Alguns ensaios acompanharam crianças por vários meses. Foram documentadas melhoras em áreas como agitação, isolamento e movimento autoestimulativo. Muitas crianças respondem bem a esses fármacos.

Em geral, elas devem receber prescrições com a dose mais baixa possível dessas medicações, porque alguns dos efeitos colaterais ocorrem com maior frequência em doses mais altas. A sedação é um problema comum e pode ser visto de modo equivocado como uma resposta positiva. Isto é, a criança não está mais causando problemas; entretanto, ela também pode não estar aprendendo muito!

Existem inúmeros medicamentos nesse grupo; o haloperidol é um dos mais potentes e o mais bem estudado em crianças com autismo. Pode ser eficaz na redução de altos níveis de atividade, agitação e comportamento estereotipado ou autoagressivo. Estudos com haloperidol demonstraram que ele funciona muito bem em crianças afetadas com autismo de moderado a grave (Scahill et al., 2014). Pode ocorrer melhora comportamental significativa em doses relativamente baixas. São observados efeitos colaterais, mas em geral não são comuns em baixas doses. Quando eficaz, costumam ser feitas tentativas periódicas de reduzir a dose da medicação. É importante planejar "férias da medicação" para garantir que as crianças recebam a dose efetiva mais baixa. Em doses muito baixas, o haloperidol não costuma ser muito sedativo, mas em doses mais altas pode ser.

Outra medicação algumas vezes usada no tratamento de crianças com autismo é a clorpromazina, um antipsicótico de baixa potência – ou seja, deve ser tomada uma dose mais alta para que sejam atingidos os mesmos efeitos de uma medicação de alta potência, como o haloperidol. Por exemplo, aproximadamente 100 mg de clorpromazina equivalem a cerca de 1 mg de haloperidol em termos de eficácia. A clorpromazina é muito mais sedativa do que o haloperidol. Isso pode ser benéfico para algumas crianças; no entanto, a sedação com frequência é um problema, mas algumas vezes pode ser evitada ao ser dada uma dose maior antes da hora de dormir, quando pode ajudar a criança a pegar no sono.

Entre o haloperidol e a clorpromazina, existem outras medicações (veja a Tab. 11.2). Elas tendem a ser intermediárias em termos de potência e do perfil de efeitos colaterais. Alguns desses medicamentos são apresentados em cápsula ou comprimidos, e alguns estão disponíveis na forma líquida; isso pode ser importante se a criança tiver problemas para tomar comprimidos.

Os efeitos colaterais dos antipsicóticos de primeira geração incluem várias anormalidades neurológicas, além de sedação. Esses sintomas podem incluir rigidez nos braços ou pernas, tremor nos dedos ou mãos, inquietação (acatisia), rigidez no pescoço e movimentos incomuns da cabeça e dos olhos, problemas que com frequência aparecem nas primeiras semanas ou com o aumento da dose. Esses efeitos adversos neurológicos são denominados *distonias* (rigidez muscular) e *discinesia* (movimentos desordenados), os quais, algumas vezes, também podem ser vistos quando o medicamento é descontinuado ou reduzido (discinesia de abstinência).

A inquietação e alguns dos movimentos motores associados a essas medicações podem ser tratados com outros fármacos, como benzotropina ou difenidramina, que podem ser dados associados aos tranquilizantes maio-

TABELA 11.2 Antipsicóticos atípicos selecionados de primeira geração

Nome genérico	Variação típica da dose
Haloperidol*	0,5-3 mg/dia
Tiotixeno	1-20 mg/dia
Clorpromazina**	50-400 mg/dia

Nota: As variações das doses são aproximadas. Formas líquidas (que podem ser mais fáceis de ser ministradas e oferecem uma gama de opções de dosagem) também costumam estar disponíveis. Muitas medicações similares estão disponíveis. Os possíveis efeitos colaterais incluem sedação, problemas do movimento, inquietação, reações alérgicas e boca seca, entre outros.

* Menos sedativo e mais potente, mas com mais efeitos colaterais motores.

** Mais sedativo e menos potente, com menos efeitos colaterais motores.

Fonte: Adaptada e reproduzida com permissão de Volkmar e Wiesner (2009, p. 468).

res. Com frequência, esses agentes são utilizados rotineiramente para tentar prevenir alguns problemas de movimento agudos.

É rara a ocorrência do problema grave do movimento denominado *discinesia tardia*. Esse distúrbio do movimento costuma se desenvolver depois de meses ou mesmo anos de tratamento, mas algumas vezes em menos tempo. Ele assume a forma de vários movimentos involuntários das extremidades do corpo e pode causar confusão porque, às vezes, se parece com os tipos de maneirismos motores vistos com frequência no autismo. É importante observar que a redução da dose da medicação parece tornar a discinesia tardia ainda pior.

Uma vez que esse problema é algumas vezes irreversível, os médicos devem rastreá-lo quando iniciam o tratamento com antipsicóticos e enquanto acompanham a criança tratada ao longo do tempo. Assim, se houver sinais iniciais que sugiram discinesia tardia, o medicamento pode ser interrompido. Existem escalas de classificação específicas que médicos e enfermeiros podem usar para monitorar os movimentos incomuns algumas vezes associados a essas medicações.

Ocasionalmente, quando uma medicação é descontinuada ou reduzida, ocorrem discinesias de abstinência; isto é, a criança começa a exibir alguns movimentos incomuns. Estes costumam persistir por apenas algumas semanas, mas podem ser perturbadores para os pais e as crianças. Adolescentes e adultos parecem ter mais probabilidade de apresentá-los do que crianças pequenas. O risco de discinesia de abstinência aumenta se a medicação for interrompida de maneira abrupta em vez de gradual.

Outros efeitos colaterais algumas vezes observados com antipsicóticos de primeira geração incluem verdadeiras reações alérgicas (não apenas efeitos colaterais motores). Estas podem ser um problema médico grave. Como grupo, esses medicamentos tendem a provocar efeitos colaterais anticolinérgicos, como boca seca, constipação, etc. As funções hepática e renal devem ser monitoradas. Alguns dos medicamentos desse grupo têm tendência a aumentar a probabilidade de convulsões em crianças com epilepsia (Capítulo 4). Assim, seu uso deve ser considerado cuidadosamente em uma criança com transtorno convulsivo. Além do mais, muitas dessas medicações podem causar algum grau de ganho de peso. Por fim, indivíduos que estão tomando medicamentos desse grupo (especialmente em altas doses) precisam ter cuidado para que sua temperatura não aumente demais. Uma condição rara (hipertermia maligna) pode ocorrer em crianças cuja temperatura aumenta de modo drástico. Aquelas que fazem uso dessas medicações devem ser encorajadas a ingerir muito líquido, sobretudo no verão. Mais uma vez, é importante ter em mente que os efeitos adversos são com frequência relacionados à dose, embora possam ocorrer em baixas doses.

MEDICAÇÕES PARA PROBLEMAS DE ATENÇÃO

As medicações estimulantes são muito utilizadas nos Estados Unidos para tratamento do transtorno de déficit de atenção/hiperatividade (TDAH). Aparentemente, esses medicamentos atuam aumentando os níveis de um mensageiro químico no cérebro denominado *dopamina*. (Observe que eles são diferentes dos antipsicóticos, que bloqueiam a dopamina no órgão.) Os estimulantes ajudam a criança a focar, prestar atenção e ser menos inquieta. Eles são muito eficazes em indivíduos com TDAH, provavelmente ajudando mais ou menos 75% daqueles diagnosticados com o transtorno (veja a Tab. 11.3). Também existem algumas medicações não estimulantes utilizadas para tratar problemas de atenção, embora os estimulantes ainda sejam os mais empregados.

Os muitos e diferentes tipos de medicações estimulantes diferem entre si em vários aspectos. Alguns são de mais longa ação do que outros. Eles podem provocar uma gama de efeitos colaterais, que incluem, em crianças com TDAH, irritabilidade, possível piora da hiperatividade, problemas do sono e redução do apetite. Ocasionalmente, as crianças têm problemas com tonturas e, algumas vezes, parecem se tornar mais mal-humoradas ou agitadas. Aquelas que tomam essas medicações às vezes desenvolvem tiques, embora a importância disso tenha sido questionada. Outros efeitos colaterais podem incluir certos hábitos problemáticos (beliscar a própria pele) ou, mais raramente, alucinações, sobretudo com doses mais altas. As medicações estimulantes estão entre as mais utilizadas em crianças com TEAs pela mesma razão que são administradas àquelas com TDAH: ajudar a aumentar a atenção e reduzir a hiperatividade e a impulsividade.

Até pouco tempo, eram escassos os estudos de medicações estimulantes em crianças com TEAs. Os poucos trabalhos existentes incluíam apenas um pequeno número de sujeitos. Como ocorre com frequência, os resultados desses pequenos estudos simplesmente não coincidem porque as amostras não eram comparáveis. A RUPP Autism Network concluiu um ensaio de grande escala utilizando três doses diferentes de metilfenidato e placebo (RUPP, 2002). O ensaio usou o chamado *design* cruzado, de modo que cada

TABELA 11.3 Medicações selecionadas para tratamento de TDAH

Nome genérico	Variação típica da dose
Derivativos de metilfenidato*	
Metilfenidato	2,5-60 mg/dia
	10-60 mg/dia
	18-72 mg/dia
	2,5-20 mg/dia
	5-30 mg/dia
Derivativos de anfetamina	
Dextroanfetamina	10-40 mg/dia
Mistura de anfetamina	2,5-40 mg/dia
	5-20 mg/dia
	30-70 mg/dia
Não estimulantes	
Atomoxetina*	Iniciar com 0,5 mg/kg/0 máx. -1,2 mg/kg/dia
Guanfacina*	Iniciar com 0,5 mg ao deitar; aumentar para 1,5 mg/dia
Guanfacina de liberação prolongada	1-7 mg/dia

Nota: A dose é ajustada com base no peso e na resposta clínica da criança. Exceto para não estimulantes, as medicações listadas são estimulantes e substâncias controladas. Os possíveis efeitos colaterais variam de acordo com o agente e o indivíduo. Alguns dos mais comuns incluem dor de cabeça, dor abdominal, redução do apetite com possível crescimento deficiente, dificuldade para adormecer e alterações no comportamento. Algumas vezes, podem ocorrer ativação com inquietação, atividade aumentada e irritabilidade. Há muitas outras reações adversas menos comuns, porém mais graves, que precisam receber atenção.

* Medicação não estimulante

Fonte: Adaptada e reproduzida com permissão de Volkmar e Wiesner (2009, p. 470).

criança tomasse as doses baixa, média e alta, bem como placebo, em semanas alternadas. Os resultados mostraram que cada dose ativa era melhor do que placebo, mas apenas cerca de 50% da amostra apresentou melhora. Essa taxa de resposta positiva foi muito mais baixa do que a de 75% em crianças diagnosticadas apenas com TDAH. Os eventos adversos foram semelhantes aos que vemos em crianças com este transtorno, mas foram mais comuns naquelas com TEAs. O grupo RUPP fez um exame detalhado para identificar quais sujeitos tinham maior probabilidade de apresentar uma resposta positiva. Existem algumas evidências de que crianças com quociente de inteligência (QI) normal ou próximo do normal têm maior probabilidade de exibir resposta positiva. Contudo, nenhum outro subgrupo (p. ex., autismo, transtorno de Asperger ou TPD-NES) tinha maior ou menor probabilidade de apresentar resposta positiva a metilfenidato. Embora a medicação estimulante possa ajudar a reduzir a hiperatividade e melhorar a atenção, ela pode não ajudar com outros problemas, como ansiedade, depressão ou rotinas compulsivas ou rigidez. Assim, surge a questão da validade de se acrescentar um segundo medicamento para tratar também esses problemas.

Quando as medicações estimulantes funcionam, elas devem ser monitoradas ao longo do tempo. Considerando-se seu potencial para reduzir o apetite, recomenda-se monitorar a altura e o peso da criança a cada 4 a 6 meses ou mais. Se houver problemas com crescimento e ganho de peso, você pode tentar reduzir a dose, não usar o medicamento por algum tempo (dar férias à substância) ou trocar por uma classe diferente de medicação. Fármacos como atomoxetina ou guanfacina e guanfacina de liberação prolongada também podem ser utilizados para tratar hiperatividade. À medida que a criança cresce (e se o medicamento ainda for necessário), a dose pode ser ajustada. Também é importante ter certeza de que a criança ainda precisa da medicação, dando férias ocasionais à substância – períodos planejados sem medicamento para reavaliar os benefícios. Esses ensaios sem fármaco devem ser feitos em colaboração próxima com o prestador de cuidados primários ou o clínico de saúde mental.

Antidepressivos e inibidores seletivos da recaptação de serotonina

Os antidepressivos e os ISRSs quimicamente relacionados foram desenvolvidos para o tratamento de depressão e transtorno obsessivo-compulsivo (TOC). Existem várias medicações antidepressivas no mercado (veja a Tab. 11.4). Os tipos mais comuns são os ISRSs, que inibem a recaptação do neurotransmissor serotonina, aumentando seu nível no cérebro. Os ISRSs são muito seletivos no modo como atuam na serotonina; ou seja, eles têm pouco, ou nenhum, efeito em outros sistemas químicos no cérebro, como norepinefrina e dopamina. Também há um medicamento no grupo (clomipramina) que é menos seletivo, mas ainda um inibidor potente da serotoni-

TABELA 11.4 Medicações antidepressivas e inibidores seletivos da recaptação de serotonina

Nome genérico	Variação típica da dose	Propósito
Clomipramina	25-200 mg/dia*	Depressão/TOC/Ansiedade
Fluoxetina	5-200 mg/dia**	Depressão/TOC/Ansiedade
Citalopram	10-40 mg/dia***	Depressão/TOC/Ansiedade
Fluvoxamina	50-200 mg/dia***	Depressão/TOC/Ansiedade
Paroxetina	10-50 mg/dia***	Depressão/TOC/Ansiedade
Sertralina	50-200 mg/dia***	Depressão/TOC/Ansiedade
Escitalopram	10-20 mg/dia**	Depressão/Ansiedade
Venlafaxina	150-300 mg/dia***	Depressão
Bupropiona	150-300 mg/dia***	Depressão
Mirtazapina	7,5-15 mg/dia***	Depressão

Nota: As variações das doses são aproximadas. A aprovação para idades específicas varia. Muitos outros medicamentos estão disponíveis nesta categoria. Os efeitos benéficos podem demorar algum tempo (semanas) para se desenvolver.

Formas líquidas (que podem ser mais fáceis de ministrar e oferecem uma gama de opções de dosagem) estão disponíveis para algumas dessas medicações. Algumas medicações também têm formas de longa ação. As necessidades para ECG e testes sanguíneos variam. Os efeitos colaterais variam com a medicação e podem incluir ativação (inquietação, atividade aumentada e irritabilidade), boca seca, constipação e efeitos cardíacos.

* Antidepressivos tradicionais.

** Inibidores seletivos da recaptação de serotonina.

*** Antidepressivos/ISRSs mais novos, com estrutura química diferente dos medicamentos mais antigos.

Fonte: Adaptada e reproduzida com permissão de Volkmar e Wiesner (2009, p. 472).

na (tecnicamente um inibidor da recaptação de seretonina [ISR] em vez de um ISRS). Uma vez que os ISRSs são utilizados com mais frequência, iremos discuti-los primeiro.

Os ISRSs atraíram muito interesse para uso em indivíduos com TEAs com base no pressuposto de que esses medicamentos podem ajudar no tratamento de rigidez comportamental proeminente, comportamentos ritualistas e os rituais comumente vistos.

Diversos estudos, nem sempre bem controlados, avaliaram quão bem os ISRSs funcionam no autismo. Os primeiros estudos foram encorajadores, mas as pesquisas ainda estão em andamento. Parece haver muita variabilidade no modo como os indivíduos com o transtorno respondem. Algumas crianças respondem melhor a uma dose mais baixa do que a uma mais alta, outras respondem a um desses medicamentos, mas não a outros. Aparentemente, adolescentes e pré-adolescentes respondem melhor do que crianças menores.

Estudos mais recentes nem sempre têm sido positivos. Os primeiros estudos eram pequenos, e o(s) alvo(s) clínico(s) do medicamento nem sempre era(m) tão claro(s). Um estudo recente, financiado pelo governo norte-americano e que envolveu uma grande amostra de crianças (de 5 a 17 anos), foi conduzido em seis centros médicos diferentes. Um dos ISRSs foi estudado quanto aos seus efeitos em comportamentos repetitivos e outros sintomas. Nesse estudo controlado com placebo, após 16 semanas o grupo tratado com o ISRS não estava melhor do que o grupo-placebo, mas apresentava mais efeitos adversos, hiperatividade, loquacidade e impulsividade (essa combinação de efeitos adversos costuma ser denominada *ativação* e, algumas vezes, é vista em tratamentos com ISRSs). Os resultados desse estudo desafiaram o uso generalizado dos ISRSs, embora, obviamente, outras condições, como depressão ou TOC evidente, possam melhorar.

Devido à resposta variável em crianças com TEAs, o primeiro ISRS que você experimenta pode não ser o mais eficaz. Talvez seja necessário um tempo relativamente longo (semanas) para levar a dose até um nível razoável e determinar o quão eficaz é a medicação. Em geral, esses fármacos devem ser reduzidos de modo gradual. O tratamento com clomipramina requer ECG antes e durante a terapia, além de testes sanguíneos dos níveis da substância. O antidepressivo bupropiona não deve ser utilizado em indivíduos com transtorno convulsivo.

Outra consideração importante com o uso desses fármacos é a possibilidade de interação medicamentosa. Isso pode acontecer de várias formas diferentes. Por exemplo, a fluoxetina e o citalopram podem reduzir o metabolismo de outras medicações; isso pode, na verdade, resultar em aumento nos níveis dos medicamentos (p. ex., risperidona) e na probabilidade de efeitos adversos. Para enfrentar tal possibilidade, os clínicos costumam avançar de modo ainda mais lento do que o normal se combinarem fármacos. Uma vez que altos níveis de clomipramina podem ser tóxicos, é importante ter muita cautela. Medicações comuns, como eritromicina, ou mesmo suco de toranja podem retardar o metabolismo da clomipramina e fazer seus níveis aumentarem. O importante é que todos os prestadores de cuidados que prescrevem tenham conhecimento dos fármacos que o indivíduo está tomando e estejam atentos a possíveis interações medicamentosas.

Estabilizadores do humor

O exemplo clássico de transtorno do humor é a doença maníaco-depressiva, ou transtorno bipolar. Indivíduos com esse transtorno apresentam oscilações do humor. Por exemplo, eles podem ter períodos, de semanas a meses, de depressão grave, seguidos por períodos de humor normal e, depois, de elação e mania. As formas adultas dos transtornos do humor são mais fáceis de diagnosticar do que as infantis. Em crianças, irritabilidade, hiperatividade e comportamentos agressivos podem sinalizar um transtorno do humor ou refletir comportamento disruptivo grave.

Tem havido alguma especulação de que as taxas de transtornos do humor podem estar aumentadas em crianças e adolescentes com TPD. Essas questões são um tanto controversas, já que, por exemplo, irritabilidade e hiperatividade são vistas com frequência em crianças com esse transtorno.

No diagnóstico estrito de autismo, a resposta geral a estabilizadores do humor em geral não é positiva. No entanto, essas medicações podem ser úteis se a criança tiver sintomas que sugiram a justificativa de um diagnóstico adicional de transtorno bipolar ou outro transtorno do humor, sobretudo se houver história familiar de transtornos do humor. Pacientes com padrões cíclicos de problemas do humor e irritabilidade associados a insônia e hiperatividade também podem ser candidatos a receber estabilizadores do humor.

As medicações usadas para tratar transtornos do humor (veja a Tab. 11.5) incluem lítio (agora prescrito com muito menos frequência) e alguns dos mesmos agentes empregados no tratamento de convulsões – estes são, hoje,

TABELA 11.5 Estabilizadores do humor selecionados

Nome genérico
Divalproato
Ácido valproico
Carbamazepina
Lamotrigina
Compostos de lítio

Nota: Todas essas medicações requerem monitoramento cuidadoso de efeitos colaterais, entre os quais sedação ou agitação, alterações em hemograma, fígado, tireoide e rins. As doses dependem do nível sanguíneo e dos efeitos colaterais. Os efeitos colaterais potenciais dessas e de outras medicações devem ser examinados cuidadosamente com o médico que prescreve o medicamento.

Fonte: Adaptada e reproduzida com permissão de Volkmar e Wiesner (2009, p. 474).

os mais comuns. O modo preciso como tais fármacos agem não é conhecido. O lítio é provavelmente o mais conhecido dos estabilizadores do humor utilizados em adultos, embora anticonvulsivantes sejam prescritos com maior frequência no momento e tenham maior probabilidade de uso infantil. Os níveis sanguíneos são monitorados com regularidade. Para o prestador de cuidados de saúde sem experiência com esses agentes, aconselhamos fortemente a consulta a alguém que seja experiente. O equilíbrio entre os efeitos colaterais e os benefícios costuma ser complexo de administrar.

Há alguns estudos de anticonvulsivantes para problemas do humor em crianças com autismo, mas são apenas relatos de um ou poucos casos e não são de qualidade tão rigorosa. Mais pesquisas são claramente necessárias. Alguns dos medicamentos utilizados para lidar com ciclos no humor associados a hiperatividade e insônia incluem carbamazepina, ácido valproico e, algumas vezes, lamotrigina. Em crianças com TEAs, alegou-se que esses estabilizadores do humor melhoram problemas do humor, impulsividade e agressão. Esteja alerta a interações medicamentosas. Antes de se administrar esses agentes, devem ser avaliadas as funções hepática, renal e da tireoide.

Os efeitos colaterais dos estabilizadores do humor incluem sedação, alterações no hemograma e toxicidade hepática. O lítio pode afetar a função da tireoide e dos rins, levando a ganho de peso significativo com o tempo. Devido a preocupações quanto aos efeitos colaterais desse fármaco, ele é utilizado com menor frequência do que alguns outros estabilizadores do humor.

MEDICAÇÕES PARA REDUZIR A ANSIEDADE

As crianças com TEAs podem ter problemas com ansiedade. Algumas vezes, ela é semelhante à ansiedade que outros de nós experimentamos ao enfrentar situações assustadoras ou estressantes. Outras vezes, a ansiedade pode assumir formas incomuns; por exemplo, pode estar mais relacionada a dificuldades em lidar com situações novas ou certas situações problemáticas.

Os agentes empregados no tratamento de problemas de ansiedade em crianças com desenvolvimento típico, adolescentes e adultos podem, às vezes, ser administrados com sucesso no tratamento de problemas de ansiedade graves em crianças com TEAs (veja a Tab. 11.6). Entretanto, como discutiremos em seguida, não tem havido muitas pesquisas sobre o uso dessas medicações no autismo. Além disso, algumas vezes, esses medicamentos podem deixar os indivíduos mais agitados e desorganizados.

Benzodiazepínicos

Os benzodiazepínicos têm sido muito utilizados em adultos e crianças com desenvolvimento típico para ajudar a lidar com ansiedade em situações es-

TABELA 11.6 Medicações ansiolíticas selecionadas

Nome genérico	Variação típica da dose
Benzodiazepínicos	
Diazepam	2-10 mg/dia
Lorazepam	0,5-2 mg/dia
Clonazepam	0,25-2 mg/dia
Betabloqueadores	
Propranolol	10-120 mg/dia
Nadolol	20-200 mg/dia

Nota: As variações das doses são aproximadas. A aprovação para idades específicas varia. Outras medicações também estão disponíveis. Os efeitos colaterais incluem sedação e agitação. Os betabloqueadores devem ser cuidadosamente monitorados e não devem ser interrompidos de forma abrupta. Também podem piorar a asma.

pecíficas, como, por exemplo, antes de a pessoa se submeter a um tratamento dentário. Não foram tão bem estudados em crianças, e menos ainda naquelas com TEAs. Os benzodiazepínicos comuns incluem o diazepam e o lorazepam.

Às vezes, as crianças, entre elas aquelas com problemas desenvolvimentais, se tornam um pouco mais agitadas com essas medicações (isso é chamado de *agitação paradoxal*). Se, por exemplo, o dentista sugerir que esses fármacos ajudam a acalmar a criança durante um procedimento dentário, os pais podem primeiro experimentar uma dose-teste em casa para avaliar a resposta do filho. Há algumas alternativas para sedação quando esses medicamentos não funcionam. Por exemplo, às vezes o Benadryl funciona bem em algumas crianças.

Os benzodiazepínicos apresentam potencial para formação de hábito e não devem ser usados de forma aberta. No entanto, se funcionarem para a criança, podem ser valiosos quando utilizados de forma ocasional para situações que você sabe que deixarão a criança muito ansiosa.

Betabloqueadores

Às vezes, outro grupo de medicamentos, denominado *betabloqueadores*, é utilizado para crianças com autismo e condições relacionadas. Esses fármacos eram originalmente empregados como anti-hipertensivos, mas algumas vezes são usados para lidar com ansiedade e irritabilidade. Existem alguns estudos abertos e relatos de caso de uso de betabloqueadores no tratamento de ansiedade em indivíduos com TEAs.

Esses medicamentos têm diversos efeitos colaterais, e é importante pesar os prós e contras cuidadosamente antes de iniciá-los. Os efeitos adversos podem incluir hipotensão arterial e problemas com o ritmo cardíaco. Esses fármacos também podem piorar a asma.

Agonistas alfa-adrenérgicos

Outro grupo de medicamentos utilizado a princípio para baixar a pressão arterial é algumas vezes administrado para tratar problemas comportamentais. Esses fármacos, denominados *agonistas alfa-adrenérgicos*, agem por meio de um sistema diferente dos betabloqueadores e podem ajudar no tratamento de tiques. Para algumas crianças, eles também podem melhorar problemas de hiperatividade. São algumas vezes recomendados para crianças com autismo, sobretudo para aquelas que são hiperativas e impulsivas. Os dados sobre o uso dessas substâncias para TEAs são limitados, mas elas costumam ser usadas em crianças com outras condições, como síndrome de Tourette e TDAH.

Essas medicações também são usadas para controlar a pressão arterial, portanto podem causar hipotensão e frequências cardíacas mais baixas. Ocasionalmente, as crianças podem desenvolver o que é chamado de *hipotensão ortostática*, aquela que ocorre quando a pessoa se põe de pé, o que pode causar tontura. Além disso, esses agentes podem causar sedação no início do tratamento ou em mais longo prazo. Caso a sedação seja um problema, a medicação pode ser dada à noite para ajudar com o sono. Algumas crianças podem adormecer sem dificuldade, mas acordar durante a noite. Isso em geral pode ser resolvido com o ajuste da dose. É particularmente importante que esses medicamentos sejam dados conforme prescrito e reduzidos de modo gradual se forem descontinuados (a pressão arterial pode aumentar com rapidez se forem interrompidos de modo mais abrupto). Algumas vezes, parece ocorrer o desenvolvimento de tolerância ao medicamento.

Bloqueadores de opiáceos

Tem-se especulado que alguns dos comportamentos de autoagressão no autismo podem incluir a liberação de compostos semelhantes a opiáceos no cérebro. Assim, talvez os mesmos medicamentos que bloqueiam os efeitos de opiáceos produzidos externamente também possam anular tais efeitos e, portanto, eliminar ou reduzir o comportamento. Um pequeno número de estudos levantou a possibilidade de que indivíduos com autismo tenham níveis naturais mais altos de endorfina (os compostos semelhantes a opiáceos que o corpo produz naturalmente). Se for assim, é possível que a autoagressão seja, de forma paradoxal, uma tentativa da criança de se sentir melhor.

Duas substâncias diferentes que costumam ser utilizadas para ajudar pessoas com problemas de *overdose* de opiáceos foram empregadas em crianças com TEAs: naloxona e naltrexona. A naltrexona tem sido mais utilizada no autismo. Os primeiros estudos tendiam a ser pequenos relatos de caso. Os resultados iniciais foram encorajadores, mas estudos duplos-cegos em maior escala não apresentaram o mesmo quadro positivo. Hoje, a maioria dos benefícios observados parece ocorrer na redução da hiperatividade. No momento, esses agentes não parecem ter utilidade maior em crianças com autismo.

COMBINAÇÕES DE MEDICAÇÕES

Com frequência, as crianças com TEAs acabam recebendo mais de um medicamento para seus vários problemas emocionais ou comportamentais. Essa prática, referida como polifarmácia, é complexa. Algumas vezes, são dados dois medicamentos porque um está controlando os efeitos colaterais do outro. Em outras, um segundo medicamento é acrescentado depois que o primeiro parece funcionar um pouco, mas não tanto quanto o desejado. Ocasionalmente, tomar dois medicamentos juntos pode significar a possibilidade de se utilizar uma dose mais baixa de cada um. Às vezes, pode-se dar um fármaco que age com mais rapidez enquanto se introduz outro de mais longa ação. Em alguns casos, duas condições estão de fato presentes, e o uso de duas medicações para tratá-las faz sentido. Essas são algumas das possíveis razões para se prescrever mais de um medicamento ao mesmo tempo. Alguns dos problemas e complexidades na consideração do tratamento de condições comórbidas são resumidos no Quadro 11.1.

Ocasionalmente, vimos crianças com autismo utilizando muitas medicações diferentes ao mesmo tempo (o recorde para nós é de cerca de 10) com a ideia de que cada uma está tratando uma coisa diferente – ansiedade, depressão, atenção, etc. Nessas situações, o comportamento da criança com

---

QUADRO 11.1 Comorbidade

- Comorbidade refere-se à presença simultânea de mais de uma condição.
- No passado, com frequência a presença de autismo ou deficiência intelectual associada (retardo mental) mascarava a presença de problemas múltiplos (isso se chama *mascaramento do diagnóstico*).
- Nos TEAs, as associações mais comuns de problemas ou condições incluem:
  - Em crianças menores (idade escolar): problemas de atenção e irritabilidade
  - Em adolescentes e jovens adultos: ansiedade e depressão (estas com frequência também estão associadas na população em geral)

frequência se deteriora, e é impossível descobrir o porquê e o que mudar. Em geral, com algumas exceções, provavelmente faz sentido iniciar uma medicação.

AGENTES NOVOS E EM DESENVOLVIMENTO

Tem emergido uma literatura, ainda pequena, mas crescente, sobre novas abordagens de tratamento medicamentoso (veja Scahill et al., 2014). São muitos os obstáculos à pesquisa nessa área – a complexidade geral dos ensaios clínicos é agravada pelas dificuldades e complexidades do autismo. Outro problema importante tem sido a falta de medidas boas e confiáveis da mudança para avaliação das características centrais. Uma das exceções nessa área tem sido o uso de uma escala confiável e bem validada para TOC; esta, em geral, não tem sugerido mudanças importantes no autismo. A adaptação das abordagens para avaliar outros sintomas, como problemas de atenção, ansiedade e transtornos do humor, é criticamente necessária, assim como novas abordagens para avaliar as principais dificuldades sociais do autismo. Novas abordagens para medir mudança, que sejam mais baseadas no cérebro (p. ex., IRMf e EEG), podem trazer alguma esperança a esse respeito.

Um dos agentes interessantes que estão sendo avaliados hoje (junto com os agentes relacionados) é a ocitocina. Esse peptídeo com nove aminoácidos tem papel bem estabelecido em animais em aspectos do vínculo mãe-bebê e do apego aos pares. O uso de uma dose única ministrada por via intranasal demonstrou aumentar a atenção social em adultos com desenvolvimento típico. Esse trabalho agora foi estendido para adultos e jovens com TEAs com pequena melhora e melhora significativa transitória em tarefas sociais (Anagnostou et al., 2014; Guastella et al., 2010).

Uma variedade de outros agentes foi avaliada, os quais tinham como alvo mecanismos um pouco diferentes dos supostos mecanismos do SNC: (1) N-acetilcisteína, um suplemento de aminoácido utilizado como antioxidante no tratamento de *overdose* de acetaminofeno e considerado redutor da transmissão do glutamato (Hardan et al., 2012); (2) arbaclofen, um agonista dos receptores de GABA-B (Erikson et al., 2011); (3) antagonistas MGluR (antagonistas dos receptores de glutamato metabotrópico), avaliados na síndrome do X frágil (Jacquemont et al., 2011); (4) também surgiram relatos de caso referentes ao uso de cetamina intranasal em adultos para o tratamento de depressão grave; e (5) o adesivo de nicotina para tratamento de adolescentes com autismo e comportamento agressivo (Van Schalkwyk, Lewis, Qayyum, Koslosky, Picciotto, & Volkmar, 2015).

RESUMO

Embora permaneçam muitas lacunas, nosso conhecimento dos tratamentos medicamentosos no autismo e nos transtornos relacionados aumentou de modo drástico em anos recentes. Embora nenhum medicamento ainda tenha apresentado melhora real das dificuldades centrais do autismo, os fármacos demonstram ajudar com alguns desses sintomas muito problemáticos. As medicações podem ser muito eficazes para lidar com agitação, hiperatividade, ansiedade, agressão, depressão e alguns aspectos das obsessões e das compulsões. Alguns dos novos agentes hoje em desenvolvimento são bastante promissores.

Ao considerar medicações para problemas comportamentais, deve-se sempre pesar os benefícios potenciais e os efeitos colaterais possíveis. Você deve considerar tratamentos medicamentosos se os problemas forem muito graves, limitarem as oportunidades da criança de participar em seu programa educacional ou atividades na comunidade ou afetarem negativamente a qualidade de vida (tanto do indivíduo como da família). Para alguns fármacos, os efeitos colaterais são mínimos, e, dependendo da situação, você pode considerar seu uso para um problema que seja menos grave ou que cause menos interferências. Para dificuldades comportamentais mais graves que justificam medicação mais potente, você poderá acompanhar o comportamento por algum tempo para avaliar sua gravidade e ajudar a determinar se a medicação está de fato fazendo diferença.

Pode ser extremamente útil para os membros da equipe da escola coletar dados quando uma nova medicação (ou intervenção) estiver sendo experimentada para ver se ocorre diferença no comportamento da criança na escola. Você também poderá usar algumas escalas de avaliação ou *checklists* como forma de monitorar o fármaco (incluindo seus efeitos colaterais potenciais).

Uma das possibilidades animadoras, mas ainda não implementada, é que, no futuro, quando descobrirmos mais a respeito do que de fato causa autismo, sejamos capazes de desenvolver tratamentos muito melhores e direcionados para as dificuldades fundamentais do transtorno. Até lá, temos, no momento, diversos medicamentos que, com frequência, são bastante úteis.

REFERÊNCIAS

Anagnostou, E., Soorya, L., Brian, J., Dupuis, A., Mankad, D., Smile, S., & Jacob, S. (2014). Intranasal oxytocin in the treatment of autism spectrum disorders: A review of literature and early safety and efficacy data in youth. *Brain Research, 1580,* 188–198.

Guastella, A. J., Einfeld, S. L., Gray, K. M., Rinehart, N. J., Tonge, B. J., Lambert, T. J., & Hickie, I. B. (2010). Intranasal oxytocin improves emotion recognition for youth with autism spectrum disorders. *Biological Psychiatry, 67*(7), 692–694.

Hardan, A. Y., Fung, L. K., Libove, R. A., Obukhanych, T. V., Nair, S., Herzenberg, L. A., Frazier, T. W., & Tirouvanziam, R. (2012). A randomized controlled pilot trial of oral N-acetylcysteine in children with autism. *Biological Psychiatry, 71*(11), 956–961.

Jacquemont, S., Curie, A., des Portes, V., Torrioli, M. G., Berry-Kravis, E., Hagerman, R. J., Ramos, F. J., Cornish, K., He, Y., Paulding, C., Neri, G., Chen, F., Hadjikhani, N., Martinet, D., Meyer, J., Beckmann, J. S., Delange, K., Brun, A., Bussy, G., Gasparini, F., Hilse, T., Floesser, A., Branson, J., Bilbe, G., Johns, D., & Gomez-Mancilla, B. (2011). Epigenetic modification of the FMR1 gene in Fragile X syndrome is associated with differential response to the mGluR5 antagonist AFQ056. *Science Translational Medicine, 3*(64), 64ra1.

Research Units in Pediatric Psychopharmacology (RUPP). (2002). Risperidone in children with autism and serious behavioral problems. *New England Journal of Medicine, 347,* 314– 321.

Scahill, L., Tillberg, C. S., & Martin, A. (2014). Psychopharmacology. In F. R. Volkmar, S. J. Rogers, R. Paul, & K. A. Pelphrey (Eds.), *Handbook of autism and pervasive developmental disorders* (4th ed., Vol. 2, pp. 556–579). Hoboken, NJ: Wiley.

Van Schalkwyk, G. I., Lewis, A. S., Qayyum, Z., Koslosky, K., Picciotto, M. R., & Volkmar, F. R. (2015). Reduction of aggressive episodes after repeated transdermal nicotine administration in a hospitalized adolescent with autism spectrum disorder. *Journal of Autism and Developmental Disorders, 45,* 3061–3066.

Volkmar, F., & Wiesner, L. (2009). *A practical guide to autism*. Hoboken, NJ: Wiley.

Werry, J. S., & Aman, M. G. (1999). *Practitioner's guide to psychoactive drugs for children and adolescents* (2nd ed.). New York, NY: Plenum Press.

LEITURAS SUGERIDAS

Blumer, J. L. (1999). Off-label uses of drugs in children. *Pediatrics, 104*(3 Suppl), 598–602.

Connor, D. F., & Meltzer, B. M. (2006). *Pediatric psychopharmacology—Fast facts*. New York, NY: Norton.

Dulcan, M. K. (2006). *Helping parents, youth, and teachers understand medications for behavioral and emotional problems: A resource book on medication information handouts* (3rd ed.). Washington, DC: American Psychiatric Press.

Erickson, C. A., Veenstra-Vanderweele, J. M., Melmed, R. D., McCracken, J. T., Ginsberg, L. D., Sikich, L., Scahill, L., Cherubini, P., Zarevics, M., Walton-Bowen, K., Carpenter, R. L., Bear, M. F., Wang, P. P., & King, B. H. (2014). STX209 (arbaclofen) for autism spectrum disorders: An 8-week open-label study. *Journal of Autism & Developmental Disorders, 44*(4), 958–964.

Green, W. H. (2006). *Child and adolescent clinical psychopharmacology*. Philadelphia, PA: Lippincott.

Kennedy, D. (2002). *The ADHD autism connection*. Colorado Springs, CO: Random House.

King, B., Hollander, E. Sikich, L., Marcaken, J., Scahill, L., et al. (2009). Lack of efficacy of citalopram in children with autism spectrum disorders and high levels of repetitive behavior. *Archives of General Psychiatry, 66*(6), 583–590.

Kutcher, S. (Ed.). (2002). *Practical child and adolescent psychopharmacology*. Cambridge, UK: Cambridge University Press.

Martin, A., Scahill, L., Charney, D. S., & Leckman, J. F. (2003). *Pediatric psychopharmacology.* Oxford, UK: Oxford University Press.

McCracken, J. T., McGough, J., Shah, B., Cronin, P., Hong, D., Aman, M. G., et al. (2002). Risperidone in children with autism and serious behavioral problems. *New England Journal of Medicine, 347*(5), 314–321.

Posey, D. J., Erickson, C. A., Stigler, K. A., & McDougle, C. J. (2006). The use of selective serotonin reuptake inhibitors in autism and related disorders. *Journal of Child and Adolescent Psychopharmacology, 16,* 181–186.

Tinsley, M., & Hendrickx, S. (2008). *Asperger syndrome and alcohol: Drinking to cope?* Philadelphia, PA: Jessica Kingsley.

Towbin, K. E. (2003). Strategies for pharmacologic treatment of high functioning autism and Asperger syndrome. *Child and Adolescent Psychiatric Clinics of North America, 12,* 23–45.

Tsai, L. K. (2001). *Taking the mystery out of medication in autism/Asperger syndrome: A guide for parents and non-medical professionals.* Arlington, TX: Future Horizons.

Volkmar, F. (2009). Commentary: Citalopram treatment in children with autism spectrum disorders and high levels of repetitive behaviors. *Archives of General Psychiatry, 66*(6), 581–582.

Wilens, T. E. (2008). *Straight talk about psychiatric medications for kids* (3rd ed.). New York, NY: Guilford Press.

Wink, L. K., O'Melia, A. M., Shaffer, R. C., Pedapati, E., Friedmann, K., Schaefer, T., & Erickson, C. A. (2014). Intranasal ketamine treatment in an adult with autism spectrum disorder. *Journal of Clinical Psychiatry, 75*(8), 835–836.

12

Considerando tratamentos complementares e alternativos

Muitos tratamentos diferentes, complementares e alternativos, têm sido sugeridos e utilizados para indivíduos com TEAs. Esses tratamentos podem ser complementares (realizados em combinação com aqueles baseados em evidências) ou alternativos (realizados no lugar de terapias mais convencionais). Com frequência, são chamados de **medicina complementar e alternativa (MCA)**. Outra maneira de fazer referência a esse grupo de tratamentos é como não estabelecidos. Algumas vezes, é muito tênue a linha que separa os tratamentos estabelecidos dos não estabelecidos; ocasionalmente, quando são feitas pesquisas, as terapias consideradas variam desde alternativas até convencionais. Outras vezes, tratamentos promissores não evoluem. De fato, uma revisão feita por El Dib, Atallah e Andriolo (2007) a partir de uma colaboração Cochrane sugeriu que, de todos os tratamentos pesquisados, era provável que 44% fossem úteis, 7% fossem prejudiciais e 49% apresentassem benefícios incertos! A lista de leituras sugeridas no final do capítulo inclui alguns recursos da internet sobre MCA, além de livros e trabalhos científicos que podem ser de interesse, bem como alguns que podem ser de ajuda para os pais. Como em outros capítulos, tentamos citar no texto apenas algumas das referências mais relevantes. Existem diversos recursos excelentes disponíveis (p. ex., Jacobson, Foxx, & Mulick, 2005; Smith, Oakes, & Selver, 2014).

É importante estar ciente de que as famílias com frequência utilizam tratamentos da MCA (Perrin, Coury, Hyman, Cole, Reynolds, & Clemons, 2012). É comum os pacientes colherem opiniões sutis, ou nem tão sutis, de profissionais da área médica sobre tratamentos alternativos e, depois, não serem tão abertos quanto a usá-los. Nosso posicionamento em geral é o de que (1) queremos saber o que os pais estão experimentando e (2), com duas exceções importantes, não fazemos julgamentos e nos dispomos a conversar a respeito. As exceções são no caso de tratamentos que têm claros riscos e efeitos colaterais ou no caso de os pais seguirem um programa alternativo com tanto afinco que renunciam a tratamentos estabelecidos e comprovados, com prejuízo para seu filho.

Outro problema surge devido à tremenda explosão de informações (algumas boas e muitas ruins) na internet. Digitando-se a palavra *autismo* em um *site* de busca, surgem milhões e milhões de resultados. Lamentavelmente, mesmo nos cem primeiros *downloads*, cerca de um terço dos *sites* promete uma cura mágica ou está vendendo alguma coisa. Para complicar a vida ainda mais, o importante crescimento das pesquisas, com mais de 3.100 trabalhos científicos avaliados por pares apenas em 2015, apresenta seus próprios problemas para quem quer estar atualizado com o campo! Felizmente, começou a surgir um corpo crescente de trabalho sobre tratamentos baseados em evidências, com alguns recursos excelentes disponíveis (veja a lista de leituras sugeridas no final do capítulo). Os pais também, é claro, podem ter menos compreensão do papel da avaliação dos pares, da importância da replicação, bem como menos conhecimento dos tipos de estudos que oferecem as melhores evidências. Também o fato de um *website* estar entre os "top 100" significa muito pouco (Reichow, Naples, Steinhoff, Halpern, & Volkmar, 2012)!

Ao conversar com os pais sobre os tratamentos, devemos encorajá-los a se tornarem consumidores instruídos. Eles precisam compreender que postulações extravagantes costumam ser feitas com base em dados escassos, questionáveis ou inexistentes. Também devem entender que o objetivo da avaliação dos pares não é proibir a discussão, mas introduzir algum elemento de controle de qualidade no que é publicado. Os pais podem ficar confusos porque alguém diz que um tratamento foi apresentado em uma conferência ou mencionado no jornal ou em relatos na mídia – mas é claro que aí não existe a mesma avaliação de qualidade, e alguns podem não entender isso. Mesmo que um tratamento seja reportado em um periódico avaliado por pares, ele precisa ser replicado em outros lugares e com diferentes amostras antes de se tornar uma terapia padrão. Além disso, mesmo quando são feitos bons estudos, eles podem não aparecer em periódicos avaliados por pares – sobretudo se seus resultados forem negativos.

Nos mais rigorosos tipos de estudos, há uma tentativa de controlar os efeitos importantes que decorrem do mero fato de fazer parte de um estudo (o efeito-placebo). Esse efeito-placebo pode ser surpreendentemente grande – mesmo em uma condição como o autismo. Além disso, para complicar ainda mais as coisas, mesmo uma publicação científica respeitável pode cometer erros graves (lembre-se da controvérsia sobre vacinas desencadeada por um único estudo, agora suspenso, publicado no *Lancet* [Offit, 2008]). Por fim, os pais devem entender que os relatos iniciais sobre tratamentos eficazes tendem a ser mais positivos do que os posteriores, refletindo todas as dificuldades em transferir os tratamentos dos centros de pesquisa para contextos do mundo real.

CONVERSANDO COM OS PAIS SOBRE TRATAMENTOS COMPLEMENTARES E ALTERNATIVOS

Se os pais estiverem explorando tratamentos alternativos ou menos convencionais, eis algumas questões que eles devem ter em mente.

As indicações fazem sentido?

Quais as indicações que estão sendo feitas? Em geral, quanto mais drásticas e extravagantes elas forem, menor a probabilidade de serem verdadeiras. Há alguma tentativa de oferecer uma explicação científica para o tratamento? Em caso afirmativo, ela faz bastante sentido? Essa pode ser uma das coisas mais difíceis para não profissionais compreenderem.

Quais são as evidências?

Se os defensores do tratamento alegam que têm evidências a favor do tratamento, peça para ver cópias delas. Seja cauteloso se for dito aos pais que "está para ser publicado", se simplesmente receberam uma lista de depoimentos ou se lhes disseram que as pessoas que estão realizando o tratamento estão ocupadas demais curando o autismo para demonstrar que ele funciona. Depoimentos e relatos de caso são muitos difíceis de interpretar.

Quem estava envolvido no estudo?

Algumas vezes, não está claro se as crianças que estão "curadas" tinham de fato autismo, ou, às vezes, os pais procuram um tratamento apenas quando a criança está no seu pior estado (e exatamente em um momento em que é provável que as coisas mudem para melhor mesmo sem tratamento).

Qual é a reputação do divulgador do estudo?

Se um estudo estiver publicado, é bom ajudar os pais a entender o quanto a publicação é conceituada. Alguns editores publicarão quase tudo se acharem que irá vender, e os capítulos e os próprios livros podem não ter tido qualquer avaliação independente por pares.

Existem alguns sinais de alerta importantes que sugerem que um tratamento deve ser evitado. Se a terapia se propõe a tratar todos os aspectos do autismo ou curar qualquer paciente, é muito provável que não funcione. Os pais devem prestar especial atenção aos custos do tratamento – o custo monetário óbvio, mas também as despesas ocultas quanto ao seu tempo e o da criança. Além disso, é preciso cautela se os proponentes do tratamento explicam que quando ele não funciona é porque os pais ou outras pessoas "não fizeram direito".

O Quadro 12.1 resume algumas das questões quando são considerados novos tratamentos.

Enfatizamos que o simples ato de conversar com os pais sobre esses tratamentos *não* significa que os estamos recomendando. Como profissionais da saúde, ajudamos os pais (e professores) a se tornar consumidores mais informados e sensíveis, mas eles também devem descobrir quais são os riscos potenciais e os benefícios prometidos. Temos, agora, um grande corpo de evidências que mostra que intervenções educacionais fazem uma grande diferença para crianças com TEAs e que os resultados, para muitas delas – mas infelizmente não para todas –, melhoraram com diagnóstico e tratamento mais precoces.

QUADRO 12.1 Avaliando novas terapias

- Qual é a qualidade das evidências? Boca a boca, relato de caso ou um estudo científico mais controlado? Cuidado com indicações que não estão baseadas em informações científicas sólidas.
- O artigo sobre o trabalho foi publicado em uma revista científica avaliada por pares? Em caso negativo, por que não? Em caso positivo, qual é a qualidade científica do artigo? Se pessoas lhe dizem que o funcionamento de um tratamento não pode ser comprovado cientificamente, é melhor evitá-lo.
- Os achados foram replicados por outro grupo? Em caso negativo, tenha cautela.
- Pode-se provar que o tratamento está errado? Em caso negativo, trata-se de uma questão de fé, não de ciência! Não há problema, é claro, em ter fé e esperança de que coisas boas aconteçam. Isso não é, obviamente, um tema para ciência ou investigação científica. Tenha em mente que, com frequência, a forma como estabelecemos que um tratamento não funciona é por meio de múltiplos estudos negativos.
- Quais são os custos (financeiros e de tempo) do tratamento? Tenha cuidado com terapias que têm muitos custos antecipados! Também seja muito cauteloso se consumirem muito do tempo da criança ou dos pais, sobretudo quando isso for feito à custa de outros tratamentos que reconhecidamente funcionam.
- Quem a terapia pretende ajudar? Os tratamentos em geral não funcionam para todos. Uma afirmação de que todas as crianças serão ajudadas deve suscitar ceticismo.
- O que o tratamento promete fazer? Há uma teoria por trás dele? A teoria é reconhecida pela ciência?
- Para quem o tratamento não funciona? Nenhuma terapia funciona do mesmo modo para todos.
- Quais são os efeitos colaterais? Todos os tratamentos têm esses efeitos. Os possíveis efeitos adversos compensam os benefícios potenciais?
- Como as pessoas são treinadas para realizar o tratamento? Há alguma forma de ter certeza de que o treinamento foi adequado?

Fonte: Adaptado e reproduzido com permissão de Volkmar e Wiesner (2009, p. 529).

UMA VISÃO GERAL DOS TRATAMENTOS COMPLEMENTARES E ALTERNATIVOS

Tratamentos de todos os tipos já foram sugeridos para ajudar crianças (e adultos) com TEAs. É impossível listar todos os que foram propostos, mas, nesta seção, examinaremos alguns daqueles que costumam ser de interesse para os pais. Para simplificar a apresentação, organizamos essa discussão com base nos tipos de tratamento propostos.

Tratamentos sensoriais

Foram propostos diversos tratamentos que visavam melhorar a forma como as crianças lidam com informações sensoriais. Alguns deles também são defendidos para crianças com outros transtornos, como dificuldades de aprendizagem. Foram propostos métodos de treinamento auditivo que consideravam as sensibilidades sonoras incomuns que as crianças com autismo com frequência exibem. A ideia subjacente é ter como alvo a audição e o processamento auditivo, bem como melhorá-los. Existem várias versões diferentes de tratamentos auditivos. As formas mais comuns estão baseadas na ideia de que primeiro você identifica as frequências sonoras às quais as crianças são demasiado sensíveis (ou insensíveis) e, então, as treina para tolerar melhor tais sons. Evidências que apoiam o treinamento auditivo e tratamentos auditivos estão baseadas em depoimentos, não em evidências de fato.

Outros tratamentos auditivos são concebidos para melhorar o processamento auditivo. Essas terapias focam em ajudar as crianças a processar os sons produzidos na fala ou em auxiliá-las a entender a conexão entre a linguagem escrita e a falada (fônica). Algumas vezes, essas dificuldades são consideradas o resultado do que denominamos problemas de *processamento auditivo central*. A teoria é a de que, mesmo que a audição seja normal, a criança tem problemas em processar a linguagem e informações auditivas mais complexas, o que resulta, entre outras coisas, em problemas com a leitura e a ortografia. Há alguns trabalhos sobre como essa suposta condição pode ser diagnosticada e tratada – por exemplo, melhorando a escuta do material, melhorando a **memória auditiva** e auxiliando nas competências de escuta. Essa ideia básica por trás do conceito permanece controversa, porque parece haver problemas com a definição e a teoria do problema, bem como com o modo como as várias abordagens sugeridas para melhorar tais competências realmente diferem de outras abordagens para melhorar a escuta e a atenção. No momento, esses tratamentos ainda não podem ser considerados como estabelecidos.

A modalidade visual é com frequência enfatizada em programas de intervenção porque crianças no espectro autista tendem a ser melhores aprendizes visuais (ao contrário da palavra falada, a palavra escrita, um símbolo ou um ícone é estático). Problemas evidentes com a visão devem, é claro, ser tratados. Além disso, alguns tratamentos propostos envolvem o uso de óculos de prisma especiais ou óculos com lentes coloridas concebidos para melhorar a atenção e o processamento em algum aspecto – faltam evidências para isso, de modo geral. Outros tipos de terapias visuais podem envolver o treinamento do movimento rápido dos olhos, com o objetivo de ajudar a criança a processar melhor as informações visuais, mas, mais uma vez, não há evidências sólidas de sua eficácia.

Terapias visuoauditivas focadas na aprendizagem

Existem outros programas que enfatizam a combinação de habilidades para processamento auditivo e visual (e outros) em tarefas como a leitura. Com frequência, esses programas se baseiam em sistemas de intervenção mais antigos – alguns dos quais foram bem estudados em crianças com dislexia (em geral, não autismo). Desses, um dos mais antigos é o método Orton-Gillingham, que foi desenvolvido na década de 1930 e enfatiza a integração de pistas auditivas, visuais e táteis em uma abordagem da leitura baseada na fônica. As abordagens modernas incluem Letterland, que tenta fornecer um contexto mais significativo da fônica.

Outra ferramenta que enfatiza a melhora da escuta e competências de atenção é a Fast ForWord, um programa de computador administrado por profissionais especificamente treinados no método. O Fast ForWord enfatiza exercícios específicos, jogos e outras atividades que ajudam as crianças a entender a linguagem falada e a compreender com maior imediatismo a relação entre a linguagem falada e a escrita. Mais uma vez, há um fundo de verdade aqui, porque sabemos que muitas crianças com autismo, em particular, têm um interesse muito mais forte em letras e números escritos do que falados.

Vários trabalhos acadêmicos foram publicados a respeito desses tratamentos. Essas terapias se encontram, hoje, em uma área um pouco indefinida, sem evidências suficientes para que sejam considerados como estabelecidos. Não há dúvida de que auxílios organizacionais, recursos visuais e outros procedimentos podem ser úteis na aprendizagem. Do mesmo modo, a intervenção de Lindamood-Bell ocupa-se com o som das palavras e a compreensão da linguagem. Variantes dessa abordagem focam na matemática e em outras competências.

Tratamentos motores e de manipulação do corpo

Inúmeros terapeutas focam nas competências motoras ou, algumas vezes, sensório-motoras. Uma dessas abordagens mais comuns é denominada *terapia de **integração sensorial** (IS)*, que foi desenvolvida por Jean Ayres há muitos anos. Suas técnicas são utilizadas com frequência por terapeutas ocupacionais para ajudar a criança a desenvolver maior consciência de seu corpo e tolerar diferentes tipos de informação sensorial. É comum que vários testes ou avaliações sejam feitos para demonstrar áreas nas quais a criança tem dificuldades. Uma abordagem relacionada visa reduzir os problemas sensoriais do indivíduo por meio da escovação do corpo (esta costuma ser uma parte de todo um programa de intervenções). Embora essas abordagens sejam muito comuns, lamentavelmente a quantidade de pesquisa a seu respeito é muito pequena. Algumas vezes, as técnicas podem ser de grande ajuda para determinada criança, mas esses tratamentos ainda não podem ser considerados como firmemente baseados em evidências (embora mais estudos estejam sendo disponibilizados – veja a lista de leituras sugeridas no final deste capítulo).

Diversos outros programas focam nas **competências sensório-motoras**. Mais uma vez, muitas delas foram desenvolvidas, em sua origem, para crianças com dislexia ou outros problemas de aprendizagem. O método Miller visa ajudar a criança a desenvolver uma noção de consciência corporal e depois utilizá-la para desenvolver outras competências. Um aspecto dessa abordagem é o uso de várias plataformas que forçam a criança a pesar e resolver problemas. Faltam estudos controlados, e a maior parte do respaldo para esse método provém de estudos de caso e testemunhos.

Com o passar dos anos, surgiram muitas terapias diferentes que envolvem algum tipo de manipulação do corpo. Tem havido muitas menções ao "realinhamento nervoso" (com base na manipulação das costas), além de várias outras propostas que envolvem que a criança "reaprenda" as competências corretamente – por exemplo, ensinando-a a engatinhar ou a caminhar da maneira adequada. Essas terapias não têm verificação independente, e é um enorme exagero acreditar que alguma delas possa de fato funcionar.

Nos últimos anos, uma dessas terapias "corporais" mais populares, pelo menos em algumas áreas dos Estados Unidos, envolvia o abraço (*holding*). A abordagem da terapia do abraço (*holding therapy*) se origina da visão de um famoso etólogo que tinha a noção fundamental de que você pode ajudar crianças com autismo a se conectar com os outros abraçando-as até que elas se deem conta de que estão conectadas com outras pessoas (aquelas que as estão abraçando). Em geral, isso envolve sessões em que alguém abraça a criança (que a princípio resiste) até que ela pare de resistir ao abraço. Como você pode imaginar, muitas crianças com autismo *não* gostam de ser abraçadas, portanto elas podem lutar contra o ato. Não há informações científicas suficientes que apoiem essa terapia (Zapella, 1998).

Alguns anos atrás, outro tratamento, denominado *patterning*, sugeria que as crianças deveriam reaprender competências. Baseava-se no trabalho com crianças que haviam sofrido lesão cerebral, e a ideia era a de que o indivíduo precisava reaprender tarefas da maneira e na sequência corretas. O tratamento requeria tempo e esforço consideráveis por parte das famílias e dos outros, mas pesquisas sistemáticas não mostraram benefícios.

Outras terapias corporais também foram propostas. Por exemplo, pelo menos um estudo demonstrou alguma melhora na imitação e em competências sociais em crianças pequenas com autismo que receberam massagens várias vezes por semana quando comparadas àquelas que eram apenas abraçadas (Escalona, Field, Singer-Strunck, Cullen, & Hartshorn, 2001). Também há vários estudos que demonstraram que exercícios aeróbicos regulares para crianças com o transtorno resultam em níveis mais baixos de alguns comportamentos mal-adaptados (Sowa & Meulenbroek, 2012).

Você poderá ouvir falar de uma gama de outros tratamentos, entre os quais terapia craniossacral, Feldenkrais, reflexologia e tratamentos similares. Esses tratamentos com frequência envolvem pressão leve, massagem ou algumas vezes trabalham com movimentos corporais. Embora cada um deles tenha sua própria teoria, não há dados científicos sólidos de que ajudem no autismo. No entanto, podem ser benéficos por outra razão – se reduzirem o nível de ansiedade do indivíduo. De fato, muitas atividades inespecíficas que envolvem relaxamento podem ajudar crianças com problemas de comportamento.

Dieta e intervenções nutricionais

A nutrição é tão importante para crianças com autismo quanto para as demais. Algumas vezes, a dieta de uma criança com TEA é complicada devido às suas marcantes preferências alimentares. Às vezes, as crianças com autismo, assim como as outras, têm problemas com certos tipos de alimentos, como a lactose, e precisam evitá-los. Indivíduos com autismo também podem ter maior probabilidade de ingerir não alimentos, como sujeira, barro ou papel. Obviamente, a abordagem dessas questões nutricionais pode ajudá-las a levar vidas mais saudáveis. Foram feitas algumas postulações de que modificações na dieta podem levar a melhoras no comportamento, nas competências de comunicação ou até mesmo no funcionamento cognitivo.

Lamentavelmente, embora haja muito interesse em relação aos efeitos da dieta sobre o autismo, a qualidade das informações científicas disponíveis para abordar tais postulações não é muito alta e, de modo geral, pesquisas substanciais são escassas. As postulações para tratamentos nutricionais podem invocar vários fatores, entre os quais sensibilidades alimentares, resposta a sabores artificiais ou a cores, sensibilidade a produtos que contêm trigo e glúten, ou alergias a algum alimento ou outra substância. Às vezes, são sugeridas dietas muito complexas – em alguns casos, depois de um período prolongado de jejum ou com uma dieta tão limitada que podem se desenvolver certas deficiências vitamínicas (ou, em outras situações, o contrário, com a administração massiva de vitaminas, o que causa outros problemas) (Arnold, Hyman, Mooney, & Kirby, 2003).

A maior parte das evidências a favor dessas postulações está baseada em relatos de um único caso ou, às vezes, em relatos de casos agrupados. Estudos científicos controlados com grupos de casos ainda não estão muito disponíveis. Vários tipos diferentes de tratamentos nutricionais foram propostos. Podemos discutir apenas alguns deles aqui. Para cada uma dessas dietas, apresentamos um breve resumo de sua ideia básica e do que está envolvido. O médico de atenção primária deve se assegurar de que a ingestão nutricional é adequada, o que é importante sobretudo para crianças cuja seletividade é incomum ou quando são introduzidas alterações nutricionais importantes como tratamentos potenciais.

Dieta Feingold. Essa dieta foi muito popular na década de 1970. A ideia (proposta pelo Dr. Ben Feingold) era a de que aditivos artificiais (alimentos com corantes, conservantes, sabores artificiais e outros ingredientes) causavam dificuldades de atenção e hiperatividade. A dieta original propunha a eliminação de todos os ingredientes não naturais e não era particularmente perigosa em termos de saúde para a criança. Alguns pais de crianças com autismo e transtornos relacionados investigaram a dieta porque seu filho também tinha dificuldades com hiperatividade. Houve algumas tentativas de combinar a dieta Feingold com a sem glúten e sem caseína (veja a próxima seção). Existem alguns trabalhos científicos sobre essa dieta, e os resultados são variáveis – sendo que a maioria se aplica a crianças com transtorno de déficit de atenção, não autismo.

Dieta sem glúten e sem caseína (SGSC). Algumas crianças e adultos na população geral são sensíveis a glúten ou caseína. Hoje, no entanto, evidências sólidas limitadas sugerem que tais sensibilidades são muito mais comuns em crianças com TEAs do que em outras. Os defensores dessa dieta têm recomendações diferentes referentes ao tempo durante o qual você deve experimentá-la para determinar se ela ajuda (dois meses parece ser a recomendação mais frequente).

As evidências para a dieta SGSC são, em grande parte, relatos de caso e episódios. Com frequência, ela é experimentada em combinação com outras intervenções, complicando a tarefa de entender exatamente por que são observadas mudanças. Há um risco leve de nutrição inadequada com dietas especializadas, portanto é importante monitorar o crescimento e o estado nutricional. As crianças podem ter doença celíaca, isto é, não toleram glúten. Doença celíaca e alergia à caseína podem ser testadas. Também há sensibilidade ao glúten em pessoas sem essa doença. O único teste para isso é um ensaio de uma dieta sem glúten. Foi realizado um estudo controlado relativamente pequeno, e nele não foram observados efeitos dessa dieta em crianças com autismo (Hyman et al., 2015).

Dietas antilevedura. A ideia por trás dessa dieta é a de que a infecção por levedura, algumas vezes adquirida durante o parto vaginal, causa autismo. A dieta consiste em evitar alimentos que contenham levedura ou alimentos fermentados, talvez combinada com medicações utilizadas no tratamento de infecções por levedura. Embora tenham sido feitas postulações drásticas, o tratamento não é comprovado.

Em resumo, em geral os dados apoiando o uso de alguma dessas dietas são muito limitados – há alguma sugestão de que crianças com TDAH podem responder a uma intervenção nutricional, e, é claro, intervenções nutricionais são utilizadas em outros contextos (p. ex., obesidade, algumas vezes para convulsões). Embora não tenhamos visto muitas crianças que julgamos terem sido ajudadas (além do que as pessoas podem estar prestando mais atenção a tratamentos nutricionais), também não vimos pessoas que pioraram muito, com a exceção de que, algumas vezes, os pais ficaram tão fixados na dieta que outras intervenções foram desprezadas.

Vitaminas e minerais. Há muito tempo foi sugerido que **terapia de megadoses de vitaminas** poderia melhorar o funcionamento no autismo; esse é um aspecto do protocolo Defeat Autism Now (DAN). Em geral, estão envolvidas altas doses de vitamina B6 e magnésio, algumas vezes também com grandes doses de outras vitaminas e minerais. Mais uma vez, os dados advêm preponderantemente de relatos de casos ou estudos pouco controlados. É provável que sejam inócuas de modo geral, mas doses muito altas de vitaminas podem causar dificuldades.

TRATAMENTOS COM FÁRMACOS *OFF-LABEL* E PROCEDIMENTOS MÉDICOS

Conforme discutido no Capítulo 11, alguns medicamentos foram aprovados pela FDA especificamente para autismo. Outras medicações utilizadas para transtornos como ansiedade ou TDAH podem ser combinadas com esses fármacos para autismo, quando apropriado. Também existem muitos tratamentos medicamentosos para TEA que são controversos ou alternativos, dada a falta de dados sólidos que os apoiem (muito menos aprovação). Podemos resumir alguns deles brevemente.

A secretina é um hormônio peptídeo envolvido na homeostase hídrica. Ela é muito empregada em testes do funcionamento pancreático. Em 2007, foi postulado que seu uso melhorava de modo acentuado o funcionamento no autismo. Isso foi enfatizado em um programa de TV, e em pouco tempo se desenvolveu um mercado negro. Posteriormente, vários estudos diferentes duplos-cegos bem controlados mostraram de forma conclusiva que a secretina não funcionava melhor do que placebo.

As medicações anticonvulsivantes são, obviamente, utilizadas no tratamento de transtornos convulsivos, mas também no de algumas outras condições. O uso desses fármacos para crianças sem convulsões ou outra indicação clara é mais controverso. Do mesmo modo, esteroides são algumas vezes usados por uma boa razão, mas, em outras, foram ministrados após um período de regressão. Os esteroides podem levar a ativação, o que pode ser confundido com uma melhora clínica substancial.

Outra área controversa é o uso de antibióticos de longo prazo para tratar supostas infecções (por bactéria, vírus ou levedura). Os defensores de tratamentos antifúngicos sugerem que a criança adquiriu essa infecção no parto (mesmo que não possa ser demonstrado que a mãe tinha infecção por levedura). Antibióticos de alta potência têm sido empregados para tratar doença de Lyme crônica e outras doenças.

O tratamento por quelação (de vários tipos) é algumas vezes proposto para tratar supostos níveis altos de mercúrio ou chumbo. Essa terapia liga o chumbo (que é, então, excretado). Obviamente, os efeitos nocivos de altos níveis de chumbo no desenvolvimento infantil são bem conhecidos, e as orientações para o tratamento estão bem estabelecidas. Existe algum risco claro para quelação, com pelo menos uma morte associada a ela. Entretanto, na ausência de anormalidades demonstradas documentadas, não há razão para realizar essa terapia.

OUTRAS INTERVENÇÕES

A comunicação facilitada (algumas vezes chamada de CF) é um tratamento incomum e cuja ausência de eficácia já foi claramente comprovada. Essa é uma conquista, já que em geral é muito mais fácil mostrar que um tratamento funciona do que o contrário. Nessa terapia, hoje rara, um facilitador segura a mão da criança com seu dedo indicador apontado para fora, firmando a mão. Dessa forma, a criança pode supostamente digitar palavras ou sentenças no teclado de um computador ou se comunicar escolhendo letras do alfabeto – por exemplo, em um quadro ou outro equipamento de comunicação. As postulações iniciais para demonstração de níveis incrivelmente altos de habilidades cognitivas e de comunicação com esse suporte atraíram interesse considerável. Contudo, isso era confuso, porque, diferentemente de crianças com paralisia cerebral ou problemas motores graves, aquelas com autismo em geral não têm dificuldades para usar suas mãos, e os níveis do que seria comunicado eram muito sofisticados – com frequência muito superiores ao que era esperado para as habilidades cognitivas aparentes ou para o QI da criança.

Levou algum tempo para que essa técnica fosse compreendida nos Estados Unidos. Surpreendentemente, considerava-se que a comunicação facilitada das crianças mais brilhantes (e verbais) com autismo era mais eficaz do que a falada – levando à noção de que você com frequência teria que ignorar o que a criança na verdade dizia e prestar atenção apenas à CF. Um dos primeiros sinais de alerta assustadores sobre a CF foi que em pouco tempo ficou evidente que as pessoas que faziam a facilitação estavam relutantes em ter o método validado. Com muita frequência, a criança que estava supostamente se comunicando não estava nem mesmo olhando para o teclado. (Aqueles de vocês que digitam sabem que, mesmo para um bom digitador, fazer isso sem olhar para o teclado pelo menos de vez em quando é muito difícil.) Algumas vezes, a alegação era a de que tentar testar a criança arruinaria sua confiança no facilitador (mais uma vez, uma coisa intrigante, uma vez que sabemos que crianças com autismo com frequência têm dificuldades em estabelecer relações de qualquer forma). As pesquisas, e nesse sentido o sistema legal, colocaram um fim à CF. É importante observar que isso não significa que crianças com autismo não consigam usar um teclado ou não possam usar dispositivos de comunicação, assim como não significa que indivíduos com autismo não possam ser ajudados por teclados, etc. Significa que temos de ter certeza de que a comunicação provém realmente da criança.

O método Options se desenvolveu a partir da experiência de dois pais ao lidarem com seu filho com autismo. Em uma série de livros, Barry Kaufman descreve como ele e sua esposa passaram um longo tempo tentando acompanhar a conduta de seu filho e reconectar-se com ele. Esse método é caro devido ao treinamento necessário e à quantidade de tempo dispensado. Alguns aspectos de sua filosofia também são controversos (a sugestão, por exemplo, de que boa parte da causa do transtorno é psicológica). Não há dados científicos sólidos para corroborá-lo, e a maior parte do respaldo disponível é episódica.

Diversas outras atividades e terapias são com frequência utilizadas para crianças com TEA, mas carecem de uma forte base de pesquisa, como, por exemplo, arteterapia e musicoterapia. Evidentemente, as atividades podem ser prazerosas e terapêuticas mesmo quando tratamentos como esses não são claramente baseados em evidências. Os arteterapeutas têm treinamento em aconselhamento, além de em arteterapia. Os musicoterapeutas usam atividades musicais simples ou mais complicadas para um propósito semelhante. Como acontece com a arteterapia, há programas de treinamento disponíveis. Abordagens similares estão baseadas na dança ou no movimento associados à música e ao teatro. A literatura que apoia essas atividades como tratamentos é sobretudo episódica, até o momento, mas está em crescimento, sendo necessárias pesquisas mais bem controladas e sofisticadas. Essas atividades podem ser valiosas particularmente com terapeutas experientes que empregam uma abordagem desenvolvimental (partindo do simples para o mais complexo) e respeitam as questões especiais envolvidas no autismo. É importante enfatizar que atividades podem ser terapêuticas sem que sejam terapias convencionais!

Os animais de estimação podem ser companheiros maravilhosos, podem encorajar a independência e aumentar a motivação. Algumas vezes, são utilizados para melhorar as vidas de indivíduos em casas de acolhimento ou residenciais. Outros animais podem estar presentes especificamente para dar apoio a um indivíduo com alguma deficiência e podem ser certificados como animais treinados. Estes, em algumas situações, em geral cães, ou cavalgadas terapêuticas (equoterapia), são claramente vistos como benéficos. Do mesmo modo, os cavalos são um exemplo especial de terapia com animais ou animais de estimação. A equoterapia tem sido muito usada para crianças com problemas do movimento como parte de um programa terapêutico que encoraja um melhor controle motor e postural. O benefício não é tanto a cavalgada, mas a habilidade da criança de adaptar-se ao cavalo e se envolver na atividade. A cavalgada terapêutica requer uma habilidade real de cavalgar. São poucos, no entanto, os trabalhos de pesquisa sobre terapia com animais de estimação e equoterapia (Carlisle, 2015; Gabriels et al., 2012).

O desenvolvimento da tecnologia de células-tronco, em particular a possibilidade mais recente de usar a pele ou o sangue do próprio paciente para desenvolver linhas de células estaminais, tem considerável interesse científico. Também já foi recomendada para melhorar o funcionamento e o desenvolvimento cerebral. Infelizmente, os dados por trás desses postulados são muito escassos, podendo a produção de células-tronco ter efeitos indesejados em longo prazo, efeitos esses até o momento desconhecidos.

A oxigenoterapia hiperbárica tem diversas indicações médicas legitimadas, como, por exemplo, facilitação da cicatrização de feridas, no caso de má circulação, ou tratamento de intoxicação por monóxido de carbono. Tem havido alegações de que esse procedimento pode ser utilizado para crianças com várias deficiências do desenvolvimento, mas os dados são insuficientes. Também há alguns riscos médicos importantes (p. ex., convulsões). Começaram a surgir alguns estudos sobre esse tratamento com, no máximo, resultados heterogêneos (Bent, Bertoglio, Ashwood, Nemeth, & Hendren, 2012; Rossignol, 2007).

A estimulação magnética transcraniana (EMT) utiliza um gerador de campo magnético que pode ser empregado de modo não invasivo para estimular regiões cerebrais específicas. Tem sido usada para o diagnóstico de inúmeras condições, entre as quais esclerose lateral amiotrófica (ELA), acidente vascular cerebral (AVC) e esclerose múltipla. Do ponto de vista clínico, tem sido empregada em enxaquecas, depressão resistente ao tratamento e dor. O risco oferecido parece ser leve. Também tem sido utilizada em condições psiquiátricas com início na infância, como síndrome de Tourette (em relação aos movimentos motores); o trabalho no autismo está limitado, no momento, a essencialmente relatos de caso (Casanova et al., 2014).

RESUMO

Algumas vezes, existe uma linha tênue entre os tratamentos aceitos e os não convencionais. Em outras, está claro que os tratamentos não funcionam ou que podem até mesmo representar algum risco. É provável que os profissionais médicos subestimem a frequência com que tais tratamentos são utilizados, portanto é importante que o prestador de cuidados primários indague sobre essa questão e que esteja preparado para ouvir a seu respeito (com frequência, os pais captam a forte mensagem não verbal de que os médicos não querem falar sobre tais tratamentos). É importante ajudar os pais a serem consumidores bem informados. Sugerimos que sejam auxiliados a se manter atentos aos custos ocultos, além dos mais óbvios. É claro que as terapias que representam algum risco são de grande preocupação. Algumas vezes, os pais dedicarão muitos meses ou anos na busca de uma "cura" por meio de algum programa de tratamento não convencional sem, ao mesmo tempo, buscar terapias que de fato funcionam.

Os pais e os prestadores de cuidados ao paciente devem ser adequadamente céticos quanto a relatos midiáticos muito drásticos de "curas" e "milagres" ou tratamentos que prometem funcionar ou são muito caros, mas não têm uma forte base de evidências.

REFERÊNCIAS

Arnold, G. L., Hyman, S. L., Mooney, R. A., & Kirby, R. S. (2003). Plasma amino acids profiles in children with autism: Potential risk of nutritional deficiencies. *Journal of Autism and Developmental Disorders, 33*(4), 449–454.

Bent, S., Bertoglio, K., Ashwood, P. Nemeth, E., & Hendren, R. L. (2012). Brief report: Hyperbaric oxygen therapy (HBOT) in children with autism spectrum disorder; A clinical trial. *Journal of Autism and Developmental Disorders, 42*(6), 1127–1132.

Carlisle, G. K. (2015). The social skills and attachment to dogs of children with autism spectrum disorder. *Journal of Autism and Developmental Disorders, 45*(5), 1137–1145.

Casanova, M. F., Hensley, M. K., Sokhadze, E. M., El-Baz, A. S., Wang, Y., Li, X., & Sears, L. (2014). Effects of weekly low-frequency rTMS on autonomic measures in children with autism spectrum disorder. *Frontiers in Human Neuroscience, 8*(Oct.), 851–858.

El Dib, R. P., Atallah, A. N., & Andriolo, R. B. (2007). Mapping the Cochrane evidence for decision making in health care. *Journal of Evaluation in Clinical Practice, 13*(4), 689–962.

Escalona, A., Field, T., Singer-Strunck, R., Cullen, C., & Hartshorn, K. (2001). Brief report: Improvements in the behavior of children with autism following massage therapy. *Journal of Autism and Developmental Disorders, 31*(5), 513–516.

Gabriels, R. L., Agnew, J. A., Holt, K. D., Shoffner, A., Zhaoxing, P., Ruzzano, S., et al. (2012). Pilot study measuring the effects of therapeutic horseback riding on school-age children and adolescents with autism spectrum disorders. *Research in Autism Spectrum Disorders, 6*(2), 578–588.

Hyman, S. L., Stewart, P. A., Foley, J., Cain, U., Peck, R., Morris, D. D., et al. (2015). The gluten-free/casein-free diet: A double-blind challenge trial in children with autism. *Journal of Autism and Developmental Disorders,* doi:10.1007/s10803-015-2564-9.

Jacobson, J. W., Foxx, R. M., & Mulick, J. A. (Eds.). (2005). *Controversial therapies for developmental disabilities: Fad, fashion and science in professional practice.* Mahwah, NJ: Erlbaum.

Offit, P. (2008). *Autism's false prophets.* New York, NY: Columbia University Press.

Perrin, J. M., Coury, D. L., Hyman, S. L., Cole, L., Reynolds, A. M., & Clemons, T. (2012). Complementary and alternative medicine use in a large pediatric autism sample. *Pediatrics, 130*(Suppl 2), S77–S82.

Reichow, B., Naples, A., Steinhoff, T., Halpern, J., & Volkmar, F. R. (2012). Brief report: Consistency of search engine rankings for autism websites. *Journal of Autism and Developmental Disorders, 42*(6), 1275–1279.

Rossignol, D. A. (2007). Hyperbaric oxygen therapy might improve certain pathophysiological findings in autism. *Medical Hypotheses, 68*(6), 1208–1227.

Smith, T., Oakes, L., & Selver, K. (2014). Alternative treatments. In F. R. Volkmar, S. J. Rogers, R. Paul, & K. A. Pelphrey (Eds.), *Handbook of autism and pervasive developmental disorders* (4th ed., Vol. 2, pp. 1051–1069). Hoboken, NJ: Wiley.

Sowa, M., & Meulenbroek, R. (2012). Effects of physical exercise on autism spectrum disorders: A meta--analysis. *Research in Autism Spectrum Disorders, 6*(1), 46–57.

Volkmar, F., & Wiesner, L. (2009). *A practical guide to autism.* Hoboken, NJ: Wiley.

Zappella, M. (1998). Holding has grown old. *European Child & Adolescent Psychiatry, 7*(2), 119–121.

LEITURAS SUGERIDAS

Committee on Children with Disabilities. (2001). American Academy of Pediatrics: Counseling families who choose complementary and alternative medicine for their child with chronic illness or disability. *Pediatrics, 107*(3), 598–601.

Coniglio, S. J., Lewis, J. D., Lang, C., Burns, T. G., Subhani-Siddique, R., Weintraub, A., et al. (2001). A randomized, double-blind, placebo-controlled trial of single-dose intravenous secretin as treatment for children with autism. *Journal of Pediatrics, 138,* 649–655.

Dawson, G., & Watling, R. (2000). Interventions to facilitate auditory, visual, and motor integration in autism: A review of the evidence. *Journal of Autism and Developmental Disabilities, 3,* 415–421.

Elder, J. H., Shankar, M., Shuster, J., Theriaque, D., Burns, S., & Sherrill, L. (2006). The gluten-free, casein-free diet in autism: Results of a preliminary double blind clinical trial. *Journal of Autism and Developmental Disorders, 36,* 413–420.

Findling, R. L., Maxwell, K., Scotese-Wojtila, L., Huang, J., Yamashita, T., & Wiznitzer, M. (1997). High--dose pyridoxine and magnesium administration in children with autistic disorder: An absence of salutary effects in a double blind, placebo-controlled study. *Journal of Autism and Developmental Disorders, 27,* 467–478.

Finn, P., Bothe, A. K., & Bramlett, R. E. (2005). Science and pseudoscience in communication disorders: Criteria and applications. *American Journal of Speech-Language Pathology, 14,* 172–186.

Hansen, R. L., & Ozonoff, S. (2003). Alternative theories: Assessment and therapy options. In S. Ozonoff, S. J. Rogers, & R. L. Hendren (Eds.), *Autism spectrum disorders: A research review for practitioners.* Washington, DC: American Psychiatric Press.

Hanson, E., Kalish, L. A., et al. (2007). Use of complementary and alternative medicine among children diagnosed with autism spectrum disorder. *Journal of Autism and Developmental Disorders, 37*(4), 628–636.

Harrington, J., Rosen, L., Garnecho, A., & Patrick, P. (2006). Parental perceptions and use of complementary and alternative medicine practices for children with autistic spectrum disorders in private practice. *Journal of Developmental and Behavioral Pediatrics, 27*(2), S156–S161.

Horvath, K., Stefanatos, G., Sokolski, K. N., Wachtel, R., Nabors, L., & Tildon, J. T. (1998). Improved social and language skills after secretin administration in patients with autistic spectrum disorders. *Journal of the Association for Academic Minority Physicians, 9,* 9–15.

Hyman, S. L., & Levy, S. E. (2005). Introduction: Novel therapies in developmental disabilities, hope, reason, and evidence. *Mental Retardation & Developmental Disabilities Research Reviews, 11*(2), 107–109.

Institute of Medicine. (2004). *Immunization safety review: Vaccines and autism.* Washington, DC: National Academies Press.

Joint Commission Resources. (2000). A practical system for evidence grading. *Joint Commission Journal on Quality Improvement, 26,* 700–712.

Kane, K. (2006, Jan. 6). Death of 5-year-old boy linked to controversial chelation therapy. *Pittsburgh Post-Gazette.* Retrieved January 30, 2006, from www.post- gazette.com/pg/06006/633541.stm

Kay, S., & Vyse, S. (2005). Helping parents separate the wheat from the chaff: Putting autism treatments to the test. In J. W. Jacobson & R. M. Foxx (Eds.), *Fads, dubious and improbable treatments for developmental disabilities* (pp. 265–277). Mahwah, NJ: Erlbaum.

Kurtz, L. A. (2008). Understanding controversial therapies for children with autism, attention deficit disorder & other learning disabilities. Philadelphia, PA: Jessica Kingsley.

Lawler, C. P., Croen, L. A., Grether, J. K., & Van de Water, J. (2004). Identifying environmental contributions to autism: Provocative clues and false leads. *Mental Retardation and Developmental Disabilities Research Reviews, 10,* 292–302.

Levy, S. E., & Hyman, S. L. (2005). Novel treatments for autistic spectrum disorders. *Mental Retardation and Developmental Disabilities Research Reviews, 11,* 131–142.

Millward, C., Ferriter, M., Calver, S., & Connell-Jones, G. (2004). Gluten and casein free diets for autistic spectrum disorder. *Cochrane Database of Systematic Reviews, 3,* 1–14.

Mostert, M. P. (2001). Facilitated communication since 1995: A review of published studies. *Journal of Autism and Developmental Disorders, 31,* 287–313.

Newsom, C., & Hovanitz, C. A. (2005). The nature and value of empirically validated interventions. In J. W. Jacobson & R. M. Foxx (Eds.), *Fads, dubious and improbable treatments for developmental disabilities* (pp. 31–44). Mahwah, NJ: Erlbaum.

Owley, T., McMahon, W., Cook, E. H., Laulhere, T. M., South, M., Mays, L. Z., et al. (2001). Multi-site, double-blind, placebo-controlled trial of porcine secretin in autism. *Journal of the American Academy of Child and Adolescent Psychiatry, 40,* 1293–1299.

Park, R. (2000). *Voodoo science: The road from foolishness to fraud.* Oxford, UK: Oxford University Press.

Politi, P., Cena, H., Comelli, M., Marrone, G., Allegri, C., Emanuele, E., et al. (2008). Behavioral effects of omega-3 fatty acid supplementation in young adults with severe autism: An open label study. *Archives of Medical Research, 39*(7), 682–685.

Rawstron, J. A., Burley, C. D., & Eldeer, M. J. (2005). A systematic review of the applicability and efficacy of eye exercises. *Journal of Pediatric Ophthalmology and Strabismus, 42,* 82–88.

Roberts, W., Weaver, L., Brian, J., Bryson, S., Emelianova, S., Griffiths, A. M., MacKinnon, B., et al. (2001). Repeated doses of porcine secretin in the treatment of autism: A randomized, placebo-controlled trial. *Pediatrics, 107,* E71.

Rogers, S. J., & Ozonoff, S. (2005). What do we know about sensory dysfunction in autism? A critical review of the empirical evidence. *Journal of Child Psychology and Psychiatry, 46,* 1255–1268.

Sandler, A. D., & Bodfish, J. W. (2000). Placebo effects in autism: Lessons from secretin. *Journal of Developmental and Behavioral Pediatrics, 21,* 347–350.

Sandler, A. D., Sutton, K. A., DeWeese, J., Girardi, M. A., Sheppard, V., & Bodfish, J. W. (1999). Lack of benefit of a single dose of synthetic human secretin in the treatment of autism and pervasive developmental disorder. *New England Journal of Medicine, 341,* 1801–1806.

Shapiro, A. K., & Shapiro, E. (1997). *The powerful placebo.* Baltimore, MD: Johns Hopkins University Press.

Smith, T., Mruzek, D., & Mozingo, D. (2005). Sensory integrative therapy. In J. W. Jacobson & R. M. Foxx (Eds.), *Fads, dubious and improbable treatments for developmental disabilities* (pp. 311–350). Mahwah, NJ: Erlbaum.

Tolbert, L., Haigler, T., Waits, M. M., & Dennis, T. (1993). Brief report: Lack of response in an autistic population to a low dose clinical trial of pyridoxine plus magnesium. *Journal of Autism and Developmental Disabilities, 23,* 193–199.

Volkmar, F. R. (1999). Editorial: Lessons from secretin. *New England Journal of Medicine, 341,* 1842–1844.

Volkmar, F. R., Cook, E. H., Jr., Pomeroy, J., Realmuto, G., Tanguay, P., & the Work Group on Quality Issues. (1999). Practice parameters for the assessment and treatment of children, adolescents, and adults with autism and other pervasive developmental disorders. *American Academy of Child and Adolescent Psychiatry Working Group on Quality Issues Journal of the American Academy of Child and Adolescent Psychiatry, 38*(12 Suppl), 32S–54S. [Published erratum appears in *Journal of the American Academy of Child and Adolescent Psychiatry, 39*(2000) (7), 938.]

Watling, R., Deitz, J., Kanny, E. M., & McLaughlin, J. F. (1999). Current practice of occupational therapy for children with autism. *American Journal of Occupational Therapy, 53,* 489–497.

13

Apoio às famílias

Todos os pais querem maximizar o potencial de seu filho. A antiga tendência, na década de 1950, a culpar os pais e basicamente ignorar os irmãos de crianças com TEAs mudou de modo drástico. Cada vez mais reconhecemos que o envolvimento da família é parte essencial da implantação de um tratamento eficaz. Pais, irmãos e outros membros da família poderão, por sua vez, precisar de apoio (Fiske, Pepa, & Harris, 2014; Harris & Glasberg, 2012). Em contraste com os professores e colegas, são os familiares que mantêm o curso do atendimento à criança com TEA (assim como, em geral, fazem muitos prestadores de cuidados primários). Neste capítulo, discutimos alguns dos problemas para a família que decorrem de ter uma criança com TEA. Isso inclui o papel dos pais e de outros membros da família, os problemas especiais para os irmãos, como os pais e familiares podem se comunicar entre si de forma eficaz e como os membros da família estendida podem estar envolvidos. Por fim, abordamos alguns aspectos do planejamento de longo prazo e questões legais. Encontram-se à disposição inúmeros recursos para os pais; alguns são fornecidos no final deste capítulo na lista de leituras sugeridas.

DESAFIOS E TENSÕES

Ao incluir a família no planejamento do tratamento e nos cuidados da criança com TEA, fica evidente que as considerações mais importantes são os pontos fortes e as vulnerabilidades do paciente e de seus familiares. Alguns são óbvios; outros nem tanto. Por exemplo, as áreas dos possíveis pontos fortes incluem níveis superiores de habilidade cognitiva e comunicativa no indivíduo com autismo, bons programas educacionais e mais recursos disponíveis para os pais e as famílias. Um pouco menos óbvio é o potencial de apoio por parte da família estendida e dos amigos, recursos e atitudes da comunidade, capacidade de adaptação parental (e familiar) e a disposição para enfrentar os problemas. As áreas de vulnerabilidade são mais ou menos óbvias. Crianças com níveis mais baixos de habilidade cognitiva e competências de comunicação limitadas apresentam mais desafios para os pais, irmãos e escola. O apoio da escola pode ser variável, indo desde um grande suporte até marginalmente adequado ou fraco. Pais com poucos recursos – sejam eles suportes educacional, financeiro ou familiar – também têm mais dificuldade para lidar com as situações. Algumas vezes, um dos pais é muito mais hábil do que o outro para enfrentar essas dificuldades, o que cria suas próprias tensões e estresses, que discutiremos em seguida. Por fim, às vezes é importante enfatizar que cada família é única – coisas que podem ser terrivelmente difíceis para uma família administrar podem ser muito mais fáceis para outras.

Existem algumas tensões óbvias para o casal e o casamento. Elas ocorrem de diferentes formas à medida que a criança se desenvolve – e vão desde a obtenção de um diagnóstico, a implantação do tratamento e o monitoramento dos programas até o pensar sobre a transição para a idade adulta! Os pais podem ter sentimentos de culpa ou responsabilidade ou negar o problema e tender ao isolamento. No entanto, alguns focam nas tarefas à mão e são mais receptivos ao apoio de familiares, outros pais, prestadores de cuidados e comunidade mais ampla. Alguns têm uma experiência de perda severa e luto pelo filho idealizado que não tiveram.

Paradoxalmente, algumas das coisas que poderiam parecer (e são) pontos fortes também podem representar tensões para as famílias. Assim, por exemplo, é fácil que a combinação de uma aparência física normal, com frequência bonita, e alguns pontos fortes ou habilidades possa levar o observador desavisado a supor que a criança está se desenvolvendo dentro da normalidade e que os problemas de comportamento são resultantes do fraco manejo por parte dos pais de uma criança difícil. As transições nos programas da escola são com frequência estressantes – isso pode ocorrer em qualquer ponto do desenvolvimento da criança. Algumas transições (em particular aquelas para ambientes sociais e físicos mais complexos, como os primeiros anos do ensino médio) costumam ser tensas. As dificuldades na generalização podem originar problemas inesperados. Algumas vezes, as crianças se recusam com veemência a realizar um comportamento que os pais sabem que ela é perfeitamente capaz de executar – em geral porque algum pequeno detalhe (para pessoas com desenvolvimento típico) mudou de modo fundamental a percepção da situação por parte da criança com TEA. Os padrões de comunicação incomuns podem ser fonte de estresse e embaraço para os pais e, sobretudo, para os irmãos. Isso pode provocar o isolamento social da família e da criança.

Os serviços prestados por uma gama de educadores e profissionais podem ser muito úteis. No entanto, em particular quando mais profissionais estão envolvidos, pode haver falta de coordenação – algo que o prestador de cuidados primários pode ajudar a remediar.

Os pais podem ser convocados a escolher entre um leque algumas vezes atordoante de terapias possíveis – algumas das quais têm apoio empírico, e outras não (veja o Capítulo 12). Mais uma vez, quando envolvidos, os prestadores de cuidados primários podem ajudar os pais a entender inúmeras postulações concomitantes e as demandas de tempo (e, com frequência, de dinheiro).

APOIO DOS EDUCADORES E OUTROS PROFISSIONAIS

Educadores e profissionais da saúde física e mental podem representar um excelente apoio para as famílias. Tal apoio pode assumir diferentes formas (Fiske, 2017; Marcus, Kunce, & Schopler, 2005), que estão resumidas no Quadro 13.1.

A natureza das tensões varia com a idade e o nível de desenvolvimento da criança. Para pais de crianças menores que precisam de supervisão constante, a fadiga pode ser um grande problema. Questões básicas como segurança, sono e problemas para se alimentar podem ser motivo de grande preocupação. Essas dificuldades podem afetar os pais, seja individualmente, seja como casal, e, com certeza, toda a família. Os pais devem ser encorajados a reservar um tempo para se ocuparem um com o outro e com seus demais filhos. Para crianças em idade escolar, algumas vezes os problemas de comportamento diminuem, mas as dificuldades com a escola e atividades extraclasse e na comunidade se tornam maiores. Os irmãos poderão precisar de ajuda para encarar esses obstáculos, sobretudo quando necessitam explicar o comportamento do irmão para seus pares. Embora ocorra menos envolvimento diário no programa escolar da

> **QUADRO 13.1 Apoio para os pais e a família**
>
> - *Suporte educacional.* Fornece aos pais e familiares informações relevantes sobre a criança e suas necessidades.
> - *Suporte para a aprendizagem.* Ensina a apoiar a aprendizagem da criança, por exemplo, na generalização de competências da escola para sua casa e ambientes na comunidade.
> - *Suporte comportamental.* Ensina a aplicar abordagens comportamentais para encorajar os comportamentos desejados e desencorajar os problemáticos.
> - *Suporte às competências sociais.* Pais e irmãos podem aprender a ajudar a criança a ter relações familiares mais positivas e a se engajar em comportamentos interpessoais e competências de jogo mais sofisticados.
> - *Competências cognitivas.* Os pais e outros familiares podem encorajar sistematicamente competências para solução de problemas, automonitoramento e outras abordagens que facilitam a aprendizagem.
> - *Suporte emocional-afetivo.* Os pais e irmãos podem aprender a encorajar respostas emocionais mais sofisticadas e integradas, estratégias de enfrentamento, comunicação mais adequada dos sentimentos e a desenvolver estratégias de enfrentamento mais sofisticadas.
> - *Instrumental.* Os profissionais podem ajudar pais e familiares a ter acesso aos serviços disponíveis na comunidade, entre os quais redes de apoio aos pais, babás, **cuidados temporários**, apoio financeiro, etc.
> - *Suporte tecnológico.* Utilização de uma variedade cada vez maior de suportes tecnológicos (de baixa tecnologia até alta tecnologia) que possam auxiliar a criança com TEA.
> - *Defesa.* Os pais podem aprender a ser mais eficazes como defensores para seus filhos na escola e em outros contextos.
>
> Fonte: Adaptado da Tabela 42.1 em Marcus e colaboradores (2005, p. 1.062-1.063).

criança quando ela chega à idade escolar, há questões sobre o progresso acadêmico, intervenções comportamentais, apoios especiais e ambientes inclusivos que podem demandar algum grau de envolvimento parental. Como discutimos no Capítulo 9, a adolescência e o início da idade adulta trazem consigo todos os desafios típicos e muitos mais. Algumas crianças fazem progressos durante essa época, embora um número menor possa perder competências. As possibilidades de colocação após o ensino médio e questões vocacionais passam a ser motivo de grande preocupação. Além disso, questões relacionadas à assistência em longo prazo algumas vezes começam a causar preocupação. Como já observamos, a idade adulta traz consigo seus próprios desafios.

PROBLEMAS CONJUGAIS

Em meio a todo o apoio potencial que os pais têm a sua disposição, normalmente o recurso mais importante é a possibilidade de contarem um com o outro. Os pais precisam se apoiar, além de dar apoio aos demais filhos, membros da família estendida e amigos. Embora o pai esteja muito mais envolvido na vida dos filhos do que em décadas passadas, a mãe é quem costuma passar a maior parte de seu tempo na linha de frente, lidando com as necessidades do filho com TEA. O pai em geral é convocado quando a mãe precisa de respaldo. Com frequência, os pais seguem caminhos um pouco diferentes para lidar com seus sentimentos sobre um filho com algum tipo de deficiência. Às vezes, vemos um deles em profunda negação do problema do filho, e o outro desanimado de modo irrealista quanto ao futuro da criança.

Os pais podem ser ajudados a encontrar um tempo para si mesmos e seu próprio caminho para lidar com o reconhecimento do grau de apoio de que seu filho necessita, embora, obviamente, não à custa do tratamento do filho. Algumas vezes, uma mãe ou pai terá tido um irmão ou irmã com um problema ou conhecido alguém que teve, e isso pode interferir de modo profundo na forma como irão assumir sua própria situação. Os pais podem ser encorajados a conversar um com o outro sobre seus sentimentos, e, se necessário, poderá ser indicada uma pessoa ou grupo de apoio (Fiske et al., 2014).

Os pais têm diferentes formas de lidar com a situação. Alguns partem em busca de informações; outros ficam mais deprimidos ou com raiva. Há aqueles que mergulham de cabeça no trabalho. Às vezes, negam a realidade do problema do filho. Para alguns, existem oportunidades de desfrutar e obter prazer com os sucessos do filho. É mais provável que os problemas surjam quando eles estão em constante negação das próprias emoções – ou seja, não conseguem se comunicar de modo efetivo com seu cônjuge, e, com frequência, a emoção escapa de outras maneiras – às vezes muito inadequadas.

O apoio aos pais e familiares pode se originar de várias fontes: provedor de cuidados primários, escola, grupos de pais, recursos da comunidade e organizações religiosas. Algumas vezes, o simples ato de frequentar reuniões de pais e saber que outras pessoas também passam por situações parecidas é muito importante. Os pais também devem se valer dos recursos familiares – um amigo, uma sobrinha mais velha ou sobrinho em quem podem confiar para cuidar do filho, ou uma tia ou tio que possam estar dispostos a ficar com a criança em um fim de semana. Os avós podem ser ainda mais eficientes como cuidadores, sobretudo para crianças menores.

Desenvolver um senso de humor também não irá prejudicar ninguém. Os pais têm intermináveis histórias para contar. Recordamos de uma mãe que veio até nós em uma conferência para contar como seu filho adolescente estava se saindo. Ele havia se interessado muito pelo desenvolvimento de competências sociais e de fato estava se saindo muito bem, embora tivesse que aprender a compreender melhor quando utilizar algum linguajar que aprendeu com os pares com desenvolvimento típico. Sua mãe relatou, aos risos, como ele agiu quando encontrou uma de suas antigas professoras em um *shopping center* e correu para cumprimentá-la, dizendo em alto e bom som: "Oi, Srta. Smith. Estou feliz em vê-la. Como vai, sua velha piranha?".

FAMÍLIAS MONOPARENTAIS E DIVÓRCIO

Os pais solteiros que criam um filho com TEA enfrentam as mesmas tensões que os outros pais, embora sem o benefício potencial de ter alguém com quem dividir as responsabilidades e experiências. Algumas vezes, um casamento que já estava com problemas chega ao seu limite pela adição de uma criança com deficiência. As mães (ou pais) solteiras(os) podem optar por ter um filho sem casar. Poderá ser muito útil que pais solteiros tenham alguém com quem conversar: um familiar, amigo, terapeuta ou assistente social. Quando ocorrer divórcio (como é frequente nos Estados Unidos), os pais devem manter uma boa comunicação com relação aos filhos. Isso pode ser difícil quando os divórcios são penosos, e algumas das piores situações familiares podem surgir nesse contexto. Um profissional (algumas vezes indicado pela Justiça) poderá ajudar. A pior situação em um divórcio ocorre quando a criança se torna objeto de disputa e deixa de ser um indivíduo que precisa de ajuda.

AVÓS E FAMILIARES

Avós, tias, tios e outros membros da família podem ser recursos valiosos e fontes de apoio para pais e crianças com TEAs. Assim como vale para os pais, ter boa e contínua comunicação é importante. Em alguns aspectos, um dos benefícios de nossa era eletrônica é a possibilidade de manter um estreito contato, mesmo morando a alguma distância uns dos outros.

IRMÃOS

Os irmãos têm relações únicas entre si. Em contraste com as relações com outras crianças, as dos irmãos são para toda a vida. Elas são contínuas, e, diferentemente de muitas relações da criança, os irmãos (exceto gêmeos) são de idades diferentes. Assim como acontece com os pais, os outros filhos têm diversas formas de lidar com um irmão ou irmã que tem alguma dificuldade. Qual a melhor forma de os pais conversarem com os filhos sobre as dificuldades de seu irmão ou irmã? Em geral, dar-lhes informações adequadas à idade é o melhor procedimento. Isso significa que não se deve nem sobrecarregar a criança, nem fornecer informações insuficientes. Felizmente, as crianças em geral são muito boas em fazer perguntas. Mantenha as coisas no nível da criança. Elas podem se questionar se de alguma forma causaram o problema do irmão, ficar com raiva na hora em que o irmão com necessidades especiais recebe atenção da família e falar sobre seus próprios sentimentos e reações. Vários livros excelentes estão à disposição, e grupos de apoio aos irmãos estão cada vez mais disponíveis.

Alguns irmãos se sentem constrangidos com seu irmão ou irmã com TEA; outros assumem um papel mais paternal com muita rapidez (mesmo quando são mais jovens). Os pais devem empenhar todos os esforços para conversar com o filho com desenvolvimento típico e manter os canais de comunicação sempre abertos. Ter um irmão com uma deficiência pode ter um impacto importante (positivo ou negativo) na vida da criança com desenvolvimento típico. O Quadro 13.2 resume a experiência de um jovem cujo irmão mais velho tinha autismo grave.

Crianças maiores podem assumir um pouco as responsabilidades em questão. As meninas fazem isso com mais frequência do que os meninos, mas nem sempre esse é o caso. Harris e Glasberg (2012) produziram um livro excelente sobre irmãos de crianças com autismo que resume muitas das medidas a serem adotadas pelos pais para ajudar os demais filhos. Para crianças menores, pode haver confusão quanto ao que causou o autismo. As crianças devem ser encorajadas a fazer perguntas e conversar sobre sua experiência. Provavelmente o erro mais frequente que os pais cometem é não conversar o suficiente com os irmãos sobre sua experiência. É importante ser sensível quanto a isso – dar informação suficiente, mas não em excesso. Também pode ajudar começar por uma discussão mais geral dos vários tipos de dificuldades até chegar a uma discussão mais específica do TEA como uma deficiência da aprendizagem social. Depois que as crian-

QUADRO 13.2 Experiência de ter um irmão com autismo

Meu irmão foi diagnosticado como autista em 1974... como um "caso clássico" de autismo. Ele tinha 3 anos e meio. Eu era um ano mais novo... Desde aquela idade precoce, fui consumido por um senso autoimposto de responsabilidade pela segurança e bem-estar do meu irmão... Comecei a tentar entendê-lo. Eu estava cheio de perguntas. O que ele quer? O que sente? Por que parece que ele não me ama? Meu irmão tinha uma completa incapacidade de entender as convenções sociais, associada à minha incapacidade de entendê-lo... Ele se recusava a fazer contato visual comigo ou qualquer outra pessoa. Eu aprendi a não me ofender com isso... Ele quebrava toda e qualquer coisa em que conseguisse colocar as mãos... Tinha pica e comia massa de modelar, entre outras coisas... e comia clipes. Aprendi a repreendê-lo sem culpa, porque eu estabelecia a fronteira para sua saúde e bem-estar... Minha mãe emergiu como uma das minhas maiores professoras – por meio de quem aprendi responsabilidade, paciência, resistência, autodisciplina e amor incondicional... Meu irmão morava em casa e frequentava a escola em período integral. Desde o início, meus pais haviam tomado a decisão consciente de mantê-lo na família em uma época em que a norma era a institucionalização... Essa decisão provou ser a força mais significativa que afetou a minha criação – com implicações duradouras. Eu sempre concordei com a decisão tanto quanto me lembro... As viagens em família eram férias da vida diária em casa, mas nunca férias da responsabilidade que envolvia os cuidados ao meu irmão. Ele era uma tarefa em tempo integral. Aos 9 anos... a Disney World era emocionante, mas não uma diversão para mim. Recordo de constantemente estar atento para me certificar de que meu irmão estava me acompanhando... Eu havia ouvido histórias de crianças autistas que se perdiam na multidão e eram encontradas pela polícia... Meus momentos mais tristes giravam em torno do desinteresse do meu irmão na maioria das atividades e a consequente falta de envolvimento do resto da família. Meus momentos mais felizes eram quando descobríamos um passeio de que ele gostasse – um passeio que podíamos fazer juntos... Por fim, eu fui para a faculdade. Irmãos que planejam sair de casa para fazer um curso superior em geral se enquadram em duas escolas de pensamento. Muitos frequentam uma universidade relativamente perto de casa com o objetivo óbvio de estar perto da família e a consequente possibilidade de continuar ajudando o irmão autista... A segunda tendência assume uma abordagem oposta... frequentar uma universidade distante... Eu escolhi a primeira opção. Nossos planos para manter a conexão direta com meu irmão foram alterados de modo drástico quando minha família foi transferida para o meio do país em agosto devido ao trabalho do meu pai... Eu sentia uma falta tremenda do meu irmão. Ao mesmo tempo, no entanto, percebi alguma coisa que nunca havia sentido antes. Eu já não me policiava mais depois de vários meses quando ia fazer compras ou caminhava no meio da multidão. Podia andar livremente sem o medo premente de perdê-lo.

(Continua)

(Continuação)

> Também parecia ter muito mais tempo em minhas mãos. Não havia aquela pressão de ter de ocupar meu irmão com aprendizagem ou atividades. Nunca mencionei isso a nenhum dos meus amigos na escola. Eu presumia que eles não entenderiam. Provavelmente eu estava certo... Quando cogitei minhas decisões de carreira, anos antes, sempre as via no contexto do futuro do meu irmão. Como eu conseguiria ajudá-lo melhor nos próximos anos? Tive a sorte de saber que nenhum dos meus pais jamais presumiu que eu seria completamente responsável pelo bem-estar dele. Isso por si só remove uma pressão que, de outra forma, seria imensa. Tem sido meu desejo não revelado monitorar o futuro do meu irmão. Por que eu não faria isso quando adulto, se já assumi essa responsabilidade quando tinha 4 anos de idade?
>
> *Fonte:* Adaptado e reproduzido com permissão de Konidaris (2005, p. 1.265-1.275).

ças começarem a observar, logo irão perceber que muitos de nós temos deficiências de vários tipos e que todos temos coisas em que somos mais fortes e outras em que somos mais fracos.

A forma como os pais enfrentam o diagnóstico de um TEA em seu filho também terá um impacto em como os irmãos irão reagir. O que é dito aos outros filhos pode influenciar o que eles se sentirão confortáveis em dizer aos seus pares na vizinhança, na escola ou em casa. Os problemas irão variar com o tempo. Alguns irmãos terão facilidade em lidar com a situação por longos períodos e, depois, terão algum problema muito particular, como, por exemplo, a criança que ficou muito bem durante a infância, mas, de repente, na adolescência, não quer que possíveis namorados(as) conheçam seu irmão mais velho. Outros ficarão bem à vontade para falar com seus amigos sobre os problemas de um irmão ou irmã e irão manejar as coisas com calma e franqueza.

ENVOLVIMENTO DA FAMÍLIA, GENERALIZAÇÃO E VIDA NA COMUNIDADE

As crianças com TEAs têm problemas importantes de aprendizagem, sobretudo envolvendo aprendizagem social e a generalização das competências para outros contextos. Durante as duas últimas décadas, tem havido uma crescente valorização, por parte de educadores e outros profissionais, do papel importante que pais, irmãos e outros podem ter na abordagem dessa dificuldade de generalização. Os pais e irmãos podem estar com a criança na igreja, sinagoga ou mesquita, na mercearia e no parque. O foco em casa e na comunidade não deve estar tanto no ensino de competências cognitivas e outras de modo isolado, mas em ajudar a criança a aprender a aplicá-las em casa e na comunidade (Matson, Hattier, & Belva, 2012; Palmen, Didden, & Lang, 2012). Inúmeros recursos podem ser utilizados, entre eles o trabalho com rotinas funcionais por meio de recursos visuais para ajudar com horários escritos, organizadores, etc. (veja a lista de leituras sugeridas para os recursos).

As atividades na comunidade (com suporte) devem ser encorajadas para a criança com TEA e sua família. Podem ser atividades religiosas, grupos de escoteiros, clubes, aulas de arte ou música, etc. Para música, o método Suzuki é particularmente bom porque tem forte base desenvolvimental, é regido por regras e muito respeitoso com a criança. Para outras crianças, musicoterapia ou arteterapia podem ser úteis. As atividades esportivas e o tempo de lazer devem levar em conta as necessidades e vulnerabilidades da criança. Os esportes de equipe podem ser mais desafiadores do que atividades mais solitárias ou em dupla; por exemplo, natação, artes marciais ou tênis podem ser melhores opções do que beisebol ou futebol. Até mesmo fazer a criança participar de caminhadas em família ou outras atividades que envolvem algum exercício pode ser útil. A prática de exercícios demonstrou estar associada a melhora no comportamento em vários estudos. A lista de leituras sugeridas oferece livros sobre atividades de lazer, alguns dos quais podem ser aproveitados por todos os membros da família. As atividades de lazer também envolvem oportunidades para socialização e para a prática de outras competências da vida diária. Os pais devem ser encorajados a explorar atividades extracurriculares potenciais na escola. Ajude os pais a ter em mente que experiências podem ser terapêuticas (no sentido mais amplo) sem ser terapia (no sentido mais restrito).

RESUMO

Neste capítulo, falamos sobre o impacto que ter um filho com autismo pode ter nos pais e nas famílias. Ter uma criança com o transtorno pode criar tensões no casamento e na família. Isso também vale para quem tem filhos com desenvolvimento típico, mas as crianças no espectro autista enfrentam desafios adicionais, assim como seus pais e familiares. Preocupações quanto aos resultados no longo prazo, planejamento para o futuro e lidar com problemas comportamentais podem constituir situações de tensão. Outras questões surgem com o tempo à medida que os irmãos crescem. Quem irá cuidar do indivíduo com TEA quando seus pais ficarem velhos e não puderem tomar conta de tudo sozinhos? Que impacto isso terá em seus futuros cônjuges? O indivíduo com TEA virá morar com eles? Eles serão capazes de lidar com as coisas tão bem quanto seus pais? Quem proverá o suporte financeiro que é necessário ao longo dos anos? E, talvez a maior preocupação de todas: também eles poderão ter um filho com um TEA? Todos esses questionamentos são legítimos, alguns dos quais podemos abordar hoje e alguns dos quais só poderemos atender melhor nos próximos anos.

Sem dúvida, falar com os outros filhos de uma forma apropriada para a idade pode ser muito útil. Algumas vezes, o encontro com outros irmãos de crianças com TEAs pode ser benéfico. Existem agora cada vez mais grupos que oferecem apoio aos irmãos, alguns especificamente para irmãos de crianças e adultos com TEAs, e alguns para irmãos de crianças e adultos com outros transtornos crônicos com e sem deficiência intelectual. Listamos alguns *websites* e livros sobre esses temas nas leituras sugeridas no final do capítulo. O projeto de apoio aos irmãos – Sibling Support Project (www.siblingsupport.org [em inglês]) – está operando há muitos anos e tem sido muito útil para pessoas de diferentes idades.

Os pais e familiares podem e devem obter um prazer genuíno com as conquistas da criança com TEA. É importante que os pais se sintam otimistas com sua habilidade de cuidar do filho com TEA junto com seus demais filhos. É importante que os irmãos não se sintam deixados de lado ou negligenciados. Eles terão suas próprias reações a um irmão ou irmã com TEA, e estas podem mudar com o tempo. Não existe uma única maneira correta de ser um pai eficaz. Do ponto de vista do casal e da família, é importante preservar um tempo para si e para o resto da família e, ainda assim, ser bons pais para a criança com TEA.

As famílias devem se sentir livres para utilizar outros apoios sempre que possível, os quais podem incluir parentes e amigos. Outros grupos de apoio para pais e para pais e irmãos podem fornecer informações úteis, bem como formas de se conectar com outras pessoas que têm experiências semelhantes e enfrentam problemas similares. Os professores e a equipe escolar também podem ser fontes valiosas de informação e apoio.

Os irmãos terão diferentes sentimentos e experiências. Mesmo crianças muito pequenas podem perceber o fato de que um irmão ou irmã é diferente. Os pais devem ser honestos sobre essas diferenças sem sobrecarregar o outro filho com informações excessivas. Eles também devem estar conscientes de que os irmãos podem ter reações diferentes com o tempo, incluindo as negativas. Na época em que as crianças estão na escola, o irmão ou irmã com desenvolvimento típico pode cultivar alguma (ou muitas) das inúmeras reações, variando desde tentar negar a realidade dos problemas do irmão ou irmã até se tornar cuidador da criança, ou se ressentir porque o irmão recebe mais atenção. Como em outros aspectos, as crianças são geralmente orientadas por seus pais (mesmo quando protestam que não são); portanto, se os pais puderem ser modelos de abertura, tolerância e disponibilidade para se comunicar, as coisas tenderão a melhorar no longo prazo.

Os desafios e problemas com que as famílias se defrontam mudaram com o tempo, dependendo das especificidades da situação, da família e da idade e nível da criança com TEA. As famílias funcionarão melhor quando os pais puderem ter boa comunicação entre si e com outros membros da família.

REFERÊNCIAS

Fiske, K. E. (2017). *Autism and the family.* New York, NY: Norton.

Fiske, K. E., Pepa, L., & Harris, S. L. (2014). Supporting parents, siblings, and grandparents of individuals with autism spectrum disorders. In F. R. Volkmar, S. J. Rogers, R. Paul, & K. A. Pelphrey (Eds.), *Handbook of autism and pervasive developmental disorders* (4th ed., Vol. 2, pp. 932–948). Hoboken, NJ: Wiley.

Harris, S. L., & Glasberg, B. A. (2012). *Siblings of children with autism: A guide for families* (3rd ed.). Bethesda, MD: Woodbine House.

Konidaris, J. B. (2005). A sibling's perspective on autism. In F. Volkmar, A. Klin, R. Paul, & D. J. Cohen (Eds.), *Handbook of autism and pervasive developmental disorders* (3rd ed., Vol. 2, pp. 1265–1275). New York: Wiley.

Marcus, L. M., Kunce, L. J., & Schopler, R. (2005). Working with families. In F. Volkmar, A. Klin, R. Paul, & D. J. Cohen (Eds.), *Handbook of autism and pervasive developmental disorders* (3rd ed., Vol. 2, pp. 1055–1086). New York: Wiley.

Matson, J. L., Hattier, M. A., & Belva, B. (2012). Treating adaptive living skills of persons with autism using applied behavior analysis: A review. *Research in Autism Spectrum Disorders, 6*(1), 271–276.

Palmen, A., Didden, R., & Lang, R. (2012). A systematic review of behavioral intervention research on adaptive skill building in high-functioning young adults with autism spectrum disorder. *Research in Autism Spectrum Disorders, 6*(2), 602–617.

Volkmar, F., & Wiesner, L. (2009). *A practical guide to autism.* Hoboken, NJ: Wiley.

LEITURAS SUGERIDAS

Adams, S. (2009). *A book about what autism can be like.* London, UK: Jessica Kingsley.

Anderson, S. R., Jablonski, A. L., Knapp, V. M., & Thomeer, M. L. (2007). *Self-help skills for people with autism: A systematic teaching approach.* Bethesda, MD: Woodbine House.

Andron, L. (Ed.). (2001). *Our journey through high-functioning autism & Asperger syndrome: A roadmap.* Philadelphia, PA: Jessica Kingsley.

Bauer, A. (2005). *A wild ride up the cupboards.* New York, NY: Scribner.

Bolick, T. (2004). *Asperger syndrome and young children: Building skills for the real world.* Gloucester, MA: Fair Winds Press.

Bondy, A., & Frost, L. (2008). *Autism 24/7: A family guide to learning at home and in the community.* Bethesda, MD: Woodbine House.

Boyd, B. (2003). *Parenting a child with Asperger syndrome.* London, UK: Jessica Kingsley.

Brereton, A. V., & Tonge, B. (2009). *Pre-schoolers with autism: An education and skills training programme for parents; Manual for parents.* London, UK: Jessica Kingsley.

Brill, M. T. (2001). *Keys to parenting the child with autism* (2nd ed.). Hauppauge, NY: Barron's Educational Series.

Calinescu, M. (2009). *Matthew's enigma: A father's portrait of his autistic son.* Bloomington, IN: Indiana University Press.

Cohen, J. (2002). *The Asperger parent: How to raise a child with Asperger syndrome and maintain your sense of humor.* Shawnee Mission, KS: Autism Asperger.

Coulter, D. (Producer/Director). (2004). *Asperger syndrome for dad: Becoming an even better father to your child with Asperger syndrome* [DVD]. Winston Salem, NC: Coulter Video.

Coulter, D. (Producer/Director). (2007). *Understanding brothers and sisters with Asperger syndrome* [DVD]. Winston Salem, NC: Coulter Video.

Coyne, P. (1999). *Developing leisure time skills for persons with autism: A practical approach for home, school and community.* Arlington, TX: Future Horizons.

Coyne, P. (2004). *Supporting individuals with autism spectrum disorder in recreation.* Champaign, IL: Sagamore.

Cumberland, D. L., & Mills, B. E. (2010). *Siblings and autism.* London, UK: Jessica Kingsley.

Dillon, K. (1995). *Living with autism: The parents' stories.* Boone, NC: Parkway.

Durand, V. M., & Hieneman, M. (2008). *Helping parents with challenging children: Positive family intervention; Facilitator guide.* Oxford, UK: Oxford University Press.

Elder, J. (2005). *Different like me: My book of autism heroes.* Philadelphia, PA: Jessica Kingsley.

Exkorn, K. (2005). *The autism sourcebook: Everything you need to know about diagnosis, treatment, coping, and healing.* New York, NY: Regan Books.

Fawcett, H., & Baskin, A. (2006). *More than a mom: Living a full and balanced life when your child has special needs.* Bethesda, MD: Woodbine House.

Frender, S., & Schiffmiller, R. (2007). *Brotherly feelings: Me, my emotions, and my brother with Asperger's syndrome.* London, UK: Jessica Kingsley.

Haddon, M. (2003). *The curious incident of the dog in the nighttime.* New York, NY: Doubleday.

Harris, S. L. (1994). *Siblings of children with autism: A guide for families.* Bethesda, MD: Woodbine House.

Harris, S. L., & Glasberg, B. A. (2003). *Siblings of children with autism: A guide for families* (2nd ed.). Bethesda, MD: Woodbine House.

Johnson, J., & Van Rensselaer, A. (2010). *The autism spectrum through our eyes.* London, UK: Jessica Kingsley.

Johnson, J., & Van Rensselaer, A. (2008). *Families of adults with autism: Stories and advice for the next generation.* London, UK: Jessica Kingsley.

Kelly, A. B., Garnett, M. S., Attwood, T., & Peterson, C. (2008). Autism spectrum symptomatology in children: The impact of family and peer relationships. *Journal of Abnormal Child Psychology, 36,* 1069–1081.

Kranowitz, C. S. (1995). *101 activities for kids in tight spaces.* New York, NY: St. Martin's Griffin Press.

Larson, E. M. (2006). *I am utterly unique: Celebrating the strengths of children with Asperger syndrome and high-functioning autism*. Shawnee Mission, KS: Autism Asperger.

Leventhal-Belfer, L., & Coe, C. (2004). *Asperger syndrome in young children*. London, UK: Jessica Kingsley.

Lobato, D. J. (1990). *Brothers, sisters, and special needs: Information and activities for helping young siblings of children with chronic illnesses and developmental disabilities* (Foreword by Eunice Kennedy Shriver). Baltimore, MD: Brookes.

Loomis, J. W. (2014). Supporting adult independence in the community for individuals with high--functioning autism spectrum disorders. In F. R. Volkmar, S. J. Rogers, R. Paul, & K. A. Pelphrey (Eds.), *Handbook of autism and pervasive developmental disorders* (4th ed., Vol. 2, pp. 949–968). Hoboken, NJ: Wiley.

Luchsinger, D. F. (2007). *Playing by the rules: A story about autism*. Bethesda, MD: Woodbine House.

Marcus, L. J., Kunce, L. J., & Schopler, E. (2005). Working with families. In F. Volkmar, A. Klin, R. Paul, & D. J. Cohen (Eds.), *Handbook of autism and pervasive developmental disorders* (3rd ed., Vol. 2, pp. 1055–1086). New York: Wiley.

Marshak, L. E., & Prezant, F. B. (2007). *Married with special-needs children: A couples' guide to keeping connected*. Bethesda, MD: Woodbine House.

Martin, E. P. (1999). *Dear Charlie, a grandfather's love letter: A guide for living your life with autism*. Arlington, TX: Future Horizons.

Meyer, D., & Vadasy, P. (1996). *Living with a brother or sister with special needs: A book for sibs* (2nd ed.). Seattle, WA: University of Washington Press.

Miller, N., & Sammons, C. (1999). *Everybody's different: Understanding and changing our reactions to disabilities*. Baltimore, MD: Brookes.

Moor, J. (2008). *Playing, laughing and learning with children on the autism spectrum: A practical resource of play ideas for parents and careers* (2nd ed.). London, UK: Jessica Kingsley.

Moore, C. (2006). *George & Sam: Two boys, one family, and autism*. New York, NY: St. Martin's Press.

Naseef, R. A. (2001). *Special children, challenged parents: The struggles and rewards of raising a child with a disability*. Baltimore, MD: Brookes.

Nadworth, J. W., & Haddad, C. R. (2007). *The special needs planning guide: How to prepare for every stage of your child's life*. Baltimore, MD: Brookes.

Newman, S. (2002). *Small steps forward: Using games and activities to help your preschool child with special needs*. London, UK: Jessica Kingsley.

O'Brien, M., & Daggett, J. A. (2006). *Beyond the autism diagnosis: A professional's guide to helping families*. Baltimore, MD: Brookes.

Ozonoff, S., Dawson, G., & McPartland, J. (2002). *A parent's guide to Asperger syndrome & high-functioning autism*. New York, NY: Guilford Press.

Richman, S. (2001). *Raising a child with autism: A guide to applied behavior analysis for parents*. London, UK: Jessica Kingsley.

Schopler, E. (1995). *Parent survival manual: A guide to crisis resolution in autism and related developmental disorders*. New York, NY: Plenum Press.

Senator, S. (2005). *Making peace with autism: One family's story of struggle, discovery, and unexpected gifts*. Boston, MA: Trumpeter.

Sicile-Kira, C. (2006). *Adolescents on the autism spectrum: A parent's guide to the cognitive, social, physical, and transition needs of teenagers with autism spectrum disorders*. New York, NY: Penguin.

Siegel, B., & Silverstein, S. (1994). *What about me? Growing up with a developmentally disabled sibling*. Cambridge, MA: Perseus.

Sohn, A., & Grayson, C. (2005). *Parenting your Asperger child: Individualized solutions for teaching your child practical skills*. New York, NY: Perigee Trade.

Sonders, S. A. (2003). *Giggle time—establishing the social connection: A program to develop the communication skills of children with autism, Asperger syndrome and PDD*. London, UK: Jessica Kingsley.

Spilsbury, L. (2001). *What does it mean to have autism.* Chicago, IL: Heinemann Library.

Starr Campito, J. (2007). *Supportive parenting: Becoming an advocate for your child with special needs.* London, UK: Jessica Kingsley.

Stewart, K. (2002). *Helping a child with nonverbal learning disorder or Asperger's syndrome: A parent's guide.* Oakland, CA: New Harbinger.

Tammet, D. (2006). *Born on a blue day: Inside the extraordinary mind of an autistic savant.* New York, NY: Free Press.

Twoy, R., Connolly, P. M., & Novak, J. M. (2007). Coping strategies used by parents of children with autism. *Journal of the American Academy of Nurse Practitioners, 19*(5), 251–260.

Vicker, B., & Lieberman, L. A. (2007). *Sharing information about your child with autism spectrum disorder.* Shawnee Mission, KS: Autism Asperger.

Welton, J. (2003). *Can I tell you about Asperger syndrome? A guide for friends and family.* Philadelphia, PA: Jessica Kingsley.

Wheatley, T. (2005). *My sad is all gone: A family's triumph over violent autism.* Lancaster, OH: Lucky Press.

Whiteman, N. J. (2007). *Building a joyful life with your child who has special needs.* London, UK: Jessica Kingsley.

Zysk, V., & Notbohm, E. (2004). *1001 great ideas for teaching and raising children with autism spectrum disorders.* Arlington, TX: Future Horizons.

Apêndice 1
Descrições diagnósticas e critérios para autismo e transtornos pervasivos do desenvolvimento relacionados

F84.0 Autismo infantil

A. Desenvolvimento anormal ou prejudicado é evidente antes dos 3 anos de idade em pelo menos uma das áreas seguintes:
   1. linguagem receptiva ou expressiva conforme usada na comunicação social
   2. desenvolvimento de vínculos sociais seletivos ou de interação social recíproca
   3. brincadeira funcional ou simbólica
B. Um total de pelo menos seis sintomas de (1), (2) e (3) deve estar presente, com pelo menos dois de (1) e pelo menos um de (2) e um de (3).
   1. Prejuízos qualitativos na interação social são manifestados em pelo menos duas das áreas seguintes:
      a. falha em usar adequadamente contato visual (olhar nos olhos), expressão facial, posturas corporais e gestos para regular a interação social
      b. falha em desenvolver (de maneira apropriada à idade mental, e apesar de amplas oportunidades) relações com os pares que envolvem compartilhamento mútuo de interesses, atividades e emoções

---

* Fonte: World Health Organization. (2003). Geneva, Switzerland: Author. Reimpresso com permissão.

c. falta de reciprocidade emocional conforme demonstrado por uma resposta deficiente ou desviante às emoções de outras pessoas; ou falta de modulação do comportamento de acordo com o contexto social; ou fraca integração social, emocional e comportamentos comunicativos
d. falta de busca espontânea para compartilhar prazer, interesses ou realizações com outras pessoas (p. ex., não mostrar, trazer ou apontar para outra pessoa objetos de interesse para o indivíduo)
2. Anormalidades qualitativas na comunicação conforme manifestado em pelo menos uma das áreas seguintes:
   a. retardo no, ou ausência total de, desenvolvimento da linguagem falada que *não* é acompanhado por uma tentativa de compensar por meio do uso de gestos ou mímica como um modo alternativo de comunicação (frequentemente precedido por ausência de balbucio comunicativo)
   b. falha relativa em iniciar ou manter interação em uma conversa (em qualquer nível de competência de linguagem que esteja presente), em que há responsividade recíproca às comunicações da outra pessoa
   c. uso estereotipado e repetitivo da linguagem ou uso idiossincrásico de palavras ou frases
   d. ausência de brincadeira simbólica espontânea variada ou (quando jovem) brincadeira imitativa social
3. Padrões de comportamento, interesses e atividades restritos, repetitivos e estereotipados são manifestados em pelo menos um dos seguintes:
   a. preocupação abrangente com um ou mais padrões de interesse estereotipados e restritos que são anormais em conteúdo ou foco; ou um ou mais interesses que são anormais em sua intensidade e natureza circunscrita, embora não em seu conteúdo ou foco
   b. adesão aparentemente compulsiva a rotinas ou rituais não funcionais específicos
   c. maneirismos motores estereotipados e repetitivos que envolvem agitar ou torcer as mãos ou os dedos ou movimentos complexos do corpo inteiro
   d. preocupações com objetos parciais ou elementos não funcionais de materiais da brincadeira (como seu odor, a textura de sua superfície ou o som ou vibração que geram)

C. O quadro clínico não é atribuível às outras variedades de transtornos pervasivos do desenvolvimento; transtorno de desenvolvimento específico da linguagem receptiva (F80.2) com problemas socioemocionais secundários, **transtorno de apego reativo** (F94.1), transtorno de apego desinibido (F94.2); retardo mental (F70-F72) com alguns transtornos emocionais ou comportamentais associados; esquizofrenia (F20.-) de início anormalmente precoce; e síndrome de Rett (F84.12).

F84.1 Autismo atípico

A. Desenvolvimento anormal ou prejudicado é evidente a partir dos 3 anos de idade (critérios como para autismo, exceto pela idade de manifestação).
B. Existem anormalidades qualitativas na interação social recíproca ou na comunicação; ou padrões de comportamento, interesses e atividades restritos, repetitivos e estereotipados. (Critérios como para autismo, exceto que é desnecessário atender aos critérios para o número de áreas de anormalidade.)
C. O transtorno não atende aos critérios diagnósticos para autismo (F84.0).

O autismo pode ser atípico quanto a idade de início (F84.10) ou sintomatologia (F84.11); os dois tipos são diferenciados com uma quinta característica para fins de pesquisa. Síndromes que são típicas em ambos os aspectos devem ser codificadas como F84.12.

F84.10 Atípico quanto à idade de início

A. O transtorno não atende ao critério A para autismo (F84.0); isto é, desenvolvimento anormal ou prejudicado é evidente apenas a partir de 3 anos.
B. O transtorno atende aos critérios B e C para autismo (F84.0).

F84.11 Atípico quanto à sintomatologia

A. O transtorno atende ao critério A para autismo (F84.0); isto é, desenvolvimento anormal ou prejudicado é evidente antes de 3 anos.
B. Existem anormalidades qualitativas nas interações sociais recíprocas ou na comunicação, ou padrões de comportamento, interesses e atividades restritos, repetitivos e estereotipados. (Critérios como para autismo, exceto que é desnecessário atender aos critérios para o número de áreas de anormalidade.)

C. O transtorno atende ao critério C para autismo (F84.0).
D. O transtorno não atende plenamente ao critério B para autismo (F84.0).

F84.12 Atípico quanto a idade de início e sintomatologia

A. O transtorno não atende ao critério A para autismo (F84.0); isto é, desenvolvimento anormal ou prejudicado é evidente apenas a partir de 3 anos.
B. Existem anormalidades qualitativas nas interações sociais recíprocas ou na comunicação, ou padrões de comportamento, interesses e atividades restritos, repetitivos e estereotipados. (Critérios como para autismo, exceto que é desnecessário atender aos critérios para o número de áreas de anormalidade.)
C. O transtorno atende ao critério C para autismo (F84.0).
D. O transtorno não atende plenamente ao critério B para autismo (F84.0).

F84.2 Síndrome de Rett

A. Período pré-natal e perinatal aparentemente normal *e* desenvolvimento psicomotor aparentemente normal durante os primeiros 6 meses *e* circunferência cefálica normal no nascimento.
B. Desaceleração do crescimento cefálico entre 5 meses e 4 anos *e* perda de competências manuais intencionais adquiridas entre 6 e 30 meses de idade que está associada a concomitante disfunção na comunicação e interações sociais prejudicadas *e* aparecimento de movimentos de deambulação e/ou tronco mal coordenados/instáveis.
C. Desenvolvimento da linguagem expressiva e receptiva severamente prejudicado associado a retardo psicomotor severo.
D. Movimentos da linha média das mãos estereotipados (como contorcer as mãos ou "lavar as mãos") com início na época ou depois que os movimentos manuais intencionais são perdidos.

F84.3 Outro transtorno desintegrativo da infância

A. O desenvolvimento é aparentemente normal até pelo menos 2 anos de idade. A presença de competências normais apropriadas à idade em comunicação, relações sociais, brincadeira e comportamento adaptativo a partir de 2 anos de idade é necessária para o diagnóstico.
B. Existe perda evidente de competências previamente adquiridas próximo à época de início do transtorno. O diagnóstico requer perda clinicamente significativa das competências (e não apenas uma falha em usá-las em determinadas situações) em pelo menos duas das áreas seguintes:

1. linguagem expressiva ou receptiva
2. brincadeira
3. competências sociais ou comportamento adaptativo
4. controle do intestino ou bexiga
5. competências motoras
C. Funcionamento social qualitativamente anormal, manifestado em pelo menos duas das áreas seguintes:
   1. anormalidades qualitativas na interação social recíproca (do tipo definido para autismo)
   2. anormalidades qualitativas na comunicação (do tipo definido para autismo)
   3. padrões de comportamento, interesses e atividades restritos, repetitivos e estereotipados, incluindo estereotipias e maneirismos motores
   4. perda geral de interesse em objetos e no ambiente
D. O transtorno não é atribuível às outras variedades de transtorno pervasivo do desenvolvimento; afasia adquirida com epilepsia (F80.6); mutismo eletivo (F94.0); síndrome de Rett (F84.2); ou esquizofrenia (F20.-).

F84.5 Transtorno de Asperger

A. Ausência de retardo geral clinicamente significativo na linguagem falada ou receptiva ou no desenvolvimento cognitivo. O diagnóstico requer que palavras isoladas tenham-se desenvolvido até 2 anos de idade e que frases comunicativas estejam sendo usadas até 3 anos de idade. As competências de autoajuda, comportamento adaptativo e curiosidade sobre o ambiente durante os primeiros 3 anos devem estar em um nível consistente com o desenvolvimento intelectual normal. No entanto, os marcos do desenvolvimento motor podem estar um pouco atrasados, e é comum desajeitamento (estabanação) motor (embora não seja uma característica diagnóstica necessária). Competências especiais isoladas, frequentemente relacionadas a preocupações anormais, são comuns, mas não necessárias para o diagnóstico.
B. Anormalidades qualitativas na interação social recíproca (critérios como para autismo).
C. Interesse anormalmente intenso circunscrito ou padrões de comportamento, interesses e atividades restritos, repetitivos ou estereotipados (critérios como para autismo; no entanto, seria muito menos habitual para estes incluir maneirismos motores ou preocupações com objetos parciais ou elementos não funcionais de materiais de brincadeiras).

D. O transtorno não é atribuível às outras variedades de transtorno pervasivo do desenvolvimento: esquizofrenia simples (F20.6); transtorno esquizotípico (F21); transtorno obsessivo-compulsivo (F42.-); transtorno da personalidade anancástica (F60.5); transtornos de apego reativo e desinibido da infância (F94.1 e F94.2, respectivamente).

F84.8 Outros transtornos pervasivos do desenvolvimento

F84.9 Transtorno pervasivo do desenvolvimento, não especificado

Esta é uma categoria diagnóstica residual que deve ser usada para transtornos que se enquadram na descrição geral de transtornos pervasivos do desenvolvimento, mas nos quais uma falta de informação adequada, ou achados contraditórios, significa que os critérios para algum dos outros códigos F84 não podem ser atendidos.

Apêndice 2
Entendendo a avaliação da escola e dos especialistas

É comum que as escolas realizem avaliações independentes da criança; com frequência, os pais também podem buscar a avaliação dos profissionais ou de equipes interdisciplinares. Em ambas as situações, em geral o resultado será um relatório narrativo relativamente longo. Levando em conta que estão envolvidos inúmeros especialistas médicos e não médicos, o ideal é que a equipe forneça um relato unificado e coerente que integre os achados e as observações. Menos útil será uma série de testes realizados de modo isolado e com pouca interpretação. Neste apêndice, apresentamos uma rápida visão geral para a leitura e a compreensão dos relatórios de avaliações. Se você já se sente confortável com essas informações, poderá não precisar revisá-las. Mas, se não está familiarizado com tais questões, uma rápida revisão poderá ser útil. No final deste apêndice, encontra-se uma lista de alguns materiais para leitura que também podem ser de seu interesse.

ENTENDENDO OS RESULTADOS DOS TESTES

Em geral, inúmeros instrumentos (testes) são utilizados para avaliar as habilidades da criança em várias áreas. Com exceção do rastreamento de autismo e testes diagnósticos (em que diferentes questões se aplicam), os resultados para a testagem-padrão são fornecidos com base no escore do indivíduo em comparação à amostra padronizada utilizada para desenvolver as avaliações (i.e., a população "normal"). Tenha em mente que, embora os números sejam importantes, as observações da criança ou adulto durante a testagem podem ser igualmente informativas. Além disso, sobretudo para as crianças com TEAs, a interpretação dos resultados é essencial. Por exemplo, uma criança pode ter uma área de ponto forte muito isolada com muitas outras áreas de pontos fracos. Em tais casos, é compreensível que os pais possam querer focar nesse ponto forte – algumas vezes deixando de dar atenção às áreas nas quais a criança precisa de ajuda. Como acontece com tudo o mais, saber se o(s) examinador(es) tem(têm) experiência considerável é muito importante – as pessoas menos experientes são aquelas que, com frequência, tiram conclusões apressadas ou fazem recomendações que vão muito além do que os resultados da avaliação fornecem. Os pais devem ser encorajados a fazer perguntas sobre os relatórios e obter explicações de uma forma que possam entendê-los. Também é difícil para os pais (que algumas vezes são encorajados a assistir às avaliações por monitor de vídeo ou em uma sala de espelho) entenderem que os examinadores têm um conjunto de regras a seguir na administração da avaliação. A violação dessas regras torna impossível a comparação com a amostra nacional ou padronizada – isso pode ser muito frustrante para os pais, que dizem, com razão, que, "se você tivesse feito a pergunta de maneira diferente, ele saberia a resposta". Eles estão certos, mas também está certa a pessoa que aplicou o teste! O problema com o autismo é que, com frequência, as crianças sabem coisas isoladas, e sua falta de flexibilidade pode dificultar que generalizem seu conhecimento – algo que, por si só, é importante saber e trabalhar. Os examinadores enfrentam muitos desafios quando trabalham com indivíduos com TEAs (veja Quadro do Apêndice 2.1), portanto é importante ter examinadores experientes.

Os escores padronizados podem ser apresentados de várias maneiras, mas, em todos os casos, haverá uma média (média na população) e **desvio-padrão** (uma medida da variação em torno da média). Para muitos testes de inteligência, **testes de desempenho** e avaliações da comunicação, os

> **QUADRO DO APÊNDICE 2.1 Desafios para a avaliação em autismo**
>
> - Há extensa faixa de variabilidade nos níveis funcionais de desenvolvimento neurológico (entre as crianças e em uma única).
> - Há grande variabilidade no funcionamento em diferentes contextos.
> - Problemas comportamentais podem complicar a avaliação.
> - A falta de interesse social dificulta a obtenção da cooperação da criança.

escores-padrão fornecem a melhor maneira de comparar resultados para a criança e em relação a outras crianças ou indivíduos.

Originalmente, os escores-padrão, como o QI, eram computados dividindo-se o **escore equivalente à idade (idade mental)** pela idade cronológica real da criança e, depois, multiplicando o resultado por 100. Assim, uma criança com idade mental de 3 anos e idade real de 5 anos teria um QI de 60 (3/5 x 100). Hoje, os testes são desenvolvidos e padronizados de forma mais sofisticada, mas a ideia geral é a mesma. A distribuição dos escores-padrão recai na famosa (ou infame) curva do sino. O escore médio estará na metade da curva, com os demais em torno dela. Para muitos testes de QI, a média ou escore médio na população em geral é de 100. Ou seja, cerca de 50% das pessoas teriam escore acima de 100, e 50%, abaixo. Esses testes costumam ter um desvio-padrão (a medida de como os escores se distribuem em torno da média) de aproximadamente 15. Isso significa que a maioria das pessoas que se submetem ao teste terá um escore entre 15 pontos acima e 15 pontos abaixo da média, ou entre 85 e 115. Apenas cerca de 3% terão escore acima de 30 pontos (dois desvios-padrão) acima ou abaixo da média. Ou seja, apenas cerca de 3% teriam escores de 70 ou menos. Alguns testes terão diferentes médias e desvios-padrão; por exemplo, algumas avaliações utilizam escores T, nos quais a média é 50 e o desvio-padrão é 10.

Na população em geral, é comum ter escores de muitos dos indivíduos agrupados em torno do mesmo número, embora em indivíduos com TEAs esse *não* costume ser o caso, porque pode haver uma grande distribuição na gama de competências que os testes de QI exploram nessas crianças. Com frequência, a própria distribuição é informativa, porque nos diz muito mais sobre os pontos fortes e fracos. Quando há grande distribuição dentro de um teste de QI, é comum não se relatar um escore global, por ser um tanto enganador devido à variabilidade da criança.

Os resultados dos testes também podem ser apresentados de outras formas. Por exemplo, os escores equivalentes à idade são os mais fáceis de se entender, mas com frequência são menos compreendidos porque têm maior probabilidade de oscilar do que os escores-padrão (o desempenho em um ou dois itens pode aumentar ou diminuir de maneira mais drástica o escore equivalente à idade do que no escore-padrão). Também podem ser reportados **escores em percentis**, fornecendo um resultado com base nas percentagens de escores que são mais baixas; por exemplo, um escore com percentil 85 significa que o indivíduo pontuou mais alto do que 85% das pessoas que se submeteram ao teste.

A pessoa que está realizando a avaliação estará alerta a comportamentos problemáticos específicos, que são importantes porque ajudam com a questão do diagnóstico ou porque são áreas importantes para intervenção. Por exemplo, agressão, autoagressão ou comportamentos estereotipados podem ser manejados por meio de intervenção comportamental (**modificação do comportamento**) ou farmacológica (medicamentos). Do mesmo modo, dentro das limitações da realização do teste da maneira tradicional, o examinador tem alguma flexibilidade; por exemplo, pistas verbais funcionam? Pistas visuais ajudam? A criança precisa fazer intervalos frequentes e movimentar-se para conseguir permanecer na tarefa? Quais tipos de tarefas apresentam a maior dificuldade? Todas essas informações baseadas em observações durante a avaliação podem ser uma parte muito informativa do relatório e tremendamente útil na sala de aula.

AVALIAÇÃO PSICOLÓGICA

Esta parte do exame avalia vários aspectos, como o estabelecimento dos níveis globais de habilidade cognitiva das crianças (quociente de inteligência [QI]), além de descrever seus perfis de pontos fortes e fracos. Inúmeros testes podem ser utilizados. Em geral, essa avaliação incluirá, no mínimo, um teste de habilidade cognitiva ou inteligência e alguma avaliação das competências adaptativas (a habilidade de traduzir o que se sabe para contextos no mundo real), além da observação da criança e discussão com você. A observação da criança deve fazer parte do processo de avaliação – administrar um teste psicológico é apenas uma parte de uma avaliação mais ampla. Isso é importante porque os indivíduos com autismo são muito variáveis em seu comportamento. Em geral, na maior parte da avaliação, os examinadores estarão trabalhando de uma maneira muito estruturada com a criança na tentativa de obter o melhor desempenho possível dentro dos limites do teste ou da avaliação que estão fazendo. Isso é feito por meio do estabelecimento de um ambiente amistoso, mas não demasiadamente estimulante, escolhendo-se materiais e testes que serão adequados às necessidades da criança. Conforme já discutido, a avaliação de crianças com autismo consiste em uma ciência e uma arte.

Em determinados momentos com a criança, o examinador precisa decidir recuar um pouco para dar a ela mais oportunidades de interação menos estruturada. Ele também pode precisar decidir qual é o ritmo certo da avaliação – o que, mais uma vez, dependerá da criança: algumas respondem melhor a um ritmo mais rápido, e outras gostam de fazer as coisas devagar e com tranquilidade. Os diferentes tipos de competências avaliadas nos testes de desenvolvimento e inteligência em geral incluirão mais e menos tarefas verbais, algumas que envolvem memória, etc.

No autismo clássico, sobretudo em crianças menores, as competências não verbais costumam ser muito mais avançadas em relação às habilidades mais verbais. Ou seja, é comum que uma criança tenha QI não verbal muito mais alto. As habilidades não verbais de uma criança podem estar, digamos, em um nível correspondente ao QI de 75 ou 80 (escore-padrão), enquanto suas habilidades verbais podem estar no nível de um QI de 40. Para crianças com funcionamento superior com autismo, essa lacuna não costuma ser tão grande, mas ainda existe até certo ponto. Há algumas indicações de que essa situação é inversa no transtorno de Asperger, no qual as competências verbais são melhores do que as não verbais.

Estão disponíveis muitos testes de inteligência diferentes. O teste ou os testes específicos escolhidos dependerão de vários fatores – por exemplo, o quanto de linguagem é exigido (entender ou responder), o quanto a avaliação requer transições e trocas, as demandas sociais do teste e o quão importante é a velocidade do desempenho. Em geral, crianças com autismo se saem melhor em avaliações que requerem menos linguagem e engajamento social e menos trocas e transições. Como os testes de QI podem variar muito no quanto enfatizam esses fatores, é possível que a mesma criança possa obter resultados diferentes com avaliações diferentes. Assim, é importante que o psicólogo escolha os testes com cuidado, tendo em mente as circunstâncias e necessidades específicas da criança. A escolha do teste (ou testes) fica a critério do psicólogo, que pode tentar iniciar com algo que acha que será mais fácil ou mais interessante para a criança. Algumas vezes, o que parecem ser diferenças menores nos testes (mais ou menos testes verbais) pode, na verdade, resultar em mudanças importantes para uma criança com autismo; assim, é importante que o psicólogo tenha alguma experiência no trabalho com essa população e algum conhecimento da variedade de testes de QI que se encontram à disposição. Alguns dos testes utilizados com maior frequência estão listados na Tabela do Apêndice 2.1.

Para crianças menores, costumamos nos referir aos testes de habilidade cognitiva como testes do desenvolvimento; essas avaliações fornecem informações sobre o funcionamento da criança em diferentes áreas em comparação a outras crianças da mesma idade. A distinção entre testes do desen-

TABELA DO APÊNDICE 2.1 Testes selecionados de inteligência e desenvolvimento

Nome do teste	Comentários
Escalas de Inteligência de Wechsler; Escala de Inteligência de Wechsler para a Idade Pré-escolar e Primária, 3ª ed. (WPPSI-IV, 2012); Escala de Inteligência de Wechsler para Crianças, 5ª ed. (WISC-V, 2015), Escala de Inteligência de Wechsler para Adultos, 4ª ed. (WAIS-IV, 2008)	Excelente série de testes que abrange desde a idade pré-escolar (aproximadamente 4 anos) até a idade adulta; avalia uma gama de habilidades cognitivas. Algumas tarefas são cronometradas, o que é um desafio para muitas crianças com autismo e condições relacionadas (isso, na verdade, pode ajudar a documentar a necessidade de testes não cronometrados). Perfis típicos de habilidade são vistos no autismo e no transtorno de Asperger.
Escala de Inteligência Stanford Binet, 5ª ed. (SB5) (Roid, 2003)	Excelente teste; pode ser utilizado com crianças um pouco menores. Ampla faixa etária. A escala não verbal pode subestimar as habilidades em TEAs.
Bateria de Avaliação de Kaufmann para Crianças, 2ª ed. (KABC-II) (Kaufman & Kaufman, 2004)	Excelente teste; pode ser utilizado dos 3 aos 18 anos de idade. É necessária alguma linguagem (mas não muita). Um pouco mais flexível para crianças com autismo. Muitos dos materiais interessam crianças com TEAs. Demandas de linguagem minimizadas e boa sensibilidade a possível viés cultural.
Escala Internacional de Inteligência de Leiter, 3ª ed. (Leiter-3) (Roid & Miller, et al., 2013)	Um teste desenvolvido para crianças surdas, recentemente revisado. Fornece a avaliação da habilidade cognitiva não verbal. Pode ser utilizado para crianças sem linguagem expressiva. É permitida alguma instrução. As limitações incluem tarefas não verbais.
Escalas de Aprendizagem Precoce de Mullen	Pode ser utilizada com crianças muito pequenas. Fornece escores em solução de problemas não verbais, linguagem receptiva e expressiva e habilidade motora ampla e fina. Os escores desses testes desenvolvimentais costumam ser menos preditivos de habilidades posteriores.

(Continua)

(Continuação)

Escalas de Habilidades Diferenciais, 2ª ed. (DAS-II) (Elliott, 2007)	Teste bem feito; abrange uma ampla gama de idades e explora inúmeras competências diferentes (não apenas QI global). As escalas nos primeiros anos de vida podem fornecer um QI para crianças com baixo funcionamento que têm menos de 9 anos.

Nota: Muitos outros testes estão disponíveis, e os instrumentos são constantemente revisados e reeditados.

volvimento e de inteligência é um tanto arbitrária e reflete, em parte, o fato de que os resultados dos testes de desenvolvimento cognitivo e inteligência se tornam mais estáveis próximo à época em que a criança está na idade escolar tradicional.

Uma variedade de outros testes pode ser utilizada pelo psicólogo para avaliar outras competências. Por exemplo, o funcionamento adaptativo (competências adaptativas) é um conceito distinto de QI e se refere à habilidade do indivíduo de usar o que sabe em contextos no mundo real. Isso é crucial no autismo, porque não é tão incomum que a criança saiba alguma coisa na escola, mas não seja capaz de generalizá-la para outros contextos. Por exemplo, temos um paciente adolescente com transtorno de Asperger que tem QI verbal de 140 (nível de gênio), e um de seus principais interesses é a solução de equações matemáticas muito complexas. Entretanto, esse mesmo paciente não consegue entrar em um McDonald's, pedir um hambúrguer e conferir o troco! Essa última competência – traduzir sua habilidade matemática para o mundo real – é do que tratam as competências adaptativas.

Levando em consideração os desafios que indivíduos com espectro autista têm com a generalização, as **Escalas de Comportamento Adaptativo de Vineland** avaliam capacidades para autossuficiência em vários e diferentes domínios de funcionamento nas áreas da comunicação (competências receptiva, expressiva e escrita) e da socialização (competências interpessoal, de tempo de lazer e de enfrentamento), além de competências motoras (ampla e fina) em crianças menores. Várias versões desse instrumento se encontram disponíveis, e ele é a avaliação mais utilizada para competências adaptativas, embora outros instrumentos também estejam disponíveis. Com a avaliação Vineland mais detalhada, é possível desenvolver um conjunto de objetivos específicos para a criança trabalhar em sala de aula e em contextos fora da sala de aula. Outras áreas avaliadas incluem habilidades de realização (*achievement*; isto é, o que a criança de fato aprendeu nas áreas acadêmicas em relação a outras crianças em contraste com sua habilidade de trabalhar de modo mais geral na solução de novos problemas). Para os indivíduos com TEA, em particular, alguns aspectos da **testagem neuropsicológica** podem ser importantes, por exemplo, para o funcionamento executivo – para ver o quanto a pessoa é organizada no planejamento antecipado e em solução de problemas. **Testes de personalidade** e **testes projetivos** são algumas vezes utilizados, sobretudo em indivíduos mais velhos (adolescentes e adultos) com autismo e em particular naqueles com transtorno de Asperger. Esses testes podem ser utilizados para documentar problemas no pensamento e no teste de realidade, mas não são realizados rotineiramente.

AVALIAÇÕES DA FALA-LINGUAGEM-COMUNICAÇÃO (FONOAUDIOLOGIA)

Dificuldades na comunicação são uma das características centrais do autismo e o foco principal de intervenção. Isso é válido inclusive para indivíduos com funcionamento superior com autismo e transtorno de Asperger que têm problemas significativos no uso social da linguagem, mesmo quando têm um bom vocabulário. As crianças com desenvolvimento típico são muito comunicativas bem antes de começarem a dizer as primeiras palavras. Naquelas com dificuldades do espectro autista, essas competências não se desenvolvem da mesma maneira; assim, por exemplo, métodos precoces de comunicação (pré-verbais), como tentar alcançar e apontar para mostrar alguma coisa a outras pessoas, podem ocorrer com bastante atraso.

Quando crianças com autismo conseguem falar, sua fala é marcante em vários aspectos. Com frequência, o fonoaudiólogo observará que a prosódia (aspectos musicais da fala) pode estar "desligada", de modo que o indivíduo fala de uma maneira quase robótica (o que os fonoaudiólogos chamam de *monotônica*). Além disso, o registro da criança (o que os fonoaudiólogos chamam de *volume*) pode ser uniformemente alto em todos os contextos e situações. O uso dos pronomes (que muda de modo constante dependendo de quem está falando ou a que está se referindo) é uma área de dificuldade para muitas crianças com autismo, que com frequência invertem os pronomes, dizendo, por exemplo, *você* em vez de *eu*. Outra característica muito comum é a ecolalia – repetição da mesma palavra ou frase inúmeras vezes –, como, por exemplo, dizer "quer biscoito, quer biscoito, quer biscoito" depois que lhe perguntam "Você quer biscoito?". A ecolalia tende a persistir ao longo do tempo, diferentemente do que ocorre em crianças com desenvolvimento típico, nas quais vai diminuindo gradualmente à medida que se comunicam de maneira mais eficaz e sofisticada. Para a pessoa com autismo mais apta, as dificuldades em manter uma conversa e em responder à linguagem mais sofisticada (p. ex., humor, ironia, sarcasmo) podem representar obstáculos significativos. Estas são o que os fonoaudiólogos chamam de dificuldades *pragmáticas* (aspectos sociais) da linguagem.

É importante perceber que os problemas na comunicação não existem de modo isolado. Ao contrário, essas dificuldades têm um impacto importante nas competências sociais, organizacionais e de solução de problemas do indivíduo. Por exemplo, as crianças que se comunicam verbalmente podem recorrer à comunicação idiossincrásica, o que contribui ainda mais para as dificuldades sociais. Por exemplo, a criança pode dizer: "o carteiro está chegando" sempre que acontece algo inesperado, porque ela lembra de uma vez em que o carteiro chegou mais cedo inesperadamente. Seus pais podem entender o que essa frase significa, porém a maioria das pessoas não entenderia.

Avaliações da linguagem e comunicação são importantes para todas as crianças com autismo e condições relacionadas, independentemente de seu nível de funcionamento. Por exemplo, para aquelas que são mudas, uma avaliação das competências de *compreensão* pode ser indicada. Os **fonoaudiólogos** se interessam pelos aspectos mais amplos da comunicação, e não só pela fala; assim, por exemplo, eles podem estudar como uma criança que ainda não está falando poderia ser ajudada a se comunicar por outros meios.

A avaliação da comunicação deve incluir vários componentes. Assim como ocorre na avaliação psicológica, a escolha dos testes e procedimentos de avaliação deve refletir uma noção das circunstâncias únicas da criança em questão. Por exemplo, o fonoaudiólogo pode estar interessado em sua habilidade de produzir sons e palavras e detectar se essa parece ser uma área de dificuldade específica. Vários **testes padronizados** de vocabulário (vocabulário receptivo – o que a criança compreende – e vocabulário expressivo – o que ela consegue dizer) estão disponíveis, assim como testes mais sofisticados que examinam exatamente como a linguagem é utilizada. Para crianças muito pequenas, estão disponíveis menos instrumentos de avaliação. Em vez disso, a observação do funcionamento social (como durante a brincadeira) pode ampliar os resultados obtidos com testes mais padronizados. Os escores são muito semelhantes àqueles derivados das avaliações psicológicas – e, da mesma forma, há variações nos tipos de testes, idades testadas, formato dos testes, etc. (veja a Tabela do Apêndice 2.2).

Dependendo da idade da criança e de sua capacidade de se comunicar, o fonoaudiólogo avaliará diversas áreas diferentes, em geral. Estas incluem medidas da comunicação pré-verbal, vocabulário de palavras isoladas (repetitivo e expressivo), além do uso real da linguagem. Com frequência, existe uma lacuna significativa entre o vocabulário de palavras isoladas e a habilidade de utilizá-las com regularidade em uma conversa. Conforme mencionamos, algumas vezes o exame incluirá a avaliação de problemas específicos, como a articulação, dependendo das necessidades especiais da criança. A avaliação da habilidade de utilizar socialmente a linguagem sempre deve estar incluída.

Os tipos de testes empregados são muito variados. Alguns deles se baseiam no relato dos pais sobre as competências do filho, enquanto outros estão baseados na avaliação da criança pelo fonoaudiólogo. Algumas medidas de avaliação foram desenvolvidas especificamente para crianças com autismo e transtornos relacionados ou atraso na comunicação; com frequência, empregam um formato mais baseado na brincadeira, como é apropriado para crianças menores e para aquelas com competências de comunicação mais restritas. Por exemplo, as Escalas de Comunicação e Comportamento Simbólico (CSBS) examinam a linguagem e o desenvolvimento de habilidades simbólicas em um contexto baseado na brincadeira. São utilizadas para crianças cujas competências de comunicação estão entre 6 e 24 meses (a criança pode, na verdade, ter até 6 anos de idade) e também incluem um questionário para o cuidador. Essa testagem fornece uma gama de escores em diferentes áreas.

Para crianças que ainda não utilizam palavras, o fonoaudiólogo se interessa nos elementos constitutivos da linguagem, entre os quais interação social, brincadeira e outros comportamentos com forte aspecto comunicativo. Os objetivos incluem o entendimento do que a criança compreende sobre comunicação com os outros (uso de gestos e palavras) e se ela compreende a intenção comunicativa (as razões para a comunicação) e os meios para comunicação (comportamentos, palavras, vocalização, gestos). O fonoaudiólogo também estará interessado em aprender o quanto a criança é eficaz

TABELA DO APÊNDICE 2.2 Avaliações da fala-linguagem-comunicação utilizadas com frequência

Nome	Comentários
Teste de Vocabulário por Imagens Peabody, 4ª ed. (TVIP) (Dunn & Dunn, 2007)	Mede o vocabulário receptivo (o que a criança compreende). Este escore pode subestimar a real habilidade de linguagem da criança. Faixa etária de 2,5 a 90 anos.
Teste de Vocabulário Expressivo por Figuras com Uma Palavra, 4ª ed. (EOWPVT) (Martin & Brownell, 2011)	Mede a habilidade de nomear (o que a criança pode rotular). Mais uma vez, pode superestimar a real habilidade de linguagem da criança. Faixa etária de 2 a 80 anos.
Escalas de Desenvolvimento da Linguagem de Reynell, ed. americana (Reynell & Gerber, 1990)	Para 3 a 7 anos e 6 meses; fornece medidas do real uso da linguagem. Com frequência os escores são mais baixos para compreensão verbal e linguagem expressiva. Materiais atraentes para crianças.
Escala de Linguagem do Pré-Escolar (PLS-4) (Zimmerman, Steiner, & Pond, 2002)	Avalia a linguagem receptiva e expressiva; com frequência utilizada em escolas. Uma avaliação direta. Bom instrumento para crianças menores. Faixa etária de 2 semanas a < 7 anos.
Avaliação Global da Linguagem Falada (CASL) (Carrow-Woolfolk, 1999)	Utilizada dos 3 aos 21 anos; apenas uma resposta verbal ou não verbal (apontar) necessária (sem expectativa de habilidade para leitura ou escrita); teste de várias habilidades de linguagem, incluindo habilidade pragmática (uso da linguagem social) e linguagem figurativa.
Avaliação Clínica dos Fundamentos da Linguagem, 5ª ed. (CELF-5) (Wiig, Semel, & Secord, 2013)	Utilizada para crianças de 3 a 21 anos (duas versões). Avalia várias competências de linguagem relacionadas às exigências escolares. Útil para crianças maiores e de funcionamento superior.
Teste de Competência de Linguagem (TLC) (Wiig & Secord, 1989)	Foca em aspectos mais complexos da linguagem (p. ex., ambiguidade, linguagem figurativa, linguagem abstrata), 5 a 18 anos.

Nota: Muitos outros testes estão disponíveis.

e persistente como comunicadora. Por exemplo, ela persiste em tentar se comunicar quando a outra pessoa não compreende, ou usa formas de comunicação mais ou menos convencionais? Além disso, as razões por que a criança se comunica serão observadas. Ou seja, ela se comunica apenas para obter coisas, protestar ou engajar outras pessoas? A qualidade social, além do ritmo das comunicações, também é importante. Por exemplo, a criança associa sua comunicação ao contato visual ou a gestos? O fonoaudiólogo irá ouvir quaisquer sons que a criança fizer.

Quando as crianças são capazes de combinar palavras, uma gama diferente de instrumentos de avaliação se torna disponível. Fica um pouco mais fácil avaliar a habilidade da criança de compreender a linguagem receptiva e expressiva e as relações entre as palavras. São escolhidos testes específicos baseados na idade e no nível de linguagem da criança. Para esse grupo de crianças, algumas vezes é necessário fazer concessões ou adaptações para obter informações que sejam úteis para fins de diagnóstico e planejamento do tratamento. Por exemplo, se a criança for mais velha, mas tiver linguagem limitada, o fonoaudiólogo pode optar pelo uso de um teste que tenha sido desenvolvido para crianças menores; ou, se ela tiver problemas específicos que complicam a administração do teste na forma típica, podem ser feitas algumas adaptações. Essas mudanças podem incluir a repetição das instruções, o uso de reforço ou o fornecimento de pistas adicionais para a criança. A utilização dessas estratégias complica a pontuação e a interpretação do teste, mas pode fornecer informações valiosas para o tratamento.

Além de fazer a testagem formal, o fonoaudiólogo em geral também incluirá um período de brincadeira para que possa registrar uma amostra da linguagem. Esta última, que costuma ser gravada em áudio ou vídeo, pode ser utilizada depois da avaliação para analisar o nível e a sofisticação da linguagem espontânea da criança.

Para crianças maiores e aquelas com melhor linguagem (incluindo crianças com transtorno de Asperger), os testes típicos dos níveis de vocabulário e as habilidades de linguagem podem tender a ser muito superiores à real habilidade de comunicação do indivíduo e, assim, ser enganosos para os membros da equipe da escola. Para essas crianças, a avaliação deve focar em aspectos mais complicados da linguagem, incluindo seus usos sociais, como a compreensão do humor e da linguagem não literal (p. ex., "Seus olhos eram maiores do que seu estômago"). Para tal população, os resultados da avaliação Vineland são com frequência mais informativos do que muitas das medidas mais típicas da linguagem. Para indivíduos que falam, o fonoaudiólogo em geral irá prestar mais atenção à habilidade de modular ou moderar seu tom e volume de voz quando relevante para o tema ou local específico.

AVALIAÇÕES DE TERAPIA OCUPACIONAL E FISIOTERAPIA

Os terapeutas ocupacionais e os fisioterapeutas podem estar envolvidos como membros da equipe de avaliação ou no programa de intervenção escolar. Os fisioterapeutas estão interessados na habilidade da criança de se engajar em movimentos motores amplos (músculos grandes), e os terapeutas ocupacionais com frequência se interessam mais pelos movimentos motores finos (mãos). Eles também podem ser necessários para ajudar a avaliar a criança se ela tiver desafios sensoriais maiores. Esses especialistas podem conversar com os professores em sala de aula e com os pais para ajudá-los a lidar e compreender comportamentos desafiadores, além de dificuldades motoras, como com a escrita e sensibilidades incomuns. Alguns testes selecionados do desenvolvimento motor ou competências sensório-motoras estão listados na Tabela do Apêndice 2.3.

INTEGRANDO TUDO

Devido a problemas com seguro-saúde, localização geográfica e outros fatores, os pais lamentavelmente nem sempre têm muita opção quando escolhem uma equipe para avaliar seu filho. Se possível, tente se conectar com pessoas que já tenham trabalhado juntas e que tenham experiência considerável em diagnosticar autismo e condições relacionadas. Outros pais e, com frequência, membros da equipe da escola serão capazes de lhe dar boas informações sobre profissionais qualificados. Não raro, o prestador de cuidados de saúde primários é a pessoa que faz um encaminhamento inicial para uma equipe e, depois, ajuda a obter serviços e recursos locais. Você pode ajudar os pais a obter os serviços e recursos locais; essa pessoa pode ser capaz de indicar aos pais pessoas experientes. Algumas vezes, a escola terá uma equipe de avaliação experiente e com bom funcionamento, porque um número cada vez maior de profissionais escolares (psicólogos, fonoaudiólogos, terapeutas ocupacionais e fisioterapeutas) está mais familiarizado com autismo.

TABELA DO APÊNDICE 2.3 Testes motores e sensório-motores

Nome	Formato e comentários
Questionário de Experiências Sensoriais (SEQ) (Baranek, David, Poe, Stone, & Watson, 2006)	Apresenta 35 itens; voltado para crianças com autismo (2 a 12 anos); foca na frequência de experiências sensoriais incomuns.
Avaliação do Processamento Sensorial (ESP) (Parham & Ecker, 2002)	Utilizada em crianças entre 2 e 12 anos; 76 itens em uma escala de 5 pontos.
Perfil Sensorial (Dunn, 2014)	Normalizado em uma grande amostra de crianças (do nascimento até 15 anos); as escalas para cuidadores e professores focam em respostas sensoriais incomuns.
Avaliação Motora para Crianças Pré-Escolares (TIME) (Miller & Roid, 1994)	Abrange desde o nascimento até 47 meses; foca em diversos domínios com base na classificação dos comportamentos motores observados; requer treinamento considerável.
Teste de Integração Visuomotora (VMI) (Beery, Buktenica, & Beary, 2010)	Instrumento muito utilizado e bem padronizado, administrado individualmente (inclui adultos); utilizado a partir de 2 anos até a idade adulta; avalia a percepção visual e a coordenação motora; administrado com facilidade por um avaliador treinado; útil na documentação de retardo motor fino e visuomotor.
Escalas do Desenvolvimento Motor Peabody, 2ª ed. (PDMS-2) (Folio & Fewell, 2000)	Escores com referência à norma para habilidades motoras finas e amplas; do nascimento até 5 anos.

As melhores equipes interdisciplinares trabalham bem em conjunto; infelizmente, outras não. Algumas vezes, os pais e as escolas acabam obtendo uma infinidade de relatórios individuais com pouca integração ou um relatório que não apresenta uma visão unificada da criança. Já vimos relatórios separados de seis ou sete profissionais diferentes trabalhando no mesmo grupo, mas aparentemente com pouca noção dos achados dos outros. Em geral isso acontece quando os membros da equipe trabalham de forma individual em vez de como um grupo. Idealmente, o desejado é uma visão da criança que seja unificada, sensível e realista.

Com o risco de exagerar no que esperamos que agora seja óbvio, os relatórios, seja de uma equipe ou de um prestador de cuidados individual, devem ser feitos de forma compreensível. Os resultados devem ser traduzíveis em programas para o indivíduo no espectro autista. Por exemplo, quando escrevemos relatórios, dizemos aos pais que cada um dos pontos enumerados em nossas recomendações é algo que pode muito bem estar incluído no PEI da criança. Os prestadores de cuidados primários podem ser úteis ao ajudarem os pais a entender os resultados dos testes e ao ajudarem a coordenar as informações das várias fontes. Isso será particularmente verdadeiro se a criança, adolescente ou adulto tiver um problema médico que também precisa ser incluído no planejamento. Pode ser muito útil ter uma pessoa específica para contato – com frequência o enfermeiro escolar, psicólogo ou assistente social na escola ou no programa de intervenção.

REFERÊNCIAS

Baranek, G. T., David, F. J., Poe, M., Stone, W., & Watson, L. R. (2006). Sensory Experiences Questionnaire: Discriminating response patterns in young children with autism, developmental delays, and typical development. *Journal of Child Psychology and Psychiatry, 47*(6), 591–601.

Beery, K. E., & Buktenica, N. A. (1997). *Developmental test of visual-motor integration (VMI)*. Parsippany, NJ: Modern Curriculum Press.

Carrow-Wollfolk, E. (1999). *Comprehensive assessment of spoken language (CASL)*. Circle Pines, MN: American Guidance Service.

Dunn, W. (1999). *Sensory Profile*. San Antonio, TX: Psychological Corporation.

Dunn, W. (2014). *Sensory Profile 2™*. San Antonio, TX: Pearson.

Dunn, L. M., & Dunn, L. M. (2007). *The Peabody picture vocabulary test (3rd ed.)*. Circle Pines, MN: American Guidance Service.

Elliot, S. D. (2007). *Differential ability scales (2nd ed.)*. San Antonio, TX: Harcourt Assessment.

Folio, M. R., & Fewell, R. R. (1983). *Peabody developmental motor scales and activity cards (PDMS)*. Itasca, IL: Riverside.

Kaufman, A. S., & Kaufman, N. L. (2004). *Kaufman assessment battery for children (2nd ed.)*. Circle Pines, MN: American Guidance Service.

Martin, N.A., & Brownell, R. (2011). *Expressive One-Word Picture Vocabulary Test, (4th ed.)*. Austin, TX. Pro-Ed Publishing.

Miller, L.G., & Roid, G.H. (1994). *The T.I.M.E. Toddler and Infant Motor Evaluation*. San Antonio, TX. Therapy Skill Builders.

Mullen, E. M. (1995). *The Mullen scales of early learning*. Circle Pines, MN: American Guidance Service.

Parham, L. D., & Ecker, C. L. (2002) Evaluation of sensory processing. In A. Bundy, S. Lane, & E. Murray (Eds.), *Sensory integration: Theory and practice (2nd ed.*, pp. 194–196). Philadelphia: Davis.

Reynell, J., & Gruber, C. (1990). *Reynell Developmental Language Scales-U.S. Edition*. Los Angeles: Western Psychological Services.
Roid, G.H., & Miller, L.K (2013). *Leiter International Performance Scale, (3rd ed., Leiter-3)*. Torrance, CA: Western Psychological Services.
Roid, G. H. (2003). *Stanford Binet Intelligence Scales (5th ed)*. Itasca, IL: Riverside.
Weschler, D. (2008). *Wechsler Adult Intelligence Scale (4th ed., WAIS-IV)*. San Bloomington, MN: Pearson.
Weschler, D. (2014). *Wechsler Intelligence Scale for Children (5th ed., WISC-V)* Bloomington, MN: Pearson.
Weschler, D. (2012). *Wechsler Preschool and Primary Scale of Intelligence™ (4th ed., WPPSI-IV)*. Bloomington, MN: Pearson.
Wiig, E. H., & Secord, W. (1989). *Test of language competence*. New York: Psychological Corporation.
Wiig, E. H., Semel, E., & Secord, W. A. (2013). *Clinical Evaluation of Language Fundamentals (5th ed., CELF-5)*. Bloomington, MN: NCS Pearson.
Zimmerman, I. L., Steiner, V. G., & Pond, R. E. (2002*). Preschool Language Scale-4*. San Antonio, TX: Psychological Corporation.

LEITURAS SUGERIDAS

Baranek, G. T., Little, L. M., Parham, L. D., Ausderau, K. K., & Sabatos-DeVito, M. G. (2014). Sensory features in autism spectrum disorders. In F. R. Volkmar, S. J. Rogers, R. Paul, & K. A. Pelphrey (Eds.), *Handbook of autism and pervasive developmental disorders* (4th ed., Vol. 2, pp. 378–407). Hoboken, NJ: Wiley.
Goldstein, S., Naglieri, J. A., & Ozonoff, S. (2009). *Assessment of autism spectrum disorders* (pp. xiv, 384). New York, NY: Guilford Press.
Hogan, T. P. (2002). *Psychological testing: A practical introduction*. Hoboken, NJ: Wiley.
Paul, R. & Wilson, K. P. (2009). Assessing speech, language, and communication in autism spectrum disorders. In S. Goldstein, J. A. Naglieri, & S. Ozonoff (Eds.), *Assessment of autism spectrum disorders* (pp 171–208). New York, NY: Guilford Press.
Schaaf, R. C., Benevides, T. W., Kelly, D., & Mailloux-Maggio, Z. (2012). Occupational therapy and sensory integration for children with autism: A feasibility, safety, acceptability and fidelity study. *Autism, 16*(3), 321–327.
Tager-Flusberg, H., Paul, R., & Lord, C. (2014). Language and communication in autism. In F. R. Volkmar, S. J. Rogers, R. Paul, & K. A. Pelphrey (Eds.), *Handbook of autism and pervasive developmental disorders* (4th ed., Vol. 1, pp. 335–364). Hoboken, NJ: Wiley.
Tsatsanis, K. D., Powell, K., Volkmar, F. R., Paul, R., Rogers, S. J., & Pelphrey, K. A. (2014). Neuropsychological characteristics of autism spectrum disorders. In F. R. Volkmar, S. J. Rogers, R. Paul, & K. A. Pelphrey (Eds.), *Handbook of autism and pervasive developmental disorders* (4th ed., Vol. 1, pp. 302–331). Hoboken, NJ: Wiley.
Volkmar, F. R., Booth, L. L., McPartland, J. C., & Wiesner, L. A. (2014). Clinical evaluation in multidisciplinary settings. In F. R. Volkmar, S. J. Rogers, R. Paul, & K. A. Pelphrey (Eds.), *Handbook of autism and pervasive developmental disorders* (4th ed., Vol. 2, pp. 661–672). Hoboken, NJ: Wiley.
Volkmar, F. R., Rowberry, J., Vinck-Baroody, O. D., Gupta, A. R., Leung, J., Meyers, J., Vaswani, N., & Wiesner, L. A. (2014). Medical care in autism and related conditions. In F. R. Volkmar, S. J. Rogers, R. Paul, & K. A. Pelphrey (Eds.), *Handbook of autism and pervasive developmental disorders* (4th ed., Vol. 1, pp. 532–535). Hoboken, NJ: Wiley.
Wodrich, D.L.E. (1997). *Children's psychological testing: A guide for nonpsychologists*. Baltimore, MD: Brookes.

Glossário

ABA *Veja* Análise do comportamento aplicada.

Acomodações Adaptações do ambiente, formato ou situação feitas visando a adequação às necessidades do aluno.

ADA *Veja Americans with Disabilites Act*.

Agência de educação local (LEA) Agência em âmbito local que oferece serviços educacionais (nos Estados Unidos).

Ambiente menos restritivo possível (LRE) A lei norte-americana *Individuals with Disabilities Education Act* determina que crianças que precisam de serviços de educação especial devem ser ensinadas, dentro do possível, junto a pares sem deficiências.

Americans with Disabilities Act Lei abrangente dos direitos civis norte-americanos, aprovada em 1990, e que proíbe discriminação contra pessoas com deficiências no emprego, no serviço público, em ambientes públicos e em telecomunicações. Costuma ser referida como ADA.

Análise do comportamento aplicada (ABA) Uma ciência comportamental que utiliza procedimentos de ensino muito estruturados com base em pesquisas para desenvolver competências nos indivíduos. A ênfase é colocada na modificação do comportamento de uma maneira que pode ser medida com precisão por meio de ensaios repetidos.

Ano letivo estendido (ESY) Serviços de educação especial além do ano letivo. Estão especificados na lei norte-americana *Individuals with Disabilities Education Act*. A elegibilidade é determinada pelo PEI da criança.

Atenção conjunta Atividade de engajamento com outros na observação de atividades e eventos e engajamento com materiais. Em geral, isso pode ser facilmente demonstrado em bebês com desenvolvimento normal; por exemplo, quando acontece algu-

---

Nota: Neste glossário estamos incluindo intencionalmente termos que podem ser menos familiares para alguns prestadores de cuidados à saúde.

ma coisa interessante ou incomum, a criança olhará, depois se voltará para o pai ou a mãe para avaliar sua reação e, então, tornará a se virar para olhar.

Atividade remunerada substancial Utilizada para decidir se uma pessoa tem uma deficiência para determinar a elegibilidade para a Renda para Incapacitados e Seguro de Renda Suplementar da Seguridade Social.

Audiências de devido processo Audiências para decidir se um plano de educação individualizado atende às exigências da lei *Individuals with Disabilities Education Act*.

Autism Behavior Checklist (ABC) Instrumento de rastreamento para autismo.

Autism Diagnostic Interview-Revised (ADI-R) Instrumento para avaliação e diagnóstico de autismo. Foca em informações diagnósticas relevantes (históricas); costuma ser realizada com os pais. Esse instrumento requer extenso treinamento.

Autism Diagnostic Observation Schedule (ADOS) Instrumento para avaliação e diagnóstico de autismo. Uma avaliação feita com o indivíduo (desde a idade pré-escolar até adulto) com sondagens. Concebido para evocar comportamentos que sugerem que a pessoa se encontra no espectro autista. Várias versões estão disponíveis (dependendo da habilidade de linguagem do paciente). O instrumento requer extenso treinamento.

Autismo infantil Mesmo significado que *transtorno autista* ou *autismo na infância*.

Autismo na infância Mesmo significado de *transtorno autista* ou *autismo infantil*.

Autismo Uma forma de transtorno pervasivo do desenvolvimento caracterizado por dificuldades na interação social, na aquisição e no uso da linguagem, além de maneirismos e comportamentos e hábitos estranhos.

Autista *savant* Pessoa com autismo que tem uma habilidade incomum, como, por exemplo, desenho, cálculo de calendário, memória, etc.

Autoagressão Autoagressão cometida pelo indivíduo, como, por exemplo, bater a cabeça.

Autoestimulação O ato de oferecer estimulação física, visual ou auditiva a si mesmo; balançar para a frente e para trás e agitar as mãos são exemplos.

Avaliação Clínica dos Fundamentos da Linguagem, 5ª ed. (CELF-5) Teste das competências de linguagem e comunicação. Utilizada com frequência em escolas por fonoaudiólogos.

Avaliação do Processamento Sensorial (ESP) Teste do processamento sensorial.

Avaliação Global da Linguagem Falada (CASL) Teste de competências de linguagem e comunicação.

Avaliação Motora para Crianças Pré-Escolares (TIME) Teste de competências motoras.

Bateria de Avaliação de Kaufmann para Crianças, 2ª ed. (KABC-II) Um teste de inteligência muito utilizado.

Childhood Autism Rating Scale, 2ª ed. (CARS-2) Instrumento para avaliação e diagnóstico de autismo. Muito utilizado em escolas e fácil de aprender; fornece o escore individual em uma escala de 15 pontos com base na avaliação e no exame, com os escores em cada escala variando de 0 (normal) a 4 (muito autista).

Círculo de amigos Grupos de competências sociais baseadas nos pares.

Comorbidade Refere-se à presença de mais de um problema, como, por exemplo, autismo *e* um transtorno de ansiedade. Isso se torna mais frequente quando os indivíduos com autismo entram na adolescência e na idade adulta.

Competências da vida diária Competências necessárias para a vida diária, como, por exemplo, fazer compras, usar o telefone, vestir-se apropriadamente para o clima, competências de autocuidado.

Competências de autoajuda Competências da vida diária necessárias para viver de forma independente.

Competências sensório-motoras Competências em bebês e crianças pequenas que envolvem percepção e ação; estas se tornam a base posterior de competências cognitivas e outras competências.

Competências sociais Habilidades aprendidas, como compartilhar, revezar, afirmar a própria independência e formar vínculos, o que permite a interação efetiva com os outros.

Comportamento adaptativo (funcionamento) A habilidade de se adaptar a novos ambientes, tarefas, objetos e pessoas e de aplicar novas competências a essas situações.

Cuidados temporários Cuidados fora de casa, com frequência proporcionando alívio para os cuidadores típicos.

Deficiência intelectual Funcionamento intelectual e adaptativo significativamente abaixo da média; também referido como *retardo mental*.

Departamento de Reabilitação Vocacional (DVR) Departamentos em cada Estado norte-americano exigidos pela lei *Vocational Rehabilitation Act*, de 1973, para corrigir os problemas de discriminação contra pessoas com deficiências.

Desvio padrão Uma medida do grau em que o escore de um determinado teste difere do escore médio (média). Em muitos testes de QI, por exemplo, a maioria das crianças tem escore na faixa entre 15 pontos acima e 15 pontos abaixo do escore médio de 100; assim, o desvio-padrão considerado é 15 pontos.

Ecolalia Uma repetição literal de frases ou palavras recém-ouvidas (ecolalia imediata) ou ouvidas horas, dias, semanas ou até mesmo meses antes (ecolalia tardia). Também denominada *fala repetitiva*.

Educação pública gratuita e adequada (FAPE) Um direito segundo a legislação federal para crianças nos Estados Unidos. Todos os programas e escolas que recebem custeio federal oferecem educação adequada aos indivíduos com deficiências.

Efeitos de telescopagem Problema em recordar de acontecimentos em tempo remoto, em que há uma tendência a recordar de acontecimentos mais recentes como mais distantes e eventos mais distantes como mais próximos no tempo.

Emprego com apoio Emprego em um contexto da comunidade, mas com apoio.

Ensino de tentativas discretas Uma técnica instrucional que faz parte da análise aplicada do comportamento. Envolve quatro etapas: (1) apresentar uma pista ou estímulo ao aprendiz; (2) obter a resposta do aprendiz; (3) fornecer uma consequência (reforçadora) ou correção; e (4) um breve intervalo de 3 a 5 segundos até ser apresentada a tentativa seguinte. *Veja* Análise do comportamento aplicada.

Escala de Inteligência Stanford Binet, 5ª ed. (SB5) Teste de inteligência.

Escala de Linguagem do Pré-Escolar (PLS-4) Teste das competências de linguagem e comunicação.

Escala Internacional de Inteligência de Leiter, 3ª ed. (Leiter-3) Teste de inteligência não verbal.

Escalas de Aprendizagem Precoce de Mullen Um teste do desenvolvimento.

Escalas de Comportamento Adaptativo de Vineland Teste das competências adaptativas.

Escalas de Desenvolvimento da Linguagem de Reynell, ed. americana Teste das competências de linguagem e comunicação.

Escalas de Habilidades Diferenciais, 2ª ed. (DAS-II) Teste de inteligência.

Escalas de Inteligência de Wechsler Teste de inteligência muito utilizado; várias versões estão disponíveis e são aplicadas desde a pré-escola até a idade adulta.

Escalas do Desenvolvimento Motor Peabody, 2ª ed. (PDMS-2) Teste das competências motoras.

Escore equivalente à idade O resultado desse teste compara a habilidade do indivíduo ao que seria típico para uma pessoa de uma idade específica. Por exemplo, um escore equivalente à idade de 5 anos e 2 meses seria computado com base na habilidade de uma criança. O significado do escore varia dependendo da idade da criança (o mesmo escore de 5 anos e 2 meses significaria coisas muito diferentes se o indivíduo tivesse 5 ou 10 anos de idade).

Escore-padrão Um escore de teste baseado na curva de distribuição normal (curva do sino). Em testes com escores-padrão, 100 costuma ser considerado exatamente a média, com escores de 85 a 115 considerados dentro da variação média.

Escores de percentil Apresenta um escore baseado nas percentagens de escores que são mais baixas; por exemplo, um escore de percentil 85 significa que a pessoa pontuou mais alto do que 85% das pessoas que fazem o teste.

Estereotipias Movimentos ou comportamentos repetitivos sem propósito, como agitar as mãos.

Fala repetitiva Também denominada ecolalia. *Veja também* Perseveração.

Fonoaudiólogo Um terapeuta que trabalha para avaliar e melhorar as competências de linguagem e fala, além de melhorar as habilidades oromotoras.

Funcionamento executivo Inclui uma gama de habilidades, como planejamento, pensamento prospectivo, inibição, memória operacional e flexibilidade cognitiva, todas as quais são necessárias para a eficaz organização e solução de problemas.

Generalização Transferência de uma competência ensinada em um lugar ou com uma pessoa para outros lugares e pessoas.

Gilliam Autism Rating Scale, 2ª ed. (GARS-2) Instrumento para avaliação e diagnóstico de autismo.

Histórias sociais Uma estratégia de intervenção nas competências sociais que ensina competências de autoconsciência, autorrelaxamento e autogerenciamento.

Idade mental Escore equivalente à idade em um teste de inteligência.

IDEA *Veja Individuals with Disabilities Education Act*.

IFSP *Veja* Plano de atendimento familiar individualizado.

Imitação Habilidade de observar as ações dos outros e copiá-las nas próprias ações. Também conhecida como *modelagem*.

Inclusão Colocação de crianças com deficiências nas mesmas escolas e salas de aula com crianças com desenvolvimento típico. O ambiente inclui os suportes e serviços especiais necessários para o sucesso educacional.

***Individuals with Disabilities Act* (IDEA)** Lei norte-americana aprovada em 1975 e posteriormente emendada que determina que os Estados ofereçam uma "educação pública adequada no ambiente menos restritivo possível" para crianças com deficiências. Essa é a principal lei para educação especial nos Estados Unidos.

Integração sensorial A habilidade de receber informações dos sentidos, organizá-las em uma mensagem significativa e agir sobre elas.

Integração *Veja* Inclusão.

Lei de Reabilitação de 1973 Lei norte-americana que proíbe discriminação contra qualquer um com base na deficiência.

Lei Pública 94-142 Lei *Education of All Handicapped Children Act*, de 1975, que foi revisada e atualmente é conhecida como *Individuals with Disabilities Education Act* (IDEA).

Linguagem idiossincrásica Uso da linguagem que é peculiar àquele indivíduo, com frequência refletindo sua própria experiência; pode ser difícil de entender para pessoas não familiarizadas com o paciente; por exemplo, uma criança com autismo pode gritar "pare aquela criança" quando está incomodada porque a primeira vez em que ficou incomodada ela correu de sua mãe em uma loja de departamentos movimentada e sua mãe gritou essa frase.

***Manual diagnóstico e estatístico de transtornos mentais*, 5ª ed. (DSM-5)** Manual publicado pela American Psychiatric Association para fornecer diretrizes para diagnosticar transtornos mentais.

Medicina complementar e alternativa (MCA) Um grupo diverso de práticas médicas e de cuidados de saúde cuja eficácia não é considerada estabelecida e baseada em evidências.

Memória auditiva A recordação do que é ouvido.

Modelo Denver Um sistema de informações baseado no desenvolvimento, criado por Sally Rogers, para crianças pequenas com autismo. Foca no encorajamento de competências em relação a um currículo baseado no desenvolvimento em uma série de contextos e é considerado baseado em evidências.

Modificação do comportamento Uso de reforços positivos e negativos para modificar o comportamento.

Modified Checklist for Autism in Toddlers (M-CHAT) Instrumento de rastreamento para autismo.

Monotônico Um estilo de fala que não apresenta inflexão ou prosódia; algumas vezes referido como *fala robótica*.

PEI *Veja* Plano educacional individualizado.

Perfil sensorial Teste do processamento sensorial.

Perseveração Ficar emperrado em uma atividade; passar uma quantidade de tempo inapropriada fazendo e refazendo a mesma coisa.

Pica A ingestão de substâncias que não são alimentos.

Planejamento patrimonial Processo de planejamento para a transmissão de bens para outros (com frequência os próprios filhos).

Plano de atendimento familiar individualizado (IFSP) Plano escrito que especifica a educação e serviços relacionados a serem oferecidos a crianças elegíveis para intervenção precoce segundo a lei *Individuals with Disabilities Education Act* e suas famílias; para crianças desde o nascimento até os 3 anos.

Plano de transição Planejamento para transições importantes, sobretudo entre os serviços Birth to Three e aqueles para crianças em idade escolar e, novamente, na adolescência.

Plano educacional individualizado (PEI) Plano escrito que especifica a educação especial e outros serviços (como terapia ocupacional ou fonoaudiologia) que a escola acordou em oferecer a uma criança com deficiência que é elegível segundo a lei *Individuals with Disabilities Education Act*; para indivíduos entre 3 e 21 anos.

Pragmática O uso da linguagem para comunicação social.

Processamento em Gestalt Uma tendência a processar material em sua totalidade, em vez de ver as partes componentes (frequentemente um aspecto do estilo de aprendizagem em indivíduos com autismo).

Prosódia O aspecto musical da linguagem, com frequência distorcido ou muito diminuído em indivíduos com autismo. A prosódia inclui registro (volume), tom, inflexão, etc. A ausência de prosódia pode estar manifesta na fala monotônica (robótica).

QI *Veja* Quociente de inteligência.

Questionário de Experiências Sensoriais (SEQ) Teste do processamento sensorial.

Quociente de inteligência (QI) Uma medida numérica da capacidade intelectual que compara a idade cronológica de uma pessoa com sua idade mental, conforme mostrado nos testes padronizados.

Reforço Qualquer consequência que aumente a probabilidade da ocorrência futura de um comportamento. Uma consequência é apresentada ou retirada na tentativa de estimular a resposta desejada.

Registro Termo técnico que os fonoaudiólogos usam para se referir ao volume da voz.

Regressão Perda da competência ou habilidade.

Resistência à mudança Termo utilizado inicialmente por Leo Kanner ao descrever as dificuldades que crianças com autismo tinham para lidar com qualquer mudança no ambiente.

Rigidez Inflexibilidade do comportamento; necessidade de que as coisas aconteçam de uma maneira muito específica para que "pareçam certas" para a criança.

Screening Tool for Autism in Two-Year-Olds (STAT) Instrumento de rastreamento de autismo.

Seção 504 Oferece adaptações para pessoas com deficiências segundo a Lei de Reabilitação.

Seguro de Renda Suplementar (SSI) Um programa de pagamentos disponíveis para pessoas elegíveis que são incapazes, cegas ou idosas com base na sua necessidade financeira, não em ganhos passados.

Seguro de renda suplementar para deficiências (SSDI) Dinheiro que foi direcionado para o sistema de Seguridade Social por meio de deduções sobre os ganhos na folha de pagamento. Os trabalhadores que são incapacitados têm direito a esses benefícios. Pessoas que nascem com uma deficiência ou se tornam deficientes antes dos 22 anos recebem o SSDI por meio da conta de um dos pais, caso este seja aposentado, incapaz ou falecido.

Serviços de intervenção precoce Oferecidos a bebês e crianças pequenas antes de se tornarem elegíveis para serviços escolares.

Serviços relacionados Serviços que possibilitam que uma criança se beneficie de educação especial. Os serviços relacionados incluem terapias da fala-linguagem, ocupacional e fisioterapia, além de transporte.

Serviços residenciais Regimes de vida longe de casa, mas com supervisão.

Síndrome de Landau-Kleffner Afasia adquirida com epilepsia.

Sintetizadores de voz Tecnologias que possibilitam que um computador diga o que alguém digita.

Sistema de atendimento residencial Uma prática de cuidados primários que fornece assistência de saúde abrangente, incluindo cuidados preventivos, agudos e crônicos; envolve desde cuidados primários até especialidades; acessível; contínuo, desde o nascimento, passando pela transição até a idade adulta; centrado na família; solidário; e culturalmente sensível. Deve enfatizar uma parceria com as famílias.

Social Communication Questionnaire (SCQ) Instrumento de rastreamento de autismo.

Social Resposiveness Scale, 2ª ed. (SRS-2) Instrumento de rastreamento e diagnóstico de autismo.

Sublimiar Uma diferença tão pequena que não é detectada por testes-padrão, mas que pode causar algumas dificuldades para o indivíduo.

TEACCH Um programa norte-americano de intervenção de âmbito estadual baseado na Carolina do Norte, mas atualmente utilizado no mundo inteiro. Tem algumas características particulares, e partes dele são baseadas em evidências.

Terapia com megadoses de vitaminas Uso de vitaminas com dosagens em níveis mais elevados do que a provisão diária recomendada.

Teste de Competência de Linguagem (TLC) Teste das competências de linguagem e comunicação.

Teste de Integração Visuomotora (VMI) Teste de competências visuomotoras.

Teste de Vocabulário Expressivo por Figuras com uma Palavra (EOWPVT) Teste do vocabulário expressivo.

Teste de Vocabulário por Imagens Peabody, 4ª ed. (TVIP) Teste do vocabulário repetitivo.

Teste referenciado a critério Esses testes não são utilizados para comparar pessoas entre si; em vez disso, a comparação é com um critério específico ou padrão para demonstrar domínio de alguma tarefa ou competência. Um exame de direção é um exemplo.

Teste referenciado à norma Teste em que se compara o escore de um indivíduo com um grupo de pessoas selecionadas para ser representativo da população em geral. Os escores derivados de testes desse tipo podem ser apresentados de várias maneiras, entre elas percentis, escores-padrão e escores equivalentes à idade.

Testes de desempenho Diferentemente dos testes de QI, os de desempenho se preocupam menos com o quanto a pessoa é apta e mais com a forma como ela utiliza sua aptidão para aprender, por exemplo, conforme aplicado na matemática ou na leitura. Além dos escores-padrão, percentis e escores equivalentes à idade, esses testes com frequência também fornecem escores equivalentes à série escolar. Eles costumam ser aplicados em escolas e podem ser utilizados com grupos de crianças.

Testes de personalidade Esses testes podem ser escritos, convencionais (autorrelato ou relato dos pais) ou, em alguns casos, administrados individualmente por um psicólogo com base nas respostas do paciente aos estímulos. Os testes de personalidade podem incluir escores relacionados aos níveis de depressão, ansiedade ou comportamento problemático.

Testes de rastreio Testes feitos com grupos de crianças que visam determinar quais delas precisam de avaliação adicional.

Testes neuropsicológicos Esses testes costumam focar em um processo particular, como memória, atenção ou tipos particulares de solução de problemas.

Testes padronizados Testes que sempre são administrados exatamente da mesma maneira e que são projetados de modo que os resultados possam ser comparados com o desempenho de outros indivíduos que se submeteram ao teste.

Testes projetivos Esses testes podem ser escritos, convencionais (autorrelato ou relato dos pais) ou, algumas vezes, administrados individualmente por um psicólogo com base nas respostas de uma pessoa a estímulos. Avaliações projetivas, como o teste do borrão de tinta de Rorschach, permitem que o indivíduo dê uma resposta a um estímulo desestruturado; testes desse tipo podem ser utilizados para procurar padrões incomuns de pensamento ou experiência.

Tiques Movimentos ou sons involuntários e sem propósito que ocorrem, por exemplo, no transtorno de Tourette. Os tiques são geralmente penosos para uma criança que os tem, em contraste com o comportamento estereotipado, que crianças com autismo acham prazeroso ou neutro.

TPD *Veja* Transtorno pervasivo do desenvolvimento.

Transição Período entre o fim de uma atividade e o início de outra.

Transtorno autista Termo para autismo utilizado no *Manual diagnóstico e estatístico de transtornos mentais*.

Transtorno de apego reativo Um transtorno que se desenvolve em bebês e crianças pequenas como resultado de negligência ou abuso emocional ou físico; crianças com esse transtorno têm atrasos nas competências sociais e dificuldade em estabelecer vínculos com outras pessoas.

Transtorno de aprendizagem não verbal (TANV) Um padrão de pontos fortes e fracos que inclui melhores habilidades verbais do que não verbais.

Transtorno de comunicação social Uma nova condição incluída no DSM-5 para indivíduos com problemas na interação social e na comunicação, mas não com comportamentos repetitivos e interesses restritos.

Transtorno desintegrativo da infância (TDI) Uma forma rara de transtorno pervasivo do desenvolvimento no qual uma criança que se desenvolveu do modo típico no começo da infância começa a exibir características semelhantes a autismo. Por definição, o desenvolvimento é normal até 2 anos de idade. O tempo típico de início está entre 3 e 4 anos.

Transtorno pervasivo do desenvolvimento (TPD) Uma categoria abrangente do DSM-5 para uma série de condições, entre as quais transtorno autista, transtorno de Asperger, TPD-NES, transtorno de Rett e transtorno desintegrativo da infância, podendo incluir sintomas como dificuldades com as competências de comunicação e sociais, interesses ou hábitos incomuns e insistência nas mesmas coisas. O termo pode ser utilizado como sinônimo de *transtorno do espectro autista* no DSM-5.

Transtornos do espectro autista Novo termo utilizado no DSM-5 para se referir ao autismo e condições relacionadas. A definição oferecida é um pouco mais apropriada para o autismo clássico.

Treinamento de respostas pivotais (PRT) Um programa desenvolvido na Universidade da Califórnia, Santa Bárbara, por Robert e Lynn Koegel, que combina aspectos da análise do comportamento aplicada tradicional, mas de um modo informado pelo desenvolvimento e que visa questões importantes para a aprendizagem e o desenvolvimento futuros. É baseado em evidências.

Validade Quando usado em relação a testagem, este termo geralmente se refere à noção de que o teste está de fato medindo o que se propõe a medir.

Visuomotor Relacionado ao uso dos olhos para processar e responder de forma motora em tarefas, como, por exemplo, colocar uma peça na montagem de um quebra-cabeça ou uma chave na fechadura.

Índice

As referências das páginas seguidas por *f* indicam uma figura; seguidas por *t*, indicam uma tabela; e por *q*, um quadro.

A

AAP. *Veja* American Academy of Pediatrics
ABA. *Veja* Análise do comportamento aplicada
ABC. *Veja* Análise de antecedente-
-comportamento-consequência; Autism Behavior Checklist
Abordagem Círculo de Amigos, 187
Abordagens baseadas nos pares, como competências sociais
    intervenção, 99
Abordagens combinadas, como intervenção nas competências sociais, 99
Abordagens de assistência médica
    assistência dentária, 52, 52q-53q, 62, 198, 223-224, 247-248
    consultas médicas bem-sucedidas, 50-51, 51q
    contextos do SE, 53-56, 62
    cuidados preventivos, 49-50
    hospitalizações, 53-56
    imunizações, 56-57, 87
    interações medicamentosas e efeitos colaterais, 56
    modelo de atendimento residencial, 58-61, 62
    operadoras de seguro, 50, 137-139
    para adolescentes, 197
    riscos do uso de medicação, 57-58, 62
Abordagens dirigidas pelo adulto, como intervenção em competência social, 99
Abordagens naturalistas, para habilidades de comunicação, 102, 103, 104

Acidentes e lesões, 83q, 162
Acompanhamento do olhar, 16, 17f, 19-20, 150, 151f
ADA. *Veja Americans with Disabilities Act*
Adaptações
    no PEI, 127-128
    para problemas de disciplina, 136
    segundo a ADA, 126
ADI-R. *Veja* Autism Diagnostic Interview – Revised
Adolescentes, 201-203. *Veja também* Planos para transição
    assistência médica, 197
    depressão de, 243
    desafios e oportunidades no ensino médio, 201-202
    intervenções de competências sociais para, 99-100
    manejo físico de, 197
    melhorias para, 198
    Peers Program da UCLA para, 100
    psicoterapia para, 198
    rastreamento e avaliação diagnóstica para, 33
    redução das estereotipias na, 176-177
    regressão em, 73t
    sexualidade, 198-200
    transtornos convulsivos de novo início, 198
ADOS. *Veja* Autism Diagnostic Observation Schedule
Adultos
    ansiedade dos, 202-204, 209

ÍNDICE **337**

arranjos de vida e emprego, 204-206
benefícios do governo, 206-207
deficiência intelectual, 140
emprego, sem obrigações ou direitos para, 204-205, 210
intervenções em competências sociais, 99-100
problemas de assistência médica, 202-204, 208-209, 210
problemas legais para, 207-208
rastreamento em, 33
saúde mental, 202-204
AE. *Veja* Autoridade educacional
Affordable Care Act, 139
Agência de educação local (LEA), 121-122
Agitação paradoxal, por benzodiazepínicos, 262-263
Agitar as mãos, 2, 216, 217t
Agitar os dedos, 216, 217t, 221
Agonistas alfa-adrenérgicos, 263-264
Agressão, 217t
  análise de antecedente-comportamento-
  -consequência para, 225
  comportamento de escape, 225
  medicações e, 225-226
  provocação para, 223-224
  tipos de, 223-224
  tranquilizantes maiores para, 248-249
Alfabetização, encorajamento da, 183
Alimentação e problemas alimentares. *Veja também* Dieta e intervenções nutricionais
  obesidade, 78-79, 78q-79q
  pica, 77, 279
  preferências e sensibilidades alimentares, 76
  problemas gastrintestinais, 77-78
Ambiente da sala de aula, 18, 186
Ambiente menos restritivo possível (LRE), 120q, 130, 131-132
American Academy of Pediatrics (AAP)
  adaptações segundo, 126
  Americans with Disabilities Act (ADA), 120q, 135-136
  Council on Children with Disabilities Act, 96
  desenvolvimento do modelo de assistência médica, 58
  emprego e, 204
  recomendações para rastreamento, 29, 34
Análise cromossômica por microarray (CMA), 40-41, 42
Análise de antecedente-comportamento-
-consequência (ABC), 218, 225

Análise do cariótipo, 40-41
Análise do comportamento aplicada (ABA), 95, 104, 157
Andar na ponta dos pés, 2, 221
Animais de estimação, 284
Ano letivo estendido (ESY), 120q
Ansiedade, 217t
  ataques de pânico e, 244
  condições genéticas para, 243
  de adultos, 202-204, 209
  de meninas com TEAs, 178
  devida a *bullying*, 86, 191
  experiência de, 171q
  processamento de informações sociais e, 244
  TCC para, 231, 236
  técnicas comportamentais para, 244
Ansiedade, medicações para
  agonistas alfa-adrenérgicos, 263-264
  benzodiazepínicos, 262-263, 263t
  betabloqueadores, 263, 263t
  bloqueadores de opiáceos, 264
Anticonvulsivantes, 261-262, 281-282
Antidepressivos, 257-260, 258t
Antipsicóticos (neurolépticos), 57
  antipsicóticos de primeira geração, 252-255, 253t
  antipsicóticos de segunda geração, 248-249, 250-252, 250t
  dopamina bloqueada por, 255
Antipsicóticos atípicos. *Veja* Antipsicóticos de segunda geração
Antipsicóticos de primeira geração, 252, 253t, 255
  discinesia tardia e, 254
  efeitos colaterais de distonias e discinesias, 253
  efeitos colaterais, 253-254
Antipsicóticos de segunda geração (antipsicóticos atípicos), 248-249, 250-252, 250t
Apego, aos pais ou objetos transicionais, 149
Apoio à família
  aprendizagem, 292q
  competência social, 292q
  competências cognitivas, 292q
  comportamental, 292q
  de professores e outros, 291-292
  defesa, 292q
  desafios e tensões, 289-292
  educacional, 292q

emocional-afetivo, 292q
engajamento da família, 297-298
instrumental, 292q
para avós e membros da família, 294
para os irmãos, 27, 294-295, 299, 300
para pais solteiros e divórcio, 294
participação na tomada de decisão, 132-134
problemas conjugais, 290, 291-294
tecnologia de apoio, 292q
vida na comunidade, 297-299
Apoio das competências cognitivas, para as famílias, 291t-292t
Aprendizagem autodirigida, crianças e idade escolar
expectativas para, 178
Aripiprazol, 250t
Arlington Central School District v. Murphy, 122q
Arranjos de moradias, 204-206
Arteterapia, 283-285
Aspectos neurobiológicos, do autismo, 16, 17f
amígdala, 15
diferença na estrutura cortical, 15-16
convulsões, 15, 67-68, 68f, 70, 87, 162, 198
cérebro social, 15
transtorno com base cerebral, 6, 14, 15, 66, 266
Asperger, Hans, 7, 8q
Assistência dentária, 52, 52q-53q, 62, 162
autoagressão e, 247-248
bater a cabeça e, 223-224
para adolescentes, 198
Ataques de pânico, 244
Atenção compartilhada, 28, 153, 172
Atividade remunerada substancial, benefícios do governo e, 206-207
Aumento no uso das palavras, 175
Autism Behavior Checklist (ABC), 30t
Autism Diagnostic Interview-Revised (ADI-R), 37, 38t
Autism Diagnostic Observation Schedule (ADOS), 37, 38t, 156
Autismo
condições relacionadas do, 13-14
descoberta do, 1-4
erros iniciais sobre, 4-6
obrigação de identificação para os serviços, 123-124
pesquisas atuais, 19-21
subdiagnóstico, 33
Autismo atípico, no DSM-IV, 12-13, 26

Autismo infantil. *Veja* Autismo
Autismo na infância. *Veja* Autismo
Autismo sublimiar, 18
Autistas *savants*, 5, 6q
Autoagressão, 49, 197, 217t
análise de antecedente-comportamento--consequência para, 225
assistência dentária e infecções do ouvido, 247-248
bater a cabeça, 216, 223-224
bloqueadores de opiáceos para, 264
medicações e, 225-226
problemas de linguagem, 243
tipos de, 223-224
tranquilizantes maiores para, 248-249
Autoestimulação auditiva, 222-224
Autoestimulação. *Veja* Estereotipias
Automedicação com álcool ou drogas, 204
Autoridade educacional (AE), 123
Auxiliar pedagógico, no contexto da escola, 189-190
Avaliação Clínica da Linguagem de Pré-escolares-2, 154t-155t
Avaliação do Acompanhamento de Rotina do Desenvolvimento Nível 1, 29, 29q
Avaliações
diagnóstico e avaliação Nível 2, 29, 29q
médicas, 38-42
novas terapias MCA, 274q-275q
para avaliação do objetivo do PEI, 129-130
para identificação, 123
para serviços do PEI
submissão dos pais das, 123-124
Avaliações da linguagem-comunicação
Clinical Evaluation of Language Fundamentals-Preschool-2, 154t-155t
Communication and Symbolic Behavior Scales, 154t-155t
Expressive One Word Picture Vocabulary Test, 4ª ed., 154t-155t
Peabody Picture Vocabulary Test, 4ª ed., 154t-155t
Rossetti Infant Toddler Language Scale, 154t-155t
The New Reynell Developmental Language Scale, 154t-155t
Avaliações desenvolvimentais, 156
acompanhamento de rotina do desenvolvimento Nível 1, 29, 29q
Battelle Developmental Inventory, 2ª ed., 153t

Bayley Scales of Infant Toddler
  Development, 3ª ed., 153t
  da fala-comunicação, 154t-155t
  escore padrão, 152
  Fluxograma do Rastreamento
    Desenvolvimental Pediátrico, 44q-46q
  Mullen Scales of Early Learning, 153t
  The New Reynell Developmental Language
    Scales, 154t-155t
  utilizadas com frequência, 153t
Avaliações diagnósticas abrangentes
  ADI-R, 37, 38t
  ADOS, 37, 38t, 156
  CARS-2, 30t, 37, 38t
  elementos de, 36
  recursos para, 35-36
Avós, 294
Ayres, Jean, 277

B

Balanceio do corpo, 2, 216, 217t, 218, 221
Bater a cabeça, 216, 223-224
Battelle Developmental Inventory, 2ª ed., 153t
Bayley Scales of Infant Toddler Development, 3ª
  ed., 153t
Benadryl. *Veja* Difenidramina
Benefícios governamentais. *Veja também*
  Governo norte-americano
    atividade lucrativa substancial, 206-207
    para adultos, 206-207
    SSDI, 206-207
    SSI, 206-207
Benzodiazepínicos, 262-263, 263t
Betabloqueadores, 263, 263t
Bloqueadores de opiáceos, 264
Board of Education of the Hendrick Hudson
  Central School District v. Rowley, 122q, 124
Brincadeira imaginativa, 161
Brincadeira interativa, reforço comportamental
  para, 172
Bullying físico, 190
Bullying verbal, 190
Bullying, 85, 190-193
  no ensino médio, 201-202
  problemas relacionados a estresse devido
    a, 86, 191
  programas de prevenção, 86

C

CARS-2. *Veja* Childhood Autism Rating Scale,
  2ª ed.

Casamento, 206, 290, 291-293
Categoria do atraso no desenvolvimento, para
  elegibilidade, 126
Causas de autismo
  aspectos neurobiológicos, 6, 14-16, 17f,
    66-68, 68f, 70, 87, 162, 198, 266
  fatores ambientais, 18, 82, 219
  fatores genéticos, 6, 16-17, 66
  risco obstétrico, 18
CDC. *Veja* Centers for Disease Control
Centers for Disease Control (CDC), Fluxograma
  do Rastreamento Desenvolvimental
  Pediátrico, 44q-46q
Cérebro, 15
  dopamina, 255
  influência dos tranquilizantes maiores no,
    248-250
  processamento dos estímulos sociais, 170
Cérebro social, 15
CF. *Veja* Comunicação facilitada
Childhood Autism Rating Scale (CARS-2), 30t,
  37, 38t
CID-10, 7, 74
Classe social, 14, 19-20, 27
Clorpromazina, 253, 253t
Clozapina, 250t, 251
CMA. *Veja* Análise cromossômica por
  microarray
Comitê sobre educação especial (CSE ou CSPE),
  para PEI, 127
Comorbidade, 33, 231, 265q
  combinação de medicações e, 265
  exames e avaliações médicas, 40-41
Competências
  perda no transtorno de Rett, 11, 73t
  regressão no TDI, 11, 73t
Competências adaptativas, 27
  desafios para crianças em idade escolar, 181
  ensino, 108-110, 109q, 181
  generalização para contextos no mundo
    real, 108-110
Competências da vida diária, 125, 128
Competências de autoajuda, 110, 158
Competências de brincadeira e sociais
  brincadeira imaginária, 161
  de crianças em idade escolar, 172
  de meninas, 178
  desenvolvimento típico para, 160-161, 172
  esforços direcionados pelo professor para,
    172
  esforços focados nos pares para, 99, 172

reforço comportamental para interativas, 172
Competências motoras, 158-159
   do EA, 10
   PEI para, 128
Competências para uma vida independente, 202
Competências sensório-motoras, em tratamentos motores e de manipulação do corpo, 278
Competências sociais. *Veja também* Competências de brincadeira e sociais
   alvo do PEI das, 128
   ansiedade e autismo, 171q
   apoio da família para, 292q
   apoio, para as famílias, 292q
   de crianças em idade escolar, 170-171
   expressão de sentimentos, 171
   grupo para sexualidade, 199
   programas na pré-escola para, 161
Competências verbais, de EA, 10
Comportamento de escape, para autoagressão ou agressão, 225
Comportamentos. *Veja também* Estereotipias
   de crianças em idade escolar, 172, 175
   disciplina para problemas com, 136
   incomuns, entre 12 e 37 meses, 146
   Kanner sobre, 2, 144
   meninas menos problemas com, 178
   na análise de antecedente-comportamento--consequência, 218
   relações da comunicação com, 102
   repetitivos, 176-177, 216, 258-260
   resistência à mudança, 2, 4, 175, 227-228
   ritualistas ou compulsivos, 228-229, 257
   terapia ocupacional para sensório, 219
Comportamentos motores sem finalidade. *Veja* Estereotipias
Comportamentos repetitivos, 216
   ISRSs e, 258-260
   rigidez e, 176-177
Comportamentos ritualísticos ou compulsivos
   ISRSs para, 257
   TOC comparado a, 228-229
Computadores
   programa *Fast for Word*, 277
   programa *Living Books*, 183
   sintetizadores de voz de texto para fala, 108
   software de reconhecimento da fala, 182
   uso da comunicação por, 103
   vantagens dos, 108
Comunicação. *Veja também* Linguagem; avaliações da linguagem-comunicação

abordagens comportamental ou pragmática, 102, 103, 104
abordagens da teoria da aprendizagem para, 102
abordagens naturalista e pragmática, 102, 103, 104
atrasos na, 153
brincadeiras das meninas e, 178
CF, 282-283
currículo Quill para, 103
de crianças em idade escolar, 172-175
desenvolvimento típico da, 101
ensino de regras para conversação, 175
impacto negativo na interação com os pares, 178-180
importância da interação social na, 101-102, 181, 183
intervenções comportamentais para minimizar, 219
PEI para, 128
problemas depois de 12 meses, 146
relação do comportamento com, 102
técnicas comportamentais para uso das palavras, 175
uso do computador para, 103
Comunicação facilitada (CF), 282-283
Condições e problemas médicos, 66, 73t
   adaptações do PEI, 128
   alimentação e problemas alimentares, 76-79, 78q-78q, 279
   bullying, 85-86
   condições genéticas, 68-75
   problemas de audição e visão, 75-76, 87
   segurança, 83-85, 83q, 87, 162, 178, 229, 233-235, 235f
   sono e problemas do sono, 79-83, 81q, 87
   transtornos convulsivos, 15, 67-68, 68f, 70, 87, 162, 198
Condições genéticas, 68, 75
   para depressão e ansiedade, 243
   ET, 16, 69-70
   regressão, 11, 27, 28, 71-74, 73t, 87
   síndrome do X frágil, 16, 40-41, 69
Conselho Nacional de Pesquisa (National Research Council – NRC), 96, 96q-97q, 157
Consentimento dos pais, segundo a IDEA, 133q
Consultas médicas, bem-sucedidas, 50-51, 51q
Contextos alternativos, para problemas de disciplina, 136
Contextos do serviço de emergência (SE), 53-56, 62

Contextos segregados, 132
Controle de natalidade, 200
Convulsões atônicas, 67
Convulsões febris, 67, 68f
Convulsões parciais, 67
Coordenação da assistência, para hospitalizações, 55
Coordenação visuomotora, 69
Council on Children with Disabilites, da AAP, em programas de intervenção, 96
Crianças em idade escolar, 169. *Veja também* Procedimentos e programas de ensino
    áreas abrangidas pelo PEI, 181, 181q
    brincadeira, 172
    bullying, 85-86, 190-193, 201-202
    competências sociais e estilo, 170-171
    desempenho e currículo, 97-98, 101-103, 108, 179-184, 200
    desenvolvimento e comportamento, 170-175
    diferenças de gênero, 176-178
    inclusão e preparação dos pares, 134, 186-190, 233
    intervenções para competências sociais, 99, 100
    manejo físico de maiores, 170
    não verbais, 172, 179-180, 191, 219
    problemas relacionados à escola, 178-180
    problemas sensoriais e comportamentais, 176-177, 185, 219
    programas para os pares para, 99, 134, 172, 187-190, 233
Crianças não verbais em idade escolar, 172, 179-180, 191, 219
Crianças pequenas
    IFSP para, 119t-120t, 135, 156
    problemas especiais para, 134-135
    sinais de alerta, 27-33, 43
    sinais de autismo entre 12 e 37 meses, 145-149, 147q-148q
Crises convulsivas do tipo ausência, 67
CSE. *Veja* Comitê sobre educação especial
CSPE. *Veja* Comitê sobre educação especial
Cuidados preventivos, 49-50
Cuidados temporários, 292q
Currículo oculto, como intervenção nas competências sociais, 100

D

DAN. *Veja* Protocolo Defeat Autism Now
Decisões da Suprema Corte
    Arlington Central School District v. Murphy, 122q
    Board of Education of the Hendrick Hudson Central School District v. Rowley, 122q, 124
    Schaffer v. Weast, 122q
    Winkelman v. Parma City School District, 122q
Defensores, na reunião do PEI, 127
Defesa, em apoios familiares, 292q
Deficiência intelectual, 5
    com QI abaixo de 69, 4, 140
    de adultos, 140
    estereotipias e, 176-177
    respostas sensoriais incomuns e, 176-177
Deficiências, instrução dos pares sobre, 178-180
Déficits no funcionamento executivo
    na organização, 105-106, 105-106t, 107
    recursos visuais para, 107, 230
    suporte eletrônico para, 107-108
Demandas acadêmicas, no ensino médio, 201-202
Departamento de Reabilitação Vocacional (DVR), 204
Depressão, 217t, 231
    adolescentes, 243
    antidepressivos para, 257-260, 258t
    condições genéticas para, 243
    doença maníaco-depressiva, 260
    ISRSs para, 245, 246, 257
Desafios ao longo do dia, 188
Desafios da linguagem narrativa, 174, 175
Descoberta do autismo, 1-4
Desenvolvimento
    de crianças em idade escolar, 172-175
    falha na linguagem, 27, 28
    inicial normal com TDI, 11, 74
    regressão do, 27, 28, 73t
    sinais de alerta em, 27-28, 43
    sinais de autismo antes de 1 ano de idade, 144-145, 145q
    sinais de autismo entre 12 e 37 meses, 145-149, 147q-148q
Desenvolvimento emocional, típico, 170
Desenvolvimento típico
    desenvolvimento emocional do, 170
    movimentos estereotipados no, 221
    na primeira infância, 144, 146-148
    para a brincadeira, 160-161, 172
Devido processo, 123
    audiências, 133

segundo a IDEA, 133q
Dieta de feingold, 80
Dieta e intervenções nutricionais
    dieta de Feingold, 280
    dieta SGSC, 280
    dietas antilevedura, 280-281
    pica, 77, 279
    terapia de megadoses de vitaminas, 281
    vitamina e minerais, 281
Dieta sem glúten e sem caseína (SGSC), 80
Dietas antilevedura, 280-281
Difenidramina, 82, 254, 263
Diferenças de gênero, para crianças em idade escolar, 176-178
Diferenças na estrutura cortical, no processamento socioafetivo, 15-16
Diferenças no processamento facial, 171
Direitos e salvaguardas, segundo a IDEA
    consentimento dos pais, 133q
    devido processo, 133q
    mediação, 133q
    normas de notificação, 133q
    provisão para permanecer imóvel, 133q-134q
Discinesia tardia, 250, 254
Discinesia, 253
Discrepância nas áreas de competência, 4-5
Discurso robótico, 2
Distonias, 253
Divórcio, 294
Doença maníaco-depressiva, 259-260
Dopamina, 255
Dor, medicações para, 247-248
DSM-5, *Veja Manual diagnóstico e estatístico de transtornos mentais, 5ª ed.*
DSM-III, *Veja Manual diagnóstico e estatístico de transtornos mentais, 3ª ed.*
DSM-IV, *Veja Manual diagnóstico e estatístico de transtornos mentais, 4ª ed.*
DVR. *Veja* Departamento de Reabilitação Vocacional

E

Early Screening of Autistic Traits Questionnaire (ESAT), 30t
Ecolalia imediata, 2
Ecolalia mitigada, 2, 101, 173
Ecolalia tardia, 2
Ecolalia, 154-155
    Kanner sobre, 101, 144
    mitigada, 2, 101, 173

tardia e imediata, 2
Educação especial
    audiência de apelação de devido processo, 133
    competências da vida diária, 125
    LRE, 122b, 130, 131-132
    modificações, 126
    serviços, 125, 131-132
Educação física (EF), apoio dos pares para os desafios, 188
Educação pública gratuita e de qualidade (FAPE), 18-20, 120q, 124-125, 156
Education for All Handicapped Children Act (Lei Pública 93-141), 18, 92, 120, 120q, 122q, 140
EEG
    para convulsões, 67
    para regressão, 74
    para resposta aos estímulos sociais, 150
EF. *Veja* Educação física
Efeito placebo, 271-273
Elegibilidade, para os serviços
    adaptações da ADA, 126
    categoria do atraso no desenvolvimento, 126
    educação especial, 125
    financiamento do Governo norte-americano para a Lei de Reabilitação, 126, 140
    serviços de transição, 125
Emprego com apoio, 197, 205
Emprego competitivo. *Veja* Emprego independente
Emprego garantido, 205
Emprego independente (competitivo), 205, 281-282
Emprego protegido, 205
Emprego, para adultos, 206
    ADA e DVR no, 204
    emprego com apoio, 197, 205
    garantido, protegido 210
    independente, 205, 281-282
    sem obrigações ou direitos para, 204-205, 210
EMt. *Veja* Estimulação magnética transcraniana
Endorfinas, 264
Enfermeiro escolar
    hospitalizações e, 55
    papel central do, 110
Engajamento, estilos excêntricos de, 170

Ensino da tentativa discreta, como técnica da ABA, 94
Ensino incidental, 182
Ensino médio, intervenções nas competências sociais no, 100
Ensino médio, transição do, 201-203
Entrevista de *follow-up* para a Modified Checklist for Autism in Toddlers (M-CHAT FUI), 32
Epidemiologia do autismo, 13
    prevalência no sexo masculino, 14, 176-178
    classe social, 14, 19-20, 27
Epilepsia, 67, 70
Equipe de planejamento e colocação (PPT), para o PEI, 127
Equipe interdisciplinar, para o PEI, 127, 137-138
Equoterapia, 284
ESAT. *Veja* Early Screening of Autistic Traits Questionnaire
Escalas de Aprendizagem Precoce de Mullen, 153t
Escalas de Comunicação e Comportamento Simbólico, 154t-155t
Esclerose tuberosa (ET), 16, 69-70
Escola vocacional, 201-203, 209
Escolas. *Veja também* Ensino médio; Pré-escolares
    auxiliar pedagógico em, 189-190
    contextos segregados, 132
    coordenação de serviços privados com, 139
    dificuldades de atenção em, 229-230
    IDEA sobre suspensões de, 136
    programas de intervenção comportamental, 136, 176-180
    segurança nas, 85
    serviços para crianças a partir de 3 anos, 157
    trabalhando com, 110
Escore padrão, em avaliações do desenvolvimento, 152
Esforços direcionados pelo professor, para competências de brincadeira, 172
Esforços focados nos pares, para competências de brincar, 99, 172
Espectro autista mais amplo, 12-13, 149-150
Estabelecimento de regras, 228
Estabilizadores do humor, 248-262, 261t
Estados, incentivos de participação na IDEA, 120
Estagnação do desenvolvimento, 73t
Estereotipias (comportamentos motores sem finalidade), 176-177
    agitar as mãos, 2, 216, 217t

agitar os dedos, 216, 217t, 221
andar na ponta dos pés, 2, 221
auditivas, 222-224
balanceio do corpo, 2, 216, 217t, 218, 221
lavar as mãos ou torcer as mãos no transtorno de Rett, 11, 12f
medicações e, 222
movimento e atividade física para reduzir, 222
tiques comparados a, 221
tranquilizantes maiores para, 248-249
Estereotipias de lavar as mãos ou sacudir as mãos, no transtorno de Rett, 11, 12f
Estilo de processamento em Gestalt, 101, 226-227
Estilos excêntricos, de engajamento, 170
Estimulação magnética transcraniana (EMT), 284
Estimulantes, 57
    aumento da dopamina por, 255
    efeitos colaterais dos, 255
    estudo da Rede de Autismo RUPP sobre, 255-256
    para TDAH, 255-257, 256t
Estímulos sociais
    dificuldades no processamento cerebral, 170
    resposta no EEG aos, 150
Estratégias de aprendizagem com auxílio dos pares (PALS)
    método, 187
Estratégias para fazer anotações, para crianças em idade escolar, 182-183
ESY. *Veja* Ano letivo estendido
Exames e avaliações médicas
    comorbidade, 40-41
    diferenciação de transtornos do desenvolvimento, 39
    problemas de atenção, 39-41
    testes genéticos, 40-41, 42
Exercícios aeróbicos, regulares, 222, 278
Expressão de sentimentos, 171
Expressive One Word Picture Vocabulary Test, 4ª ed., 154t-155t

F

Faculdade, 201-203, 209
Fala monotônica, prosódia e, 2, 101, 104, 174
Falha em responder ao próprio nome, 145, 153
Famílias uniparentais, 294
FAPE. *Veja* Educação pública gratuita e de qualidade

Fatores ambientais, 18, 82, 219
Fatores de risco pré-natal, 18
Fatores genéticos, para autismo, 6, 16-17, 66
FDA. *Veja* Food and Drug Administration
Feldenkrais, 279
Fenilcetonúria, 71-72
Fluxograma do Acompanhamento Desenvolvimental Pediátrico, 44q-46q
FMRP. *Veja* Proteína do retardo mental do X frágil
Foco visual, 16, 17f
Fonoaudiólogo, 219
Food and Drug Administration (FDA), 248-249
Fuga. *Veja* Sair correndo e fugir
Funcionamento executivo, 69, 201-202

G

GARS-2. *Veja* Gilliam Autism Rating Scale, 2ª ed.
Gene MPEC-2, 40-41
Generalização, 184
  competências adaptativas para, 108-110
  melhora, 185
  objetivo das competências do PRT, 95
Gilliam Autism Rating Scale, 2ª ed. (GARS-2), 30t, 38t
Governo norte-americano
  estatutos, preempção por, 121
  financiamento, pela Lei de Reabilitação, 126, 140

H

Habilidades matemáticas, 184
Haloperidol, 252, 253t
Hereditariedade, 16
Hiperatividade, 158, 217t, 229-230
Hiperlexia, 98, 183
Hipotensão ortostática, por agonistas alfa-adrenérgicos, 264
História legislativa, da IDEA, 122q
Histórias sociais, 99, 228
HMO. *Veja* Organizações de manutenção da saúde
Homens
  prevalência de EA, 176-178
  prevalência de TEAs, 14, 176-178
Hospitalizações, 53-56

I

IDEA. *Veja Individuals with Disabilities Education Act*
Identidade de gênero, 200

Identificação, obrigação de, 124
  avaliações para, 123
  obrigação de "encontrar crianças" (*Child Find*), 34, 123
  serviços relacionados, 123, 131-132
IFSP. *Veja* Plano de atendimento familiar individualizado
Imitação
  foco do M-CHAT na, 32
  problemas dos bebês com, 144
Imunização com MMR, preocupações com o risco de autismo, 56, 162, 271-273
Imunizações, 56-57, 87, 162, 271-273
Inclusão, 120q, 132, 134, 169, 186- 187, 189
Inclusão (*mainstreaming*) 134, 233
  método PALS, 187
  preparação dos pares para crianças em idade escolar e, 186-190
  termos, 186-187
Individuals with Disabilities Education Act (IDEA), 120q
  decisões da Suprema Corte, 122q
  direitos e salvaguardas segundo, 133q
  exigências do PEI, 126-131
  história legislativa, 122q
  incentivos para a participação dos Estados, 120
  suspensões escolares e, 136
Infecções de ouvido
  autoagressão e, 247-248
  bater a cabeça e, 223-224
Inibidores seletivos da recaptação de serotonina (ISRSs), 57
  efeitos colaterais, 258-260
  para depressão, 245, 246, 257
  para problemas de atenção, 257-260
  para rigidez e comportamento compulsivo, 229, 257
  selecionados, 258t
Insistência na mesmice, 2, 3q, 4
Inteligência, 4-5
Interação com os pares, interação social e
  impacto da comunicação negativa, 178-180
Interação social
  brincadeira interativa, 172
  dificuldades, 170
  impacto negativo da interação com os pares, 178-180
  importância da comunicação para, 101-102, 181, 183
  problemas na, 149

Interações medicamentosas e efeitos colaterais, 56, 250, 253-255, 258-260, 262
Interesses circunscritos, no EA, 8q
Internet, informações sobre MCA, 271
Intervenções. *Veja também intervenções específicas*
    Council on Children with Disabilities, da AAP sobre, 96
    NRC em, 96, 157
    para prosódia, 104
    princípios dos programas ABA, 218
    programas precoces, 121, 134, 157, 163
Intervenções comportamentais
    adaptação do ambiente, 219
    apoio familiar, 292q
    em escolas, 136, 176-180
    erros comuns para, 220t
    para minimizar dificuldades de comunicação, 219
    princípios gerais para, 218
    reforço da brincadeira interativa, 172
    soluções para reduzir o comportamento, 218-219
    uso de medicação com, 232-233, 246
Intervenções farmacológicas, para o sono, 82
Intervenções nas competências sociais
    abordagens baseadas nos pares, 99, 172
    abordagens combinadas, 99
    abordagens guiadas por adultos, 99
    em grupo em idade escolar, 99, 100
    Histórias Sociais, 99
    para adolescentes, 99-100
    para adultos, 100
Inversão dos pronomes, 2, 101, 154-155, 173-174
Irmãos, 294-295, 299, 300
    experiência com exemplo de caso, 295q-297q
    risco recorrente em, 27
Isolamento social, 2, 2q, 144, 190
ISRSs. *Veja* Inibidores seletivos da recaptação de serotonina

K

Kanner, Leo, 1
    sobre comportamentos, 2, 144
    sobre ecolalia, 101, 144
    sobre insistência na mesmice, 2, 3q
    sobre isolamento social, 2, 144
    sobre limitação da atividade espontânea, 3q
    sobre padrões de linguagem incomuns, 101
    sobre solidão extrema, 3q

L

Lei de Reabilitação, financiamento governamental e, 126, 140
Lei Pública 93-141. *Veja Education for All Handicapped Children Act*
Limitação da atividade espontânea, 3q
Linguagem, 4
    bullying e, 85
    de crianças em idade escolar, 172-175
    desafios narrativos, 174-175
    ecolalia, 2, 101, 144, 154-155, 173
    expansão das habilidades e características incomuns da, 104-106
    fala como um robô, 2
    falha no desenvolvimento, 27, 28
    idiossincrásica, 101, 154-155
    inversão dos pronomes, 2, 101, 154-155, 173-174
    irritabilidade devido a problemas com, 243
    Kanner sobre padrões incomuns da, 101
    LEA. *Veja* Agência de educação local
    problemas com autoagressão e ataques de birra com, 243
    prosódia e fala monotônica, 2, 101, 102, 174
    registro na, 104, 174
    uso social da pragmática da, 156, 174
Linguagem idiossincrásica, 101, 190
Lítio, 261, 261t
LRE. *Veja* Ambiente menos restritivo possível

M

Mãe-geladeira, 5
Manejo físico
    de adolescentes, 197
    de crianças em idade escolar maiores, 170
Manual diagnóstico e estatístico de transtornos mentais, 3ª ed. (DSM-III), termo TPD no, 7
Manual diagnóstico e estatístico de transtornos mentais, 4ª ed. (DSM-IV)
    autismo atípico no, 12-13, 26
    condições do TPD adicionadas ao, 7
    EA adicionado ao, 7, 10, 26
    espectro autista mais amplo no, 12-13
    no TDI, 74
    TPD-NES no, 12-13, 26
    Transtorno de Rett adicionado ao, 11-12
Manual diagnóstico e estatístico de transtornos mentais, 5ª ed. (DSM-5), 7
    mudança de TPD (PDD) para TEA, 13
    retirada do EA do, 10

346 ÍNDICE

transtorno da comunicação social adicionado ao, 13
Massagens, 278
Masturbação, 199-200
MCA. *Veja* Medicina complementar e alternativa
M-CHAT. *Veja* Modified Checklist for Autism in Toddlers
M-CHATF FUI. *Veja* Entrevista de *follow-up* para a Modified Checklist for Autism in Toddlers
M-CHAT-R. *Veja* Modified Checklist for Autism in Toddlers-Revised
Mediação, segundo a IDEA, 133q
Medicações. *Veja também* medicações específicas
    agressão e, 225-226
    combinações de, 265
    comorbidade e combinação, 265
    efeito colateral de discinesia tardia, 250, 254
    integração dos tratamentos comportamentais com, 232-233, 246
    interações medicamentosas, 259-260
    mecanismos do SNC e, 266
    modificação do comportamento, 57
    novas e em desenvolvimento, 266
    para ansiedade, 262-264, 263t
    para autoagressão e agressão, 225-226
    para dor, 247-248
    para estereotipias, 222
    para problemas de atenção, 230, 255-262
    para TDAH, 255-257, 256t
    rigidez e, 229
    riscos, 57-58, 62
    usos *off-label*, 247-248, 281-282
Medicamentos modificadores do comportamento, 57
Medicina complementar e alternativa (MCA), 270, 285
    animais de estimação e equoterapia, 284
    arteterapia, 283-285
    avaliação de novas terapias, 274q-275q
    CF, 282-283
    conversando com os pais sobre, 272-275
    dieta e intervenções nutricionais, 77, 279-281
    EMT, 284
    informações na internet em, 271
    método Options, 283
    musicoterapia, 283-285
    oxigenoterapia hiperbárica, 284
    tecnologia de células-tronco, 284
    terapias visuais-auditivas focadas na aprendizagem, 276-277
    tratamentos motores e de manipulação do corpo, 277-279
    tratamentos sensoriais, 275-276
Medicina e prática baseada em evidências pesquisa, 19-21, 21q, 60-61
Melatonina, para dormir, 82-83
Memória auditiva, métodos de treinamento para melhorar, 276
Meninas, 178
Método de Orton-Gillingham, 277
Método Options, 283
Métodos de intervenção baseados em evidências, 105-106, 271. *Veja também* Intervenções comportamentais
    competências sociais, 99-100
    comunicação e linguagem, 101-104
    técnicas comportamentais, 98-99
Métodos de treinamento auditivo
    melhora da memória auditiva, 276
    processamento auditivo e, 276
    terapias visual-auditivas, 276-277
Métodos didáticos orientados pelo professor, teoria da aprendizagem e, 102
Modelo de atendimento residencial, 50, 60-61, 62
    desenvolvimento da AAP do, 58
    transição para serviços adultos, 59-60
Modelo de comunicação social, regulação emocional e apoio transacional (SCERTS), 95, 157
Modelo de início precoce, 157
Modelo Denver, 95, 103
Modified Checklist for Autism in Toddlers – Revised (M-CHAT-R), 32
Modified Checklist for Autism in Toddlers (M-CHAT), 29, 30t, 32, 151
More Than Words (Sussman), 103
Musicoterapia, 283-285
Mutação *de novo*, em TS, 70

N

Neurolépticos. *Veja* Antipsicóticos
Normas de notificação, segundo a IDEA, 133q
NRC. *Veja* National Research Council

O

Obesidade, 78-79, 78q-79q
Objetivo das competências de generalização, do PRT, 95
Objetivos, mensuráveis do PEI, 129

Objetos transicionais, apego aos, 149
Obrigação de "Encontrar Crianças" (*Child Find*) 34, 123
Obrigações
    identificação, 34, 123-124, 131-132
    nenhuma para emprego adulto, 204-205, 210
    para planos de transição adolescente, 205
Ocitocina, 266
Operadoras de seguro, 50, 137-139
Organização, 158
    de crianças em idade escolar, 178
    déficits no funcionamento executivo, 105-106, 105t-106t, 107
    recursos visuais, 107, 230
    software, 182
    softwares Inspiration e Kidspiration para, 108, 182
    tecnologia de apoio e, 105-108, 181-182
Organizações de manutenção da saúde (HMO) programas, 137-138
Ortografia, desafios na, 108, 183-184
Oxigenoterapia hiperbárica, 284

P

Padrão legal, PEI educação apropriada, 130
Pais, 5, 6, 15
    apego aos, 149
    consentimento dos, segundo a IDEA, 133q
    conversando sobre MCA com, 272-275
    escolas privadas e desenvolvimento de programas, 118
    papel do PEI, 130, 134
    proteções legais para, 132-133
    solteiros, 294
    submissão de avaliações, 123-124
PALS. *Veja* Estratégias de aprendizagem com auxílio dos pares
Patterning, 278
Peabody Picture Vocabulary Test, 4ª ed., 154t-155t
Peers Program da UCLA, para adolescentes, 100
PEI. *Veja* Plano educacional individualizado
Perseveração, 175-177, 217t, 226-229, 257
Pesquisa
    atual, 19-21
    medicina e prática baseada em evidências, 19-21, 21q, 60-61
Pica, 77, 279
Planejamento patrimonial, 208
Planejamento vocacional, PEI no, 128-129

Plano 504, 120q, 126, 135-136
Plano de atendimento familiar individualizado (IFSP), 120q, 135, 156
Plano educacional individualizado (PEI), 97, 110, 111, 120q, 180
    adaptações no, 127-128
    adaptações para problemas médicos, 128
    alvo das competências sociais, 128
    áreas abordadas para crianças em idade escolar, 181, 181q
    avaliações dos objetivos, 129-130
    avaliações dos serviços, 123
    defensores na reunião, 127
    equipe interdisciplinar para, 127, 137-138
    exigências da IDEA, 126-131
    LRE e, 130
    na comunicação, 128
    objetivos acadêmicos, 128
    objetivos mensuráveis no, 129
    padrão legal para educação adequada, 130
    papel dos pais no, 130, 134
    para competências da vida diária, 128
    planejamento vocacional, 128-129
    PPT, CSE ou CSPE para, 127
    serviços, 127
    sobre problemas motores e sensoriais, 128
Planos de seguro com remuneração por serviço, 139
Planos de seguro-saúde públicos, 139
Planos de transição, de adolescentes, 125, 127, 197, 201-202
    desenvolvimento da equipe interdisciplinar do PEI, 137-138
    competências de vida independente, 203
    obrigatórios, 205
PPT. *Veja* Equipe de planejamento e colocação
Pragmática, 156, 174
    abordagens das habilidades de comunicação, 102, 103, 104
    como fator de risco para *bullying*, 190
Preempção, pelos estatutos norte-americanos, 121
Pré-escolares
    acesso a serviços para, 156-157
    atributos do autismo, 148
    EA e espectro autista mais amplo para, 149-150
    ensino de competências de brincadeira e sociais, 160-161
    problemas de assistência médica, 162
    programas para competências sociais, 161

treinamento esfincteriano, 159, 159q-160q
Preferências e sensibilidades alimentares, 76
Prestador de cuidados de saúde
    avaliação inicial, 151, 163
    mudança do, na adolescência, 200
Prestador de cuidados primários
    educação da sexualidade pelo, 198-199, 209
    hospitalizações e, 56
Primeira infância
    desenvolvimento típico, 144, 146-148
    espectro autista mais amplo e EA, 149-150
    falha em responder ao próprio nome, 145, 153
    observações durante, 143
    problemas com imitação, 144
    problemas de assistência médica, 162
    problemas sensoriais na, 144
    sinais de autismo antes de 1 ano de idade, 144-145, 145q
Prisões, 207
Problemas comportamentais. *Veja também* Autoagressão; Estereotipias
    agressão, 217t, 223-226, 248-249
    apoio da família para, 292q
    comportamentos repetitivos, 176-177, 216, 258-260
    hiperatividade e problemas de atenção, 158, 217t, 229-230
    problemas de humor, 217t, 259-262
    problemas de saúde mental e, 230-237
    rigidez e perseveração, 175-177, 217t, 226-229, 257
    sensório de crianças em idade escolar e, 176-177, 185, 22
    tipos de, 220-230
Problemas de assistência médica
    de adultos, 202-204, 208-209, 210
    para primeira infância e pré-escolares, 162
Problemas de atenção, 158, 217t
    avaliações médicas e avaliação para, 39-41
    em escolas, 229-230
    TDAH e, 229
Problemas de atenção, medicações para, 230, 255-256
    antidepressivos, e ISRSs, 257-260
    estabilizadores do humor, 259-262
Problemas de audição e visão, 75-76, 87
Problemas de disciplina, 136
Problemas gastrintestinais, 77-78
Problemas legais, para adultos, 207-208
Problemas na vida para adultos, 204-206

Problemas no processamento auditivo central, 276
Problemas no processamento cognitivo, 171, 178
Problemas relacionados à escola, para crianças em idade escolar, 180
    expectativas de aprendizagem autodirigidas, 178
    organização e, 178
Problemas relacionados a estresse, devido ao *bullying*, 86, 191
Problemas sensoriais, 163
    crianças em idade escolar, e comportamentais, 176-177, 185, 219
    na primeira infância, 144
    PEI para, 128
    terapia ocupacional para, 219
Procedimentos cirúrgicos, 54
Procedimentos e programas de ensino, para crianças em idade escolar, 184
    ambiente da sala de aula, 18, 186
    apoio para inclusão, 189
    auxiliar pedagógico, 189-190
    competências adaptativas, 108-110, 109q, 181
    ensino de tentativas discretas, como técnica da ABA, 94
    incidental, 182
    método TEACCH, 95-96, 158, 185-186
    métodos didáticos direcionados pelo professor, 102
    para atenção conjunta, 172
    para competências de brincadeira e sociais, 172
    programa STAR, 185
    sobre *bullying*, 192-193
    sobre regras de conversação, 175
    testes, 186
Processamento auditivo, tratamentos auditivos para, 276
Processamento da informação social
    ansiedade e, 244
    aprendizagem por Gestalt, 101, 226-227
    acompanhamento do olhar e, 16, 17f, 19-20, 150, 151f
Processamento socioafetivo, diferenças na estrutura cortical, 15-16
Programa de Apoio e tratamento para Autismo e transtornos Relacionados (STAR), 185
Programa de computador *Fast for Word*, 277
Programa de computador *Living Books*, 183
Programa Storybook Weaver, 175

Programas *Birth to Three*, 34, 134
Programas com os pares, para crianças em idade escolar
  abordagem do Círculo de Amigos, 187
  desafios da EF, 187
  inclusão e, 134, 186-190, 233
  instrução para deficiências, 188-189
  PALS, 187
  para competências de brincadeira e sociais, 99, 172
  para desafios ao longo do dia, 188
  recrutamento, 187-188
  sistemas de pares, 187
  sucesso no PRT, 187
Programas de análise do comportamento aplicada (ABA), 95, 104, 157
  antecedentes em, 218
  consequências em, 218
  princípios de intervenção da, 218
  técnica de ensino em tentativa discreta em, 94
  técnicas comportamentais em, 98
Programas de intervenção precoce, 121, 134, 157, 163
Programas de leitura, 183
Programas de orientação desenvolvimental
  modelo Denver, 95, 103
  modelo SCERTS, 95, 157
  para habilidades de comunicação, 102, 103, 104
Programas de prestadores de seguro de saúde públicos, 139
Programas domiciliares, 93t, 134, 137-138, 157
Programas e intervenções educacionais, 111.
  Veja também Programas-modelo
  competências adaptativas, 108-110, 109q, 181
  currículos focados no autismo, 97-98
  elementos dos, 158
  métodos de intervenção baseados em evidências, 98-106
  para apoio à família, 292q
  problemas de organização e tecnologia de apoio, 105-108, 182-182
  trabalho com as escolas, 110
Programas escolares, 94q, 163
Programas que ocorrem em um centro, 94q, 157
Programas-modelo
  ABA, 94-95, 104, 157, 218
  conceitos e termos, 94q

de orientação desenvolvimental, 95, 96, 102, 103, 104, 157
Modificações, na educação especial, 126
programas domiciliares, 94q, 134, 137-138, 157
programas que ocorrem em um centro, 94q, 157
programas que ocorrem na escola, 94q, 163
PRT, 95, 157, 184, 187
Relationship Development Intervention, 96
TEACCH, 95-96, 158, 185-186
Prosódia
  fala monotônica e, 2, 101, 104, 174
  intervenções para, 104
Proteções legais, para os serviços, 132-134, 133q
Proteína do retardo mental do X frágil (FMRP), 69
Protocolo *Defeat Autism Now* (DAN), 281
Provisão de serviços auxiliares, 137-139
Provisão para permanecer móvel, segundo a IDEA, 133q-134q
Provocação. *Veja bullying*
PRT. *Veja* Treinamento de respostas pivotais
Psicose desintegrativa, referência a TDI e, 11
Psicoterapia, 244
  para adolescentes, 198
  TCC, 231, 232, 236
Puberdade, 200
Pulseira de alerta médico, 54, 84

Q

Quociente de inteligência (QI), 233
  abaixo de 69, deficiência intelectual e, 4, 69, 140
  ganhos e perdas de crianças em idade escolar no, 169

R

Rastreamento e avaliação diagnóstica, 44q-46q, 150-152
  acompanhamento de rotina do desenvolvimento Nível 1, 29, 29q
  avaliações diagnósticas ampliadas, 35-37, 38t, 156
  avaliações médicas, 38-42
  diagnóstico e avaliação Nível 2, 29, 29q
  Fluxograma do Rastreamento Desenvolvimental Pediátrico, 44q-46q
  oferta de serviços, 42
  papel diagnóstico, 25-27
  para adolescentes, 33

para adultos, 33
rastreios positivos, 34-35, 43
recomendação da AAP para, 29, 34
sinais de alerta em crianças pequenas, 27-33, 43
Rastreios positivos, para autismo, 34-35, 43
Reaching and Teaching the Child with Autism Spectrum Disorder (Mackenzie), 180
Realinhamento nervoso, 278
Reconhecimento emocional, 171
Recursos baseados na *web*, 215
Recursos de aprendizagem, para as famílias, 292q
Recursos instrumentais, para as famílias, 292q
Recursos visuais, 182
    Hodgdon em, 107
    para organização e déficits no funcionamento executivo, 107, 230
    para resistência à mudança, 227-228
Rede de Autismo RUPP, estudo de estimulantes pela, 255-256
Reembolso, para serviços privados, 137-138
Reflexologia, 279
Registro, na linguagem, 104, 174
Regras de conversação, 175
Regressão, 71-72, 87
    condições para, 74
    do desenvolvimento, 27, 28, 73t
    EEG para, 74
    perda de competências devido a doença médica e neurológica, 73t
    perda de competências na adolescência, 73t
    Síndrome de Landau-Kleffner, 73t, 74
    TDI, 11, 73t
    transtorno de Rett, 11, 73t
Relationship Development Intervention, 96
Rendimento acadêmico e currículo, para crianças em idade escolar, 97, 179-180. *Veja também* Plano educacional individualizado
    competências de comunicação de Quill, 103
    competências de interação social e comunicação. 101-102, 181, 183
    desafios da ortografia, 108, 183-184
    encorajamento da alfabetização, 183
    estratégias para fazer anotações, 182-183
    habilidades matemáticas, 184
    hiperlexia, 98, 183
    interesse em símbolos icônicos, 183
    sexualidade, 200
    tecnologia de apoio, 105-108, 181-182
    trabalho em grupo, 183
    uso de interesse e motivações especiais, 182

Resistência à mudança, 2, 4, 175, 227-228
Rett, Andreas, 11
Rigidez, 175, 217t
    comportamentos repetitivos e, 176-177
    funcionamento superior, funcionamento inferior e, 226
    ISRSs para, 229, 257
    medicações e, 229
Risco obstétrico, para autismo, 18
Risperidona, 248-249, 250t, 251
Ritmo do crescimento cefálico, redução no transtorno de Rett, 11
Rossetti Infant Toddler Language Scale, 154t-155t
Roteiros, 109t, 172, 188, 228

S

Sair correndo e fugir, 84, 87, 162, 229, 231-235, 235f
Saúde mental, 230, 232-233, 242
    ABA, 108
    ansiedade, 202-204
    automedicação com álcool ou drogas, 204
    comorbidade, 33, 40-41, 231, 265, 265q
    de adultos, 202-204
    depressão, 217t, 231, 243, 245, 246, 257-260, 258t
    TDAH, 229, 255-257, 256t
    TDI, 10-11, 74
    TOC, 176-177, 228-230, 257, 266
    transtornos do humor, 217t, 244, 259-262
SCERTS. *Veja* Modelo de comunicação social, regulação emocional e apoio transacional
Schaffer v. Weast, 122t
Schopler, Eric, 185
SCq. *Veja* Social Communication Questionnaire
Screening Tool for Autism in Two-Year-Olds (STAT), 30t
Secretina, 281
Segurança
    acidentes e lesões, 83q, 162
    desafios das meninas para, 178
    na escola, 85
    sair correndo e fugir, 84, 87, 162, 229, 233-235, 235f
Seguro de Renda Suplementar (SSI), 206-207
Seguro de Renda Suplementar para Deficiências (SSDI), 206-207
Sensibilidades aos sons, 75
Sequenciamento completo do exoma (WES), 42

Serviços. *Veja também* Plano educacional individualizado
  acesso de pré-escolares, 156-157
  ADA e planos 504, 120q, 126, 135-136
  adultos, 59-60, 140
  advogado para, 121
  asseguramento de, 118-140
  educação especial e serviços relacionados, 122b, 125, 126, 131-133
  elegibilidade para, 125-126
  escolas privadas e programas para os pais, 118
  FAPE e, 18-20, 120q, 124-125, 156
  obrigação de identificação, 34, 123-124, 131-132
  participação da família na tomada de decisões, 132-134
  planos de transição, 125, 127, 137-138, 197, 201-203, 205
  problemas de disciplina, 136
  problemas especiais de crianças pequenas, 134-135
  problemas relacionados ao seguro, 50, 137-139
  proteções legais, 132-134, 133q
  relacionados, 123, 131-132
  serviços privados, 137-138, 139
  SES mais alto para diagnóstico e tratamento, 19-20, 27
Serviços para adultos, 59-60, 140
Serviços privados, 137-139
Serviços relacionados, 123, 131-132
Serviços residenciais, 26
SES. *Veja Status* socioeconômico
Sexualidade
  controle de natalidade, 200
  de adolescentes, 198-200
  desafios das meninas para, 178
  educação do prestador de cuidados primários sobre, 198-199, 209
  grupo de competências sociais para, 199
  identidade de gênero, 200
  masturbação, 199-200
  mudança de prestadores de cuidados médicos, 200
  mudanças na puberdade, 200
  programas e currículos para, 200
SGSC. *Veja* Dieta sem glúten e sem caseína
Sibling Support Project, 299
Símbolos icônicos, 183
Sinais de autismo, 27-33, 43

antes de 1 ano de idade, 144-145, 145q
entre 12 e 37 meses, 145-149, 147q-148q
Síndrome de Angelman, 71-72
Síndrome de deleção de 22q, 71-72
Síndrome de Down, 71-72
Síndrome de Dup15q, 70-72
Síndrome de Joubert, 71-72
Síndrome de Landau-Kleffner, regressão na, 73t, 74
Síndrome de Smith-Lemli-Opitz, 71-72
Síndrome de Tourette, 221, 284
Síndrome do X frágil
  associação com, 16
  coordenação visuomotora, 69
  funcionamento executivo e, 69
  teste, 40-41
Sintetizadores de voz de texto para fala, 108
Sintetizadores de voz, texto para voz, 108
Sistema nervoso central (SNC), medicações e, 266
Sistemas de pares, 187
Smart but Scattered (Dawson e Guare), 108
SNC. *Veja* Sistema nervoso central
Social Communication Questionnaire (SCQ), 30t
Social Responsiveness Scale, 2ª ed. (SRS-2), 30t, 38t
Software de reconhecimento da fala, 182
Software Inspiration, para organização, 108
Software Kidspiration, para organização, 108, 182
Solidão extrema, 3q
Sono e problemas do sono, 79-83, 81q, 87
SRS-2. *Veja* Social Responsiveness Scale, 2ª ed.
SSDI. *Veja* Seguro de Renda Suplementar para Deficiências
SSI. *Veja* Seguro de Renda Suplementar
STAR. *Veja* Programa de Apoio e Tratamento para Autismo e Transtornos Relacionados
STAT. *Veja* Screening Tool for Autism in Two-Year-Olds
Status socioeconômico (SES), diagnóstico e serviço, tratamento com alto, 19-20, 27
Substituição do diagnóstico, 14
Suporte afetivo-emocional, para as famílias, 292q
Suportes eletrônicos, para déficits no funcionamento executivo, 107-108
Surdez, 75

T

TA. *Veja* Transtorno de Asperger

Tarefa de percepção facial, subatividade do giro fusiforme do lobo temporal, 15
TCC. *Vea* Terapia cognitivo-comportamental
TDA. *Veja* Transtorno de déficit de atenção
TDAH. *Veja* Transtorno de déficit de atenção/hiperatividade
TDI. *Veja* Transtorno desintegrativo da infância
TEACCH. *Veja* Treatment and Education of Autistic and Related Communication Handicapped Children
Teach Me Language (Freeman e Duke), 104
TEAs. *Veja* Transtornos do espectro autista
Técnicas comportamentais, 99
    exemplos de casos, 233-237
    na ABA, 98
    para ansiedade, 244
    para aumentar o uso das palavras, 175
Tecnologia de apoio
    para as famílias, 292q
    para organização, 105-108, 181-182
Tecnologia de células-tronco, 284
Tecnologias auxiliares, 182
Teoria da aprendizagem, 102, 227
Terapia cognitivo-comportamental (TCC), 231, 232, 236
Terapia com megadoses de vitaminas, 281
Terapia craniossacral, 279
Terapia de integração sensorial (IS), 277
Terapia do abraço (*holding therapy*), 278
Terapia ocupacional, 182, 219
Terapias audiovisuais focadas na aprendizagem, 276
    método Orton-Gillingham, 277
    programa de computador *Fast for Word*, 277
Terapias visual-auditivas, 276-277
Teste genético
    análise do cariótipo, 40-41
    CMA e teste do X frágil, 40-41
    recomendação da American College of Human Genetics, 40-41
    teste do gene MPEC-2, 40-41
    WES, 42
Testes de rastreamento, 26, 43
    Autism Behavior Checklist, 30t
    CARS-2, 30t, 37, 38t
    ESAT, 30t
    GARS-2, 30t
    M-CHAT, 29, 30t, 32, 151
    SCQ, 30t
    SRS-2, 30t, 38t
    STAT, 30t
Testes referenciados a critérios, 154t-155t
The New Reynell Developmental Language Scale, 154t-155t
Thimerosal, preocupações com risco de autismo, 56
Tiques, 221, 263-264
TOC. *Veja* Transtorno obsessivo-compulsivo
Tomada de decisão, participação das famílias na, 132-134
TouchMath, 184
TPD. *Veja* Transtorno pervasivo do desenvolvimento
TPD-NES. *Veja* Transtorno pervasivo do desenvolvimento não especificado
Trabalho em grupo, no desempenho acadêmico, 183
Tranquilizantes maiores. *Veja* Antipsicóticos
Transporte, 131
Transtorno autista. *Veja* Autismo
Transtorno bipolar, 244, 259-260
Transtorno com base cerebral, 6, 14, 15, 66, 266
Transtorno da comunicação social, 13
Transtorno de aprendizagem não verbal (TANV), 172, 179-180, 191, 219
Transtorno de Asperger (TA)
    adição no DSM-IV de, 7, 8q, 10, 26
    áreas-problema e pontos fortes, 8q
    competências de vocabulário, mas fraca comunicação, 175
    competências motoras fracas, 10, 150
    competências verbais, 10
    conceito e inconsistência dos termos, 10
    desenho infantil, 9f
    estratégias para resistência à mudança, 228
    interesses circunscritos em, 8q
    prevalência no sexo masculino, 176-178
    primeira infância e pré-escolares, 149-150
Transtorno de déficit de atenção (TDA), 108
Transtorno de déficit de atenção/hiperatividade (TDAH), 229, 255-257 256t
Transtorno de Rett, 11-12, 12f, 40-41, 73t
Transtorno desintegrativo da infância (TDI), 10-11, 74
Transtorno obsessivo-compulsivo (TOC), 176-177, 266
    antidepressivos e ISRSs para, 257
    comportamento ritualístico ou compulsivo comparado com, 228-229
Transtorno pervasivo do desenvolvimento (TPD), 7

Transtorno pervasivo do desenvolvimento não especificado (TPD-NES), 12-13, 26
Transtornos convulsivos, 15, 68, 87, 162
  adolescentes de início novo, 198
  convulsões atônicas, 67
  convulsões com ausência, 67
  convulsões febris, 67, 68f
  convulsões generalizadas, 67
  convulsões parciais, 67
  EEGs para, 67
  epilepsia, 67, 70
Transtornos do desenvolvimento, avaliações médicas e diferenciação das avaliações para, 39
Transtornos do espectro autista (TEAs), 1
  classe social e, 14
  prevalência no sexo masculino, 14, 176-178
  TPD (PDD) no DSM-5 mudou para, 13
Transtornos do humor, 217t
  anticonvulsivantes para, 261-262
  doença maníaco-depressiva, 259-260
  transtorno bipolar, 244, 259-260
Transtornos neuropsiquiátricos, 16
Tratamento de Lovaas, 157
Tratamento de quelação, 282
Tratamentos antifúngicos, 282
Tratamentos motor e de manipulação do corpo
  exercícios aeróbicos regulares, 222, 278
  Feldenkrais, 279
  foco nas competências sensório-motoras, 278
  massagens, 278
  patterning, 278
  realinhamento nervoso, 278
  reflexologia, 279
  Terapia craniossacral, 279
  terapia de IS, por Ayres, 277
  terapia do abraço (*holding therapy*), 278
Tratamentos sensoriais, 275-277
Treatment and Education of Autistic and Related Communication Handicapped Children (TEACCH), 95-96, 158, 185-186
Treinamento de respostas pivotais (PRT), 95, 157, 184, 187
Treinamento esfincteriano, 159-160, 159q-160q
Tutela, 207-208

U
Uso de medicamentos *off-label*, 247-248, 281-282

V
Variabilidade dos fenótipos, 17
Vida na comunidade, como apoio para a família, 297-299
Violações do código de conduta, 136

W
Wilshire, Stephen, 5
Winkelman v. Parma City School District, 122q